神经内科疾病临床诊治

主　编　庞啸虎　包　华　李艾帆
副主编　曹　丽　卫景沛　李永生

江西科学技术出版社

江西·南昌

图书在版编目（CIP）数据

神经内科疾病临床诊治／庞啸虎，包华，李艾帆主编. — 南昌：江西科学技术出版社，2018.11（2021.1重印）

ISBN 978 - 7 - 5390 - 6562 - 5

I. ①神… Ⅱ. ①庞… ②包… ③李… Ⅲ. ①神经系统疾病－诊疗 Ⅳ. ①R741

中国版本图书馆 CIP 数据核字（2018）第 233685 号

国际互联网（Internet）地址：

http://www.jxkjcbs.com

选题序号：ZK2018457

图书代码：B18196－102

神经内科疾病临床诊治　　　　　庞啸虎　包　华　李艾帆　主编

出版发行	江西科学技术出版社
社址	南昌市蓼洲街 2 号附 1 号
	邮编：330009　电话：(0791)86623491　86639342(传真)
印刷	三河市双峰印刷装订有限公司
经销	全国各地新华书店
开本	787mm×1092mm　1/16
字数	290 千字
印张	11.75
版次	2018 年 11 月第 1 版　第 1 次印刷
	2021 年 1 月第 1 版　第 2 次印刷
书号	ISBN 978 - 7 - 5390 - 6562 - 5
定价	90.00 元

赣版权登字－03－2018－357

前　言

随着现代分子生物学的发展和对许多疾病本质的重新再认识，以及神经影像学、神经电生理学和基因技术的发展与应用，神经病学的诊断技术与治疗方法日新月异。为了提高神经疾病的诊断与治疗水平，我们组织了部分工作在临床、教学第一线、具有丰富临床和教学经验的专家、学者，在广泛参考国内外文献资料基础上，结合自身工作经验体会，编写了这本《神经内科疾病临床诊治》。

全书共分七章，首先详细介绍了神经系统疾病的病因、解剖、病理生理、影像学检查、定位诊断及常见症状，其次按照各种神经疾病的性质，结合笔者所在医院的诊疗特色，分别介绍了病因、发病机制、临床表现、诊断、鉴别诊断、预防治疗措施，以及神经病学的发展现状和最新进展，以使读者对神经疾病有新的了解，为读者更新知识及自我继续教育发挥作用。

尽管我们竭尽全力编写，但限于水平，书中缺点和错误在所难免，敬请读者批评指正。

《神经内科疾病临床诊治》编委会

2018 年 11 月

目录
CONTENTS

第一章 脑血管病的病因及危险因素

第一节 脑血管病的病因

从病因上看,脑血管病大多数是全身性血管和血液系统疾病的脑部表现,只有少部分是脑血管的局部病损,如先天畸形、创伤或肿瘤等。脑血管疾病的病因主要有以下三方面。

一、血管壁病变

血管壁病变是脑血管疾病发生的基础,引起血管壁病变的主要原因有以下五方面。

(一)动脉硬化

动脉硬化是动脉的一种非炎症性、退行性和增生性的病变,导致管壁增厚变硬,失去弹性,管腔缩小,甚至完全闭塞或易破裂。动脉硬化有多种类型,其中与脑血管病密切相关的有以下两种。

1. 脑动脉粥样硬化 主要累及大动脉和中等管径动脉。患者长期高血压使动脉中膜平滑肌管壁增厚,管腔变窄,但仍要维持原来的血流量,血流速度增快,血流对内膜的切应力增大,内皮细胞受损,血液脂蛋白渗入,内膜增厚,粥样硬化斑块形成,导致管腔更狭窄。在血流动力学作用下,粥样硬化斑块可破裂、溃疡、出血,诱发血栓形成,引起动脉闭塞及其供血区脑梗死;脱落的粥样硬化斑块或血栓碎片可成为动脉脑栓塞的栓子。

2. 高血压性细小动脉硬化 长期过高血压使血管壁所受张力加大,通透性增加,血浆成分渗入,导致小动脉纤维素样坏死,这是急性失代偿。例如,小动脉能耐受长期高血压,小动脉壁发生结构性代偿,出现平滑肌肥大、增生、减少;胶原、蛋白聚糖等结缔组织成分增加,血管壁增厚,坚固性增加,舒缩性降低,自动调节上下限均升高;血管壁增厚导致管腔狭窄,血流速度增快,对内膜的切应力增大,使内膜代偿性增厚,管腔更狭窄,影响血管的通畅;在长期高血压状态下,平滑肌发生玻璃样变、坏死;小动脉壁变薄部分可在高张力下膨出,成为微动脉瘤。以上病理改变可先后或同时存在。局部严重的纤维素样坏死变薄的小动脉壁和微动脉瘤破裂是脑出血的主要原因。管腔狭窄、扩张、迂曲,侧支循环不良的细小动脉和微动脉瘤内血栓形成则是腔隙性脑梗死的主要原因。皮质下小动脉广泛的玻璃样变,管腔狭窄则导致皮质下白质灌流不足,脑室外周围白质脱髓鞘,称为皮质下动脉硬化性脑病(Binswanger 病),是血管性痴呆的主要原因。持续的高血压可促使中等动脉和大动脉内膜脂质沉积,促进动脉粥样硬化,故两者常伴随发生。

（二）血管的先天发育异常和遗传性疾病

血管的先天发育异常和遗传性疾病包括先天性颅内动脉瘤、动—静脉畸形,以及各级血管的发育不全、狭窄、扩张、迂曲等。

（三）血管炎

血管炎包括感染性如风湿、结核、梅毒、寄生虫等导致的动脉炎,非感染性的结缔组织病性脉管炎、巨细胞动脉炎等。

（四）血管损伤

血管损伤包括颅脑损伤、手术、插入导管、穿刺等直接损伤。

（五）中毒、代谢及全身性疾病导致的血管壁病变

过敏、中毒可影响血液凝固,伴发血管改变;糖尿病、高脂血症可促进或造成动脉硬化等血管损害;肿瘤、淀粉样变可引起血管壁病变。

二、血液成分异常

血液成分异常表现为:①白血病、严重贫血、红细胞增多症、异常球蛋白血症等。②血小板减少或功能异常。③凝血或纤溶系统功能障碍。

心脏病患者除瓣膜病变易发生心源性栓子外,心律失常、心肌梗死也常可影响脑血液循环,导致脑卒中。

三、血液动力学因素

血液动力学因素主要是高血压及低血压。高血压造成细小动脉硬化及玻璃样变,易破裂出血。高血压也会损伤血管内膜,促进动脉粥样硬化。血压突然剧烈下降,如心脏停搏或大量出血,可造成严重的脑缺血或脑梗死。

第二节 脑血管病的危险因素

脑血管病的分析流行病学调查研究表明,脑卒中的危险因素可分为可干预性和不可干预性两类。可干预性危险因素是脑卒中一级预防主要针对的目标,包括高血压、心脏病、糖尿病、血脂异常、高同型半胱氨酸血症、短暂性脑缺血发作、吸烟、酗酒、肥胖、无症状性颈动脉狭窄、口服避孕药物、肺炎衣原体感染、情绪激动、抗凝治疗等,其中控制高血压是预防脑卒中发生的最重要环节。不可干预危险因素包括年龄、性别、种族、遗传因素等。

1.高血压 国内外几乎所有研究均证实,高血压是最重要和独立的脑卒中危险因素。脑卒中发病率与病死率的上升与血压升高有着十分密切的关系。这种关系是一种直接的、持续的,并且是独立的。近年研究表明,老年人单纯收缩期高血压(收缩压≥160mmHg,舒张压<90mmHg)是脑卒中的重要危险因素。国内有研究显示:在控制了其他危险因素后,收缩压每升高 10mmHg,脑卒中发病的相对危险度增加 49%,舒张压每增加 5mmHg,脑卒中发病的相

对危险度增加 46%。东亚人群(中国、日本等)汇总分析结果显示,血压升高对脑卒中发病的作用强度约为西方国家人群的 1.5 倍。控制高血压可明显减少脑卒中,同时也有助于预防或减少其他靶器官损害,包括充血性心力衰竭。一项中国老年人收缩期高血压临床随机对照试验结果显示,随访 4 年后,降压治疗组比安慰剂对照组脑卒中的病死率降低 58%,两组有非常显著的统计学差异。无论收缩压和(或)舒张压增高都增加脑卒中发病率,且与脑出血或脑梗死发病风险均呈正相关,控制高血压可显著降低脑卒中发病率。

2. 心脏病　许多研究已证实伴有心脏病可增加脑卒中的危险性,包括风湿性、缺血性等心脏病和二尖瓣脱垂、心脏黏液瘤等病变,尤其以伴发亚急性细菌性心内膜炎和心律失常时,发生脑卒中的机会更大。

心房颤动是脑卒中的一个非常重要的危险因素。循证医学研究资料已经确定,对其进行有效的治疗,可以预防脑卒中的发生。非瓣膜病性心房颤动的患者每年发生脑卒中的危险性为 3%~5%,大约占血栓栓塞性脑卒中的 50%。据美国 Framingham 研究,心房颤动患者发生脑卒中的危险性与年龄增长呈正相关,50~59 岁人群发病率为 1.5%,80~89 岁人群增加至 23.5%。国外有 5 项随机对照试验观察了华法林和阿司匹林治疗心房颤动预防脑卒中的效果,综合分析结果表明:应用华法林治疗心房颤动,可使血栓栓塞性脑卒中发生的相对危险度减少 68%。

国内调查结果显示,患有心脏病患者发生脑卒中的相对危险度为 9.75,伴无症状的心脏异常,仅在体格检查时发现心脏扩大、心脏杂音、心律失常等体征者发生脑卒中的相对危险度为 5.44。病例对照分析均有显著的统计学意义($P<0.005$)。据总体估计,缺血性卒中约有 20% 是心源性栓塞。有些研究认为,高达 40% 的隐源性卒中与潜在的心脏栓子来源有关。急性心肌梗死后近期内有 0.8% 的人发生脑卒中,6 年内约有 10% 的人发生脑卒中。

3. 糖尿病　糖尿病是脑血管病重要的危险因素。流行病学研究表明在糖尿病高发的欧美国家,糖尿病是缺血性卒中的独立危险因素,2 型糖尿病患者发生卒中的危险性将增加 2 倍。糖尿病与微血管或大血管病变、高脂血症有密切关系,糖尿病或糖耐量异常患者发生卒中的可能性较一般人群成倍增加,是缺血性卒中和出血性卒中的重要危险因素,高血糖可进一步加重卒中后脑损害。

4. 高脂血症　可增加血液黏度,加速脑动脉硬化进程。高胆固醇血症,特别是低密度脂蛋白(LDL)水平增加与缺血性脑卒中密切相关,血胆固醇水平降低可增加脑出血风险;高甘油三酯血症也与脑卒中发病有关。

5. 高同型半胱氨酸血症　是动脉粥样硬化、缺血性脑卒中和短暂性脑缺血发作的独立危险因素,原因不明的青年人或老年人发生缺血性脑卒中要考虑本病的可能。血浆中同型半胱氨酸水平随年龄的增加而升高,且男性高于女性,并与红细胞叶酸和维生素 B_{12} 水平成反比,应给予叶酸和维生素 B_{12} 治疗。一般认为(国外标准),空腹血浆同型半胱氨酸水平在 5~15 $\mu mol/L$ 属于正常范围,$\geqslant 16 \mu mol/L$ 可定为高同型半胱氨酸血症。美国研究提出高同型半胱氨酸血症的人群特异危险度:男性 40~59 岁为 26%,$\geqslant 60$ 岁为 35%;女性 40~59 岁为 21%,$\geqslant 60$ 岁为 37%。

6. 短暂性脑缺血发作和脑卒中史　约 20% 的脑梗死患者有短暂性脑缺血发作病史,短暂性脑缺血发作患者脑卒中年发生率为 1%～15%,短暂性脑缺血发作愈频繁,脑卒中风险愈高。有脑卒中史者脑血管病复发率较一般人群高 5 倍。

7. 吸烟和酗酒　经常吸烟是一个公认的缺血性脑卒中的危险因素。吸烟可提高血浆纤维蛋白原含量,促使血小板聚集,增加血液黏度及血管壁损伤;尼古丁刺激交感神经可使血管收缩、血压升高;卒中风险与吸烟量及持续时间相关,戒烟 2 年后脑卒中风险才会降低。

人群研究证据已经显示:乙醇摄入量对于出血性卒中有直接的剂量相关性。但对于缺血性卒中的相关性目前仍然有争议。长期大量饮酒和急性酒精中毒是导致青年人脑梗死的危险因素。同样在老年人中大量饮酒也是缺血性卒中的危险因素。酗酒者脑卒中发病率是一般人群的 4～5 倍。国外有研究认为饮酒和缺血性脑卒中之间呈"J"形曲线关系,即与不饮酒者相比,每日饮酒 2 个"drink"(1 个"drink"相当于 11～14g 乙醇含量),每周饮酒 4 日以上时对心脑血管可能有保护作用;也就是说,男性每日喝白酒不超过 50ml(1 两,乙醇含量＜30g),啤酒不超过 640ml,葡萄酒不超过 200ml(女性饮酒量需减半)有可能会减少心脑血管病的发生。而每日饮酒大于 5 个"drink"者发生脑梗死的危险性明显增加。乙醇可能通过多种机制导致卒中增加,包括升高血压、导致高凝状态、致使心律失常、降低脑血流量等。

8. 肥胖　肥胖人群易患心脑血管病已有不少研究证据。这与肥胖导致高血压、高血脂、高血糖是分不开的。Miall 等在南威尔士的研究显示,超过标准体重 20% 以上的肥胖者患高血压、糖尿病或冠心病的危险性明显增加。目前,国内对 10 个人群的前瞻性研究表明,肥胖者缺血性卒中发病的相对危险度为 2.2。

近年有几项大型研究显示,腹部肥胖比体重指数(BMI 指数)增高或均匀性肥胖与脑卒中的关系更为密切。Walker 等人调查了年龄在 40～75 岁的 28643 名男性健康自由职业者。在调整了年龄等其他影响因素后,相对于低体重指数的男性而言,高体重指数者卒中相对危险度为 1.29,但以腰围/臀围比进行比较时其相对危险度为 2.33。

有人研究了女性肥胖和脑卒中之间的关系,发现随着 BMI 指数的增加缺血性卒中的相对危险度也随之增加。BMI 指数在 27～28.9 时相对危险度为 1.75,BMI 指数在 29～31.9 时为 1.90,BMI 指数到 32 以上时为 2.37。还有一些证据显示 18 岁以后体重增加也会增加缺血性卒中的危险。因此,认为男性腹部肥胖和女性 BMI 指数增高是脑卒中的一个独立危险因素。

9. 无症状性颈动脉杂音　颈部听诊可能闻及颈动脉起源处有杂音,见于任何年龄,不一定有临床症状。年青者提示血流速度增快,年老者可能是因为动脉变窄,在 45 岁以上年龄组中,约有 5% 的无症状性杂音。随访研究表明有杂音组和无杂音组的脑卒中发生率分别为 14% 和 3.6%。因此,在中老年人中无症状颈动脉杂音应被视为是一种脑卒中的危险因素。

10. 口服避孕药　关于口服避孕药是否增加脑卒中的发生率目前并无定论。多数已知的脑卒中与口服避孕药有关的报道是源于早期高剂量的药物制剂研究为基础的,对雌激素含量较低的第二代和第三代口服避孕药多数研究并未发现脑卒中危险性增加。但对 35 岁以上的吸烟女性同时伴有高血压、糖尿病、偏头痛或以前有血栓事件者,如果应用口服避孕药可能会增加脑卒中的危险。故建议在伴有上述脑血管病危险因素的女性中,应尽量避免长期口服避孕药。

11.其他 体力活动减少、高盐、动物油高摄入饮食、药物滥用、感染、眼底动脉硬化、抗磷脂抗体综合征、外源性雌激素摄入等均与脑卒中发生有关,这些危险因素是可以干预的,若能对其中某些确定的危险因素给予有效干预,可降低脑卒中发病率。但高龄、性别、种族、气候和卒中史等危险因素是无法干预的。因此,预防工作不可简单、单一化,只有采取突出重点、顾及全面的综合治疗措施,才能有效地降低脑血管病的发病率、病死率和复发率。

第二章 脑血管病的解剖学基础

第一节 脑

中枢神经系统包括脑与脊髓。脑可分为大脑、间脑、中脑、脑桥、延髓和小脑。通常把中脑、脑桥和延髓合称为脑干(图2-1)。自室间孔到视交叉前部的连线为间脑和大脑的分界线,自后连合到乳头体后缘的连线为中脑和间脑的分界线。

一、大脑

大脑包括两侧大脑半球,大脑半球又包括大脑皮质、基底核、白质及侧脑室。

（一）大脑皮质

大脑皮质由神经原细胞和神经胶质细胞组成。大脑半球表面凹凸不平,在背外侧面借大脑外侧裂、中央沟及枕前切迹至顶枕裂之间的假想连线分为五个脑叶。

1.额叶 包括中央沟以前的全部,内有许多重要的皮质功能区。

（1）运动中枢:占中央前回的大部和旁中央小叶的前部,它发出纤维(锥体束)来控制全身的随意运动。第一躯体运动区位于中央前回和中央旁小叶前部,其中,中央前回最上部和延伸到半球内侧面中央旁小叶的前部是下运动区,中央前回中部是躯干和上肢运动区,其下部是面、舌、喉运动区。

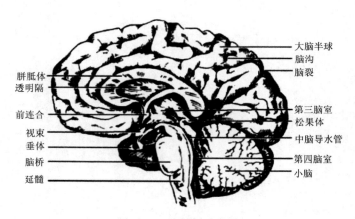

图2-1 脑解剖示意图

6

（2）眼球协同运动中枢：该运动中枢位于运动前区之前，额中回书写中枢前方。临床上损害此区将产生眼球同向凝视麻痹。

（3）运动性语言中枢（Broca 语言区）：位于优势半球额下回后部邻近区域，该区受损后患者仍能理解他人的语言，与发音有关的肌肉没有瘫痪，但丧失了语言的能力，临床上称为运动性失语。

（4）书写中枢：该中枢位于优势半球额中回后部。此区受损，患者失去书写能力，不能听写和自动书写，临床上称为失写症。

2.顶叶　位于中央沟之后，顶枕裂与枕前切迹连线之前。在中央沟和中央后沟之间为中央后回。横形的顶内沟将顶叶余部分为顶上小叶和顶下小叶。顶下小叶又包括缘上回和角回。顶叶的重要皮质功能区有以下三方面。

（1）第一躯体感觉区：在中央后回和中央旁小叶后部，接受丘脑传来的传入纤维，管理全身痛、温、触、压以及位置和运动等躯体感觉。身体各部在感觉中枢的投影和运动中枢相似。

（2）顶上小叶：接受从内囊的传入纤维，与辨别躯体感觉相关，并使之与其他感觉信息相整合。

（3）顶下小叶：包括缘上回和角回，优势半球顶下小叶的缘上回是运用中枢。此部损伤时则产生失用症，患者运动功能存在，但不能有目的、有顺序地完成某个动作；优势半球的顶下小叶的角回为视觉性语言中枢。此区损害时，患者视觉没有障碍，但不能阅读原来认识的字，不能理解文学符号的意义，临床上称此为失读症。

3.颞叶　位于外侧裂下方，分为颞上回、颞中回、颞下回。隐藏在外侧裂内的是颞横回。在颞叶的侧面和底面，在颞下沟和侧副沟间为梭状回，侧副沟与海马沟之间为海马旁回，围绕海马沟前端的钩状部分称为海马旁回钩。

（1）听觉中枢：位于颞横回中部，其传入纤维来自内侧膝状体，接受两侧听觉纤维的投射，因此每一半球的听觉中枢，均有管理两耳听觉的功能。其中一个半球的听觉中枢受到伤害时，对个体的听觉能力只有轻微的影响。

（2）感觉性语言中枢：位于优势半球之听觉中枢稍后部，在损害后会产生感觉性失语症。

（3）海马旁回钩：接受两侧嗅觉纤维的投射，故一侧受损时不出现嗅觉障碍，但受到刺激时，可出现幻嗅。

4.枕叶　位于顶叶和颞叶的后方，顶枕裂与枕前切迹连续之后，内侧面有距状裂。距状裂的两侧皮质是视觉中枢，一侧视觉中枢接受来自双眼同侧半视神经的纤维投射，一侧视觉中枢损伤出现对侧视野同向性偏盲，两侧视觉中枢均损伤时，可出现双目全盲。

5.岛叶　位于外侧裂的深部，被额叶、顶叶、颞叶所掩盖，四周有环形沟，其表面有斜形的岛中央沟，其前部有岛短回，后部有岛长回，功能与内脏活动有关。

（二）基底核

基底核是埋藏在两侧大脑半球深部的一些灰质团块，主要结构组成锥体外系，包括尾状核、豆状核（壳核和苍白球）以及屏状核。

1.尾状核　外形侧面略呈豆点状，头部膨大，凸入侧脑室前角内，构成侧脑室前角的下外侧壁。全长与侧脑室的前角、中央部和后角伴行,分为头部、体部和尾部三部分。在前穿质的上方,尾状核与壳核融合。尾状核头借内囊膝部与后方的丘脑前端相隔,自头端向后逐渐变细称为体;沿丘脑背侧缘并与丘脑背侧之间以终纹为界,至丘脑后端转向腹侧形成尾部。尾部深入颞叶构成侧脑室下角的上壁,并向前终于尾状核头的下外侧、杏仁核的后方。

2.豆状核　是由壳核和苍白球组合而成的。苍白球在豆状核的内侧部,借外侧髓板与豆状核外侧的壳核分开,而其自身又被内侧髓板分为外侧部与内侧部。苍白球宽阔的底凸向外侧,其尖部指向内侧,外侧借一层薄的外囊纤维与屏状核相隔。豆状核的内侧部邻接内囊,其尖部构成内囊膝部的外界。

二、间脑

进入中脑的大隙称为第三脑室。第三脑室经其两侧的室间孔与侧脑室相通,向下通过中脑导水管与第三脑室、第四脑室相通。丘脑是间脑中最大的卵圆形灰质核团,位于第三脑室的两侧,左右丘脑借丘脑间黏合(又称中间块)相连。

（一）下丘脑

下丘脑形成第三脑室的底。从前向后,包括脑垂体、视交叉、灰结节、终板漏斗、乳头体和后穿质。每个部分内部有许多被纤维束包绕的细胞团块和核团,这些纤维通过丘脑下部,向后连接中脑,向前连接脑基底部。下丘脑的功能复杂,是自主神经系统的高级中枢,管理交感神经和副交感神经的活动,可调节和影响水、糖类和脂肪代谢以及人体机体生长、性成熟、体温、脉搏、血压呼吸及睡眠等多方面的功能。

1.脑垂体　位于垂体窝内,并被硬膜折叠形成的鞍膈所覆盖。在鞍膈中央有一通过漏斗的孔。垂体的下方是蝶骨体,其内有蝶窦。外侧为海绵窦,它的前、后方及下方还有使两侧海绵窦相互交通的海绵间窦。垂体可分为前叶、后叶、中间部及结节部。前叶由上皮细胞组成,垂体前叶称为腺垂体;后叶由梭形细胞及神经胶质细胞与神经纤维组成,称为神经垂体,后叶借一中空的漏斗连于第三脑室底部的灰结节。在其前叶、后叶借一条狭窄的中间部相连接,其内含有类似甲状腺样的大胶质滤泡。

（1）腺垂体(前叶):包括远侧部、结节部和中间部。远侧部有丰富的血窦和网状纤维。在HE染色标本上,腺细胞有嗜酸性细胞、嗜碱性细胞和嫌色细胞三种。①嗜酸性细胞:其数量约占细胞总数的40%,分生长细胞和催乳激素细胞两种,胞质内含有嗜酸性颗粒。生长细胞:这种细胞分泌生长激素,促进骨骼的生长发育。分泌旺盛时,在幼年可引起巨人症,在成年则引起肢端肥大症。在儿童时期因生长激素分泌不足,可引起侏儒症。催乳激素细胞:这种细胞分泌催乳素,可促进乳腺的发育和乳汁的分泌。②嗜碱性细胞:细胞数量占10%,有促甲状腺激素细胞、促性腺激素细胞和促肾上腺皮质激素细胞三种。促甲状腺激素细胞:这种细胞分泌促甲状腺激素,能促进甲状腺激素的合成与分泌,还能使甲状腺滤泡体积增大和数量增加。促性腺激素细胞:这种细胞分泌卵细胞刺激素和黄体生成素,前者(卵细胞刺激素)对女性的主要功能是促进卵巢的卵泡发育,在男性则促进精子的形成;后者(黄体生成素)对女性的作用是促进排卵和黄体的形成;对男性的作用主要是通过刺激睾丸间质细胞分泌雄激素。促肾上腺皮质激素细胞:此细胞分泌促肾上腺皮质激素,刺激肾上腺分泌糖皮质激素。③嫌色细胞:细胞数量占50％,嫌色细胞不是单一的细胞群,可以把它归属于已定向的储备细胞,分化为嗜酸性细胞或嗜碱性细胞。另外一些嫌色细胞是已经脱去颗粒成熟的嗜色细胞,有少数属于真正未分化的、尚无功能的细胞。

(2)神经垂体(后叶):由神经部和漏斗部组成。该组织内没有腺上皮细胞,只有许多类似神经的胶质细胞,称为垂体细胞,以及有大量的无髓神经纤维和有孔型的毛细血管。下丘脑室上核和室旁核分泌的抗利尿激素和缩宫素(催产素),沿神经元的轴突运输至神经部,缩宫素主要作用于妊娠子宫,促进平滑肌收缩,同时作用于输乳管,促进排乳。抗利尿激素主要促进远曲小管和集合管对水的重吸收,从而浓缩尿液。抗利尿激素分泌超过生理范围时,能使小血管平滑肌收缩,进而使血压升高。

2.视交叉　位于灰结节前方,由视神经在此做部分交叉而形成。视交叉向后移行为视束,视束绕大脑脚向上后行,其纤维止于外侧膝状体和上丘。

3.乳头体　位于灰结节后方的一对乳头状隆起,内有灰质核。穹隆的纤维终止于乳头体的核,由此核发出的纤维下行终止于脑被盖的灰质,换神经元后再至低级分泌中枢,并构成嗅觉反射的一部分,其乳头体的功能与嗅觉有关。

(二)丘脑

丘脑是形成第三脑室外侧壁的卵圆形灰质块,从前方的室间孔起始向后下伸展。丘脑外侧靠内囊,上方是侧脑室的体部,内侧面有连接对侧丘脑的丘脑间黏合(即中间块)。后方有三个明显的隆起,即丘脑枕、内、外侧膝状体。其内侧膝状体是听觉的皮质下中枢,外侧膝状体是视觉的皮质下中枢。丘脑主要由中间神经元的胞体所形成的神经核组成,这种神经核把从主要感觉传导束传来的冲动传递到大脑皮质。这种传导是经由内囊中的丘脑辐射来实现的。丘脑不仅是通向大脑的接力站,而且还是完成内脏躯体反射的整合中枢。

(三)上丘脑

上丘脑位于丘脑的后上方,包括松果体、缰三角、缰连合及脑髓纹等。松果体为一个神经内分泌器官。其主要分泌褪黑激素,其作用为抑制促性腺激素的释放,故能防止性早熟。儿童时,当松果体受损,则出现性早熟和生殖器过度发育等症状。缰三角内的缰核,是嗅觉、内脏传入和躯体传入的一个汇集点,发出纤维到脑干各内脏运动核。

三、脑干

脑干位于颅后窝中,包括中脑、脑桥和延髓,上接间脑,下连脊髓,背侧与小脑相邻。有导水管通过。脑干腹侧面有大脑脚,脑干背侧面发出动眼神经、三叉神经、展神经、面神经、位听神经、舌咽神经、迷走神经及副神经。延髓可分上、下两段,下段称为闭合部,其室腔为脊髓中央管的延续,正中沟的两侧为薄束结节和楔束结节,其中分别隐有薄束核与楔束核。脑桥的背面构成第四脑室底的上半部。在第四脑室底具有横行的髓纹,是延髓和脑桥的分界标志。在脑干腹侧面,即延髓的正中裂处,有左右交叉的纤维,称为锥体交叉,是延髓和脊髓的分界。正中裂的两侧纵行的隆起,为皮质脊髓束(或锥体束)所构成的锥体。脑桥的下端以桥延沟与延髓分界,上端与中脑的大脑脚相接。

四、小脑

小脑位于颅后窝内,脑干的背侧。其上面借小脑幕与大脑的枕叶相隔,小脑借上、中、下三对脚与脑干相连,上脚与中脑被盖相连,中脚与脑桥的基底部相连,下脚与延髓相连。小脑在脑干菱形窝的背方,与菱形窝之间的空间为第四脑室。小脑可分为蚓部和半球部。根据小脑的发生、功能和纤维联系,小脑可分为三个部分。根据小脑的后外侧裂,可将小脑分为绒球小结叶和小脑体两部分,小脑体又以原裂分为前叶和后叶。按发生的先后,可将小脑分为古小脑、旧小脑和新小脑三部分。小脑表面为一层灰质,称为小脑皮质,其下为大量纤维组成的小白质,称为脑髓质。在髓质内有灰质核团,称为小脑中央核。小脑皮质由神经元胞体和树突组成,由表及里分为分子层、梨状细胞层和颗粒层。小脑髓质主要由进出小脑的纤维组成,即小脑的上、中、下三对脚,以及小脑皮质与小脑中央之间的联合纤维。

第二节　脑神经

一、脑神经解剖学

脑神经属周围神经,它将脑与身体各部感受器和效应器联系起来。脑神经共 12 对,其排列顺序一般用罗马数字表示。脑神经纤维成分较脊神经复杂,主要根据胚胎发生、功能等方面的特点,将脑神经纤维成分划分为七种。

1. 一般躯体感觉纤维　分布于皮肤、肌、肌腱和口、鼻部分黏膜。
2. 特殊躯体感觉纤维　分布于外胚层衍化来的特殊感觉器官视器和前庭蜗器。
3. 一般内脏感觉纤维　分布于头、颈、胸、腹的器官。
4. 特殊内脏感觉纤维　分布于味蕾和嗅器。虽然这些感觉器是由外胚层细胞衍化而来,但与进食等内脏功能密切相关,故将与它们联系的纤维称为特殊内脏感觉纤维。
5. 一般躯体运动纤维　分布于中胚层衍化来的眼球外肌、舌肌等横纹肌。
6. 一般内脏运动纤维　分布于平滑肌、心肌和腺体。
7. 特殊内脏运动纤维　分布于咀嚼肌、面肌和咽喉肌等。这些肌肉虽然都是横纹肌,但均由与消化管前端有密切关系的鳃弓衍化而来,因此将分布于这些横纹肌的纤维称为特殊内脏运动纤维。

脑神经虽然总体上包括七种纤维成分,但就每一根脑神经而言,其所包含的纤维成分种类不同。因此脑神经并不像每对脊神经一样都是混合性的,而是分成仅含感觉纤维的感觉性神经,如Ⅰ、Ⅱ、Ⅷ对脑神经与头部的感觉器官相联系;仅含运动纤维的运动性神经,如Ⅲ、Ⅳ、Ⅵ、Ⅶ对脑神经;其余的Ⅴ、Ⅶ、Ⅸ、Ⅹ对脑神经中既含感觉纤维,又含运动纤维,因此为混合性神经。

根据形态和功能等特点,内脏运动纤维又分为交感和副交感两部分。脊神经中所含的内脏运动纤维多数属交感成分,而且存在于每对神经中,仅第 2～4 骶神经中含副交感成分。而脑神经中的内脏运动纤维均属副交感成分,存在于Ⅲ、Ⅶ、Ⅸ、Ⅹ对脑神经中的内脏运动纤维

（副交感）从脑的相应中枢发出后,先终止于相应的副交感神经节,节内的神经元再发出纤维分布于该神经所支配的平滑肌、心肌和腺体,因此在一些脑神经行程中会出现某个副交感神经节。与第Ⅹ对脑神经内脏运动纤维相连属的副交感神经节多位于所分布的器官近旁或壁内。

脑神经躯体感觉和内脏感觉纤维的胞体绝大多数是假单极神经元,在脑外集中成神经节,有三叉神经节、面神经的膝神经节、舌咽神经和迷走神经的上神经节。其性质与脊神经相同,均为感觉性神经节,而由双极神经元胞体集中构成了前庭神经节和蜗神经节,均位于内耳内,它们是与平衡、听觉传入相关的神经节。

二、脑神经损伤的解剖学基础

（一）嗅神经

嗅神经为特殊内脏感觉纤维,由上鼻甲以上和鼻中隔上部黏膜内的嗅细胞中枢突聚集而成,包括20多条嗅丝。嗅神经穿过筛孔入颅前窝,进入嗅球传导嗅觉。颅前窝骨折累及筛板时,撕脱嗅丝和脑膜,造成嗅觉障碍,同时脑脊液可流入鼻腔。鼻炎时,炎症延至鼻上部黏膜,也可造成一时性嗅觉迟钝。真正的嗅神经很短,迄今尚无原发性嗅神经病的报告,常与其他脑神经疾病合并存在或继发于其他疾病,主要症状为嗅觉障碍,主要为传导嗅觉纤维被阻断所致。常见的致病原因有颅内血肿,颅前窝、鞍区与鞍旁肿瘤,外伤,颅内压增高,脑积水,老年性嗅神经萎缩,各种中毒及感染等。某些颞叶癫痫及精神病主要表现为嗅觉减退或缺失、嗅幻觉与嗅觉过敏等。此外,引起类似症状的疾病如下:

1.嗅觉减退或缺失

（1）某些病毒感染和慢性鼻炎引起的嗅觉减退常有双侧鼻黏膜发炎和鼻腔阻塞,局部检查可有鼻黏膜充血、鼻甲肥大等。

（2）颅底肿瘤:以嗅沟脑膜瘤最为常见,患者常有慢性头痛与精神障碍。因嗅神经受压产生一侧或两侧嗅觉丧失。随着肿瘤的生长产生颅内压增高症状,头颅 CT 常能明确诊断。

（3）某些伴有痴呆的中枢神经病（阿尔茨海默病、遗传性舞蹈病等）:可能有嗅神经萎缩,从而引起双侧嗅觉减退。此类常见于中老年患者,可有阳性家族史。头颅 CT、MRI 检查常见脑萎缩。

（4）颅脑损伤:颅前窝骨折及额叶底面的脑挫裂伤及血肿,可引起嗅神经的撕裂与压迫,从而引起嗅觉丧失,根据明确的外伤史,头颅 X 线、CT 等检查可明确诊断。

2.嗅幻觉

（1）颞叶癫痫:临床表现多种多样,发作时表现嗅幻觉及梦样状态,患者可嗅到一种难闻气味,如腐烂食品、尸体、烧焦物品、化学品的气味,脑电图检查可见颞叶局灶性异常波。

（2）精神分裂症:在某些精神分裂症患者中,嗅幻觉可作为一种症状或与其他幻觉和妄想结合在一起表现出来,精神检查多能明确诊断。

（二）视神经

视神经由特殊躯体感觉纤维组成,传导视觉冲动。视神经由视网膜节细胞的轴突在视神经盘处聚集后穿过巩膜筛板而构成。视神经在眶内长 2.5～3cm,行向后内,穿视神经管入颅中窝,颅内段长 1~1.2cm,向后内走行于垂体前方,连于视神经交叉,再经视束连于间脑。由于视神经胚胎发生时间脑向外突出形成视器过程中的一部分,因此视神经外面包着三层由脑膜延续而来的三层被膜,脑的蛛网膜下隙也随之延伸至视神经周围。所以,当颅内压增高时,常出现视盘水肿,脑膜疾病或视神经疾病也常沿此途径互相累及。

(三)动眼神经

动眼神经为运动性脑神经,含有一般躯体运动和一般内脏运动两种纤维。一般躯体运动纤维起于中脑上丘平面的动眼神经核;一般内脏运动纤维起于动眼神经副核。两种纤维合并成动眼神经后,自中脑腹侧脚间窝出脑,紧贴小脑幕切迹缘和蝶鞍后床突侧方前行,穿行于海绵窦外侧壁上部继续前行,再经眶上裂入眶,立即分成上、下两支。上支较细小,分布于上睑提肌和上直肌;下支粗大,分布于下直肌、内直肌和下斜肌。动眼神经中的内脏运动纤维(副交感)由下斜肌支单独以小支分出,称为睫状神经节短根,进入视神经后段外侧的睫状神经节交换神经元后,节后纤维进入眼球,分布于睫状肌和瞳孔括约肌,参与调节反射和瞳孔对光反射。

睫状神经节为扁平椭圆形的副交感神经节,位于视神经与外直肌之间,约 2mm×2mm 大小,一般习惯将外形上与视神经相连的一些神经小支称为此神经节的根。睫状神经节有感觉根、交感根、副交感根三种根。①副交感根:即睫状神经节短根,来自动眼神经中的内脏运动纤维在此节交换神经元。自节内神经细胞发出的节后纤维加入睫状短神经进入眼球。②交感根:来自颈内动脉交感丛,穿过神经节加入睫状短神经,进入眼球后支配瞳孔开大孔和眼球血管。③感觉根:自三叉神经第 1 支眼神经的鼻睫神经支,穿过神经节随睫状短神经入眼球,传导眼球的一般感觉。睫状短神经一般为 6~10 条,自睫状神经节发出后经眼球后极、视神经周围进入眼球。由于随动脉而来的交感神经纤维和鼻睫神经发的感觉神经都穿过此节而达眼球,因此阻滞麻醉此神经节及其附近的神经根,就可阻断结膜、角膜、眼球中膜各部感觉;同时可使眼内血管收缩而降低眼内压,所以眼科常做此神经节麻醉以达上述目的,称为球后麻醉。一般自眶下缘外、中 1/3 交界处进针,向鼻侧 30°方向,深约 35mm 即可达此节附近。动眼神经损伤可致上睑提肌、上直肌、内直肌、下直肌、下斜肌瘫痪,出现上睑下垂,瞳孔斜向下方及瞳孔扩大,对光反射消失等症状。

(四)滑车神经

滑车神经为运动性脑神经,起于中脑下丘平面对侧的滑车神经核,自中脑背侧下丘下方出脑,是脑神经中最细者。自脑发出后,绕过大脑脚外侧前行,也穿经海绵窦外侧壁向前,经眶上裂入眶,越过上直肌和上睑提肌向前内侧行,进入并支配上斜肌。滑车神经损伤后,可导致上斜肌瘫痪。

(五)三叉神经

三叉神经为最粗大的混合性脑神经,含一般躯体感觉和特殊内脏运动两种纤维。其特殊内脏运动纤维起于脑桥中段的三叉神经运动核,纤维组成三叉神经运动根,由脑桥基底部与脑桥臂交界处出脑,位于感觉根下内侧,最后进入三叉神经第 3 支下颌神经中,经卵圆孔出颅,随下颌神经分支分布于咀嚼肌等。运动根内还含有与三叉神经中脑核有关的纤维,主要传导咀嚼肌的本体感觉。三叉神经内以躯体感觉神经纤维为主,这些纤维的细胞体位于三叉神经节(半月节)内,该神经节位于颅中窝颞骨岩部尖端的前面三叉神经压迹处,由脑膜形成的梅克尔腔包裹。三叉神经节由假单极神经元组成,其中枢突集中构成了粗大的三叉神经感觉根,由脑桥基底部与脑桥臂交界处入脑,止于三叉神经感觉核。传导痛温觉的纤维主要终止于三叉神经脊束核;传导触觉的纤维主要终止于三叉神经脑桥核。三叉神经节细胞的周围突组成三叉神经三大分支,即第1支为眼神经、第2支为上颌神经、第3支为下颌神经。从三大分支不断分支并分布于面部皮肤、眼及眶内、口腔、鼻腔、鼻旁窦的黏膜、牙、脑膜等,传导痛、温、触等多种感觉。

1. 眼神经眼神经的躯体感觉纤维自三叉神经节发出后,行于海绵窦外侧壁,位于伴行的动眼神经、滑车神经的下方,继而经眶上裂入眶,分支分布于眶、眼球、泪腺、结膜、硬脑膜、部分鼻黏膜、额顶部及上睑和鼻背部的皮肤。眼神经分支如下:

(1)额神经:是眼神经分支中最上面,较粗大的一支,在眶顶骨膜与上睑提肌之间前行,分2～3支,其中经眶上切迹伴同名血管穿出后,称为眶上神经,分布于额顶、上睑部皮肤。另一支向内前方经滑车上方出眶,称为滑车上神经,分布于鼻背及内眦附近的皮肤。

(2)泪腺神经:此神经细小,沿眶外侧壁、外直肌上方行向前外,除分支分布于泪腺外,还分出细支,穿外眦达面部,分布于上睑、外眦部皮肤感觉。而泪腺神经与上颌神经的分支颧神经的交通支,由此导入副交感纤维控制泪腺分泌。

(3)鼻睫神经:在上直肌和视神经之间前内行达眶内侧壁,发出滑车下神经行于上斜肌下方,在滑车下出眶,分布于鼻背、眼睑皮肤及泪腺;发出筛前神经、筛后神经,分别分布于筛窦黏膜、鼻腔黏膜;发出睫状长神经在眼球后方穿入眼球,分布于角膜、睫状体、虹膜等;并有分支至睫状神经节,构成其感觉根。

2. 上颌神经　仅含躯体感觉纤维,自三叉神经发出后,进入海绵窦外侧壁,沿其下部向前经圆孔出颅,进入翼腭窝上部,继续前行经眶下裂入眶,延续为眶下神经。上颌神经主要分布于上颌牙齿、口腔和鼻腔黏膜、硬脑膜及睑裂与口裂之间的皮肤。其主要分支如下:

(1)眶下神经:为上颌神经主干的终末支,经眶下裂入眶后,继续贴眶下壁向前,经眶下沟、眶下管出眶下孔分数支,分布于下睑、鼻翼、上唇的皮肤和黏膜。临床行上颌部手术时常经眶下孔进行麻醉。

(2)颧神经:较细小,在翼腭窝处分出,经眶下裂入眶后分两支,穿过眶外侧壁,分布于颧、颞部皮肤。颧神经还借交通支将来源于面神经的副交感节后纤维导入泪腺神经,以此控制泪腺分泌。

(3)上牙槽神经:分为上牙槽后、中、前三支,其中上牙槽后神经自翼腭窝内上颌神经主干发出后,在上颌骨体后方穿入骨质;上牙槽中、前支分别在眶下沟和眶下管内自眶下神经分出,3支在上颌骨内相互吻合形成上牙槽神经丛后,分支分布于上颌牙齿、牙龈及上颌窦黏膜。

(4)翼腭神经:又称神经节支,为2～3条细小神经,始于上颌神经,行至翼腭窝处,向下连于翼腭神经节(副交感神经节),穿过神经节后分布于腭、鼻腔的黏膜及腭扁桃体,传导这些区域的感觉冲动。此外,上颌神经在颅内还发出脑膜支,分布于颅中窝的硬脑膜及小脑幕等。

3. 下颌神经　是三叉神经三大分支中最大的一支,是既含一般躯体感觉纤维又含特殊躯体运动纤维的混合性神经。自卵圆孔出颅后,在翼外肌深面分为前、后两干,前干细小,除分布于咀嚼肌、鼓膜张肌和腭帆张肌外，还发出一支颊神经。后干粗大，除分布于硬脑膜、下颌牙及牙龈、舌前2/3及口腔底黏膜、耳颞区和口裂以下的皮肤外，还发出分支支配下颌舌骨肌和二腹肌前腹。下颌神经分支如下：

（1）耳颞神经：此神经以两根起于下颌神经后干，多为两根间夹持脑膜中动脉向后合成一支后，经下颌颈内侧转向下行，与颞浅血管伴行穿过腮腺，经耳前向上分布于颞区皮肤，并有分支至腮腺，此支将来源于舌咽神经的副交感纤维导入腺体，控制腮腺分泌。

（2）颊神经：发出后沿颊肌外面向前下行，分布于颊部皮肤及口腔侧壁黏膜。

（3）舌神经：分出后在下颌支内侧下降，沿舌骨舌肌外侧呈弓形越过下颌下腺上方前行到达口腔黏膜深面，分布于口腔底及前2/3黏膜，传导一般感觉。在舌神经的行程中有来自面神经的鼓索加入，从而将面神经中的副交感纤维和味觉纤维导入舌神经，并随舌神经分布至舌前2/3黏膜，接收舌前2/3的味觉；副交感纤维在舌神经途经下颌下腺时，向下分出至下颌下神经节，换神经元后，节后纤维控制下颌下腺的分泌。

（4）下牙槽神经：属混合性神经，在舌神经后方，沿翼内肌外侧下行，穿下颌孔入下颌管，在管内分支组成下牙支，分支分布于下颌牙及牙龈，其终支自下颌骨的颏孔穿出，称为颏神经，分布于颏部及下唇的皮肤和黏膜。下牙槽神经中的运动纤维支配下颌舌骨肌及二腹肌前腹。

（5）咀嚼肌神经：属运动性神经，分支有咬肌神经、颞深神经、翼内肌神经、翼外肌神经，分别支配4块咀嚼肌。三叉神经损伤表现为：一侧三叉神经损伤时出现同侧面部皮肤及眼、口和鼻黏膜一般感觉消失；角膜反射因角膜感觉丧失而消失；一侧咀嚼肌瘫痪和萎缩，张口时下颌偏向患侧。临床上常见的三叉神经痛可以波及三叉神经全部分支或某一分支，此时疼痛部位与三叉神经三大支的皮肤分区完全一致，而且压迫眶下孔或颏孔时，可诱发患支分布的疼痛，借此有助于诊断。

（六）展神经

展神经属躯体运动神经，起于脑桥被盖部的展神经核，发纤维向腹侧自脑桥延髓沟中线两侧出脑，前行至颞骨岩部尖端，自后壁穿入海绵窦，在窦内沿颈内动脉外下方前行，经眶上裂入眶，分布于外直肌。展神经损伤可引起外直肌瘫痪，由此产生内斜视。

（七）面神经

面神经是混合性脑神经，含有四种纤维成分。①特殊内脏运动纤维：起于脑桥背侧被盖部的面神经核，主要支配面肌的运动。②一般内脏运动纤维：起于脑桥的上泌涎核，属副交感神经前纤维，在有关副交感神经节换元后的节后纤维分布于泪腺、下颌下腺、舌下腺及鼻、腭的黏膜腺，控制上述腺体的分泌。③特殊内脏感觉纤维：即味觉纤维，其胞体位于颞骨岩部内部面神经弯曲处的膝神经节，周围突分布于舌前2/3黏膜的味蕾，中枢突终止于脑干内的孤束核。④一般躯体感觉纤维：传导耳部皮肤的躯体感觉及表情肌的本体感觉。

面神经由两个根组成，一是较大的运动根，自脑桥小脑角区、脑桥延髓沟外侧出脑；一是较小的混合根，称为中间神经，自运动根的外侧出脑，两根进入内耳门合成一干，穿内耳道底进入与中耳鼓室相邻的面神经管，先水平走行，后垂直下行，由茎乳孔出颅，向前穿过腮腺到达面部。在神经管内有膨大的膝神经节，面神经穿经面神经管及最后穿出腮腺时，都发出许多分支。

1.面神经管内的分支

(1)鼓索:在面神经出茎乳孔上方约6mm处发出,向前上行进入鼓室,继而穿岩鼓裂出鼓室至颞骨下窝,行向前下,并进入三叉神经的分支舌神经中,随其走行分布。鼓索含两种纤维:味觉纤维随舌神经分布于舌前2/3的味蕾,传导味觉冲动;副交感纤维进入舌神经的下颌下神经节,换元后节后纤维分布于下颌下腺及舌下腺,支配腺体分泌。

(2)岩大神经:又称岩浅大神经,含有副交感的分泌纤维,自膝神经节处分出后,经颞岩部前面的岩大神经裂孔穿出前行,穿破裂孔至颅底,与来自颈内动脉交感丛的岩深神经合成翼管神经,穿翼管前行至翼腭窝,进入翼腭神经节,副交感纤维在此节换元后,随神经节的一些分支及三叉神经的分支到达泪腺、腭及鼻黏膜的腺体,支配其分泌。

(3)镫骨肌神经:支配鼓室内的镫骨肌。

2.面神经颅外分支 面神经穿出茎乳孔后发出分支支配枕肌、耳周围肌、二腹肌后腹和茎突舌骨肌。面神经主干前行进入腮腺实质,在腺内分支组成腮腺内丛,由腮腺内丛发出分支至腮腺前缘,呈辐射穿出,分布于面部诸表情肌,具体分支如下:

(1)颞支:常为3支,支配额肌和眼轮匝肌等。

(2)颧支:为3~4支,支配眼轮匝肌及颧肌。

(3)颊支:为3~4支,在腮腺导管上、下方走行,至颊肌、口轮匝肌及其他口周围肌。

(4)下颌缘支:沿下颌缘向前,分布于下唇诸肌。

(5)颈支:在下颌角附近下行于颈阔肌深面,支配该肌。

与面神经中内脏运动纤维有关的副交感神经节有以下两对:翼腭神经节又称蝶腭神经节,为副交感神经节,位于翼腭窝上部、上颌神经的下方,为一不规则扁平小结,有三个根:①副交感根:来自面神经的岩大神经,在节内换元。②交感根:来自颈内动脉交感丛随岩深神经而来。③感觉根:来自上颌神经向下的几条短翼腭神经。由翼腭神经节发出一些分支分布于泪腺、腭及鼻的黏膜,传导黏膜的一般感觉并支配腺体的分泌。

下颌下神经节为副交感神经节,位于下颌下腺与舌神经之间有三个根。①副交感根:来自鼓索的副交感纤维伴舌神经到达此节内交换神经元。②交感根:来自面动脉的交感丛。③感觉根:来自舌神经。自神经节发出分支分布于下颌下腺与舌下腺,传导一般感觉并支配腺体分泌。

面神经的行程复杂,当面神经损伤时,多发生在脑桥小脑角区、鼓室附近的面神经管及腮腺区等处。在面神经管内和管外,面神经损伤的表现都不同。面神经管外损伤主要表现为患侧表情肌瘫痪,如笑时口角偏向健侧,不能鼓腮,说话时唾液从口角流出;患侧额纹消失,鼻唇沟变平坦;眼轮匝肌瘫痪使闭眼困难,角膜反射也消失等症状。面神经管内损伤同时伤及面神经管段的分支,因此除上述面肌瘫痪症状外,还出现听觉过敏、舌前2/3味觉障碍、泪腺和唾液腺的分泌障碍等症状。

(八)前庭蜗神经

前庭蜗神经(位听神经)是特殊感觉性脑神经,含有传导平衡觉和听觉的特殊躯体感觉纤维,包括前庭神经和蜗神经两部分。

1.前庭神经　传导平衡觉。其双极感觉神经元细胞体在内耳道底聚集成前庭神经节,其周围突穿内耳道底分布于内耳球囊斑、椭圆囊斑和壶腹嵴中的毛细胞,中枢突组成前庭神经,经内耳门入颅,在脑桥小脑处,经脑桥延髓外侧部入脑,终止于前庭神经核群和小脑等部。

2.蜗神经　传导听觉。其双极感觉神经元胞体在内耳部耳蜗的蜗轴内聚集成蜗神经节(蜗螺旋神经节),其周围突分布于内耳螺旋器上的毛细胞,中枢突集成蜗神经,经内耳门入颅,于脑桥小脑角处,经脑桥延髓沟外侧部入脑,终于附近的蜗神经腹侧核、背侧核。

现已证明,螺旋器、球囊斑、椭圆囊斑及壶腹嵴尚有传出纤维分布,这些纤维有可能对传入信息起负反馈作用。

前庭蜗神经损伤表现为伤侧耳聋和平衡功能障碍;由于前庭刺激可出现眩晕和眼球震颤,而且又因为前庭与网状结构和自主神经的联系,所以常同时伴有呕吐等症状。听神经由耳蜗神经和前庭神经组成,两者一起经内耳道至内耳,故常可同时受损,表现为听觉与平衡觉两方面的症状,虽两者为同一神经的两种不同组成部分,但对病因的反应不甚一致。

(1)耳蜗神经损害的原因:常见的有神经炎、脑膜炎、外伤、中毒、肿瘤、动脉硬化、某些遗传病、中耳疾病、内耳疾病等。

(2)前庭神经损害的原因:中毒、血液循环障碍(基底动脉硬化症、高血压等)、神经炎、肿瘤、外伤、脱髓鞘病、内耳疾病等。

(九)舌咽神经

舌咽神经为混合性脑神经。含有五种纤维成分:①特殊内脏运动纤维,起于疑核,支配茎突咽肌。②副交感纤维,起于下泌涎核,在耳神经节内交换神经元后分布于腮腺,支配腮腺分泌。③一般内脏感觉纤维,其神经元胞体位于颈静脉孔处的舌咽神经下节,周围突分布于咽、舌后1/3,咽鼓管和鼓室等处黏膜,以及颈动脉窦和颈动脉小球。中枢突终于孤束核,传导一般内脏感觉。④特殊内脏感觉纤维,其神经元胞体也位于颈静脉孔处的舌咽神经下节,周围突分布于舌后1/3味蕾,中枢突终止于孤束核上部。⑤一般感觉纤维很少,其神经元胞体位于舌咽神经上神经节内,周围突分布于耳后皮肤,中枢突入脑后止于三叉神经脊束核。舌咽神经的根丝在橄榄后沟上部连于延髓,与迷走神经、副神经同穿颈静脉孔前部出颅,在孔内神经干上有膨大的上神经节,出孔时又形成稍大的下神经节。舌咽神经出颅后,先在颅内动、静脉间下降,继而弓形向前,经舌骨舌肌内侧达舌根。其主要分支如下:

1.舌支　为舌咽神经终支,在舌骨舌肌深面分布于舌后1/3黏膜和味蕾,传导一般感觉和味觉。

2.咽支　为3~4条细支,分布于咽壁,与迷走神经和交感神经交织成丛,由丛发分支分布于咽肌及咽黏膜。咽黏膜恶心感觉传入与咽部反射直接有关。

3.鼓室神经　发自下神经节,经颅底外面颈静脉孔的鼓室小管下口入鼓室后,在鼓室内侧壁黏膜内与交感神经纤维共同形成鼓室丛,发数小分支于鼓室、乳突小房和咽鼓管黏膜,传导感觉。鼓室神经的终支为岩小神经,含来自下泌涎核的副交感纤维,在颞岩部前面经鼓小管上口出鼓室前行,出卵圆孔达耳神经节换元,其节后纤维并入三叉神经的分支耳颞神经走行,分布于腮腺,控制其分泌。

4.颈动脉窦支　为1~2支,在颈静脉孔下方发出后,沿颈内动脉下行分布于颈动脉窦和颈动脉小球。将动脉压力变化和二氧化碳浓度变化的刺激传入中枢,反射性地调节血压和呼吸。此外,舌咽神经还发出扁桃体支和茎突咽肌支等。与舌咽神经有关的副交感神经节为耳神经节,位于卵圆孔下方,贴附于下颌神经内侧,有四个根。①副交感根:来自岩小神经,在节内换元后,节后纤维耳颞神经至腮腺,支配腺体分泌。②交感根:来自脑膜中动脉交感丛。③运动根:来自下颌神经,分布于鼓膜张肌、腭帆张肌。④感觉根:来自耳颞神经,分布于腮腺,传导腮腺一般感觉。

一侧舌咽神经损伤表现为同侧舌后 1/3 味觉消失,舌根及咽峡区感觉消失(因其他感觉还在,所以咽反射和吞咽反射障碍多不出现),同侧咽肌无力。

（十）迷走神经

迷走神经为混合性脑神经,是行程最长的脑神经,含有四种纤维成分。①副交感纤维:起于延髓的迷走神经背核,属副交感节前纤维,随迷走神经分支分布于颈、胸、腹部多种器官,并在器官旁或器官内的副交感神经节处交换神经元,其节后纤维控制这些器官的平滑肌、心肌和腺体的活动。②特殊内脏运动纤维:起于延髓的疑核,随迷走神经分支支配咽喉部肌。③一般内脏运动纤维:其神经元胞体位于颈静脉孔下方的迷走神经下神经节(结状神经节)内,中枢突终于孤束核,周围突随迷走神经分支分布于颈、胸、腹部多种器官,传导一般内脏感觉冲动。④一般躯体感觉纤维:其感觉神经元胞体位于迷走神经上神经节内,其中枢突入脑后止于三叉神经脊束核,周围突随迷走神经分支分布于硬脑膜、耳郭及外耳道皮肤,传导一般感觉。

迷走神经以多条根丝自橄榄后沟的中部出延髓,在舌咽神经偏后方也经颈静脉孔出颅,在此处有膨大的迷走神经上、下神经节。迷走神经干出颅后在颈部下行于颈动脉鞘内,位于颈内静脉与颈内动脉或颈总动脉之间的后方,下行至根部。由此向下,左迷走神经、右迷走神经的行程略有不同。①左迷走神经在左颈总动脉与左锁骨下动脉之间下行,越过主动弓的前方,经左肺根的后方下行至食管前面分出许多细支,构成左肺丛和食管前丛,行于食管下段又逐渐集中延续为迷走神经前干。②右迷走神经越过右锁骨下动脉前方,沿气管右侧下行,经右肺根后方达食管后面,分支构成右肺丛和食管后丛,继续下行又集中构成迷走神经后干。迷走神经前、后干伴食管一起穿膈肌食管裂孔进入腹腔,分布于胃前、后壁,其中较重要的分支如下:

1. 颈部的分支

(1)喉上神经:起于下神经节处,沿颈内动脉内侧下行,在舌骨大角水平分为内、外两支。外支细小,含躯体运动纤维伴甲状腺上动脉下行,支配环甲肌;内支为感觉支,伴喉上动脉穿甲状舌骨膜入喉腔,分布于咽、会厌、舌根及声门裂以下的喉黏膜,传导一般内脏感觉及味觉。

(2)颈心支:分为上、下两支,在喉与气管两侧下行入胸腔,与颈交感神经节发出的心神经交织构成心丛,调节心脏活动。上支有一分支称为主动脉神经或减压神经,分布于主动脉弓壁内,感受血压变化和化学刺激。

(3)耳支:发自迷走神经上神经节,含躯体感觉纤维,向后走行分布于耳郭后面及外耳道的皮肤。

(4)咽支:起于下神经节,含内脏感觉和躯体运动纤维,与舌咽神经和交感神经咽支共同构成咽丛，分布于咽缩肌、软腭的肌肉及咽部黏膜。

（5）脑膜支：发自上神经节分布于颅后窝硬脑膜，传导一般感觉冲动。

2.胸部的分支

（1）喉返神经：左喉返神经、右喉返神经的起点和行程有所不同。右喉返神经在迷走神经干经右锁骨下动脉前方处发出后，由下方钩绕此动脉上行返回颈部。左喉返神经发起点稍低，在左迷走神经干跨过主动脉弓前方时发出，继而绕主动脉弓下后方上行返回颈部。在颈部，左喉返神经、右喉返神经均走行于气管与食管之间的沟内，至甲状腺侧叶深面、环甲关节后方进入喉内，终支称喉下神经，分数支分布于喉。其中特殊内脏运动纤维支配除环甲肌以外的所有喉肌，内脏感觉纤维分布于喉黏膜。喉返神经在行程中还发出心支、支气管支和食管支，分别参加心丛、肺丛和食管丛。喉返神经是支配大多数喉肌的运动神经，在入喉前与甲状腺下动脉及分支相互交叉，据统计资料显示喉返神经穿过动脉分支之间者占多数，经过动脉后方者次之，经过动脉前方者较少。在甲状腺手术中，钳夹或结扎甲状腺下动脉时，应避免损伤喉返神经，以防声音嘶哑。若两侧喉返神经同时受损，可引起失声、呼吸困难甚至窒息。

（2）支气管支和食管支：左、右迷走神经在胸部发出的若干小支，与交感神经的分支共同构成肺丛和食管丛，自丛再发细支分布于气管、支气管、肺及食管。主要含内脏感觉纤维及内脏运动纤维，传导脏器和胸膜的感觉，同时支配器官的平滑肌及腺体。

3.腹部的分支全部由内脏运动（副交感）纤维和内脏感觉纤维构成。

（1）胃前支：在贲门附近发自迷走神经干。胃前支沿胃小弯向右，沿途发出 4～6 个小支，分布于胃前壁，其终支以"鸦爪"形成分支分布于幽门部前壁。

（2）肝支：由迷走神经前干在贲门附近分出，向右行于小网膜内，参加构成肝丛，随肝固有动脉分支分布于肝、胆囊等处。

（3）胃后支：由迷走神经后干在贲门附近发出，沿胃小弯后面走行，沿途分支分布于胃后壁。终支与胃前支相似，以鸦爪形分支分布于幽门窦及胃后壁。

（4）腹腔支：为迷走神经后干的终支，向右行至腹腔干附近，与交感神经一起构成腹腔丛，伴腹腔干、肠系膜上动脉及肾动脉等血管分支分别分布于肝、胆囊、胰、脾、肾及结肠左曲以上的腹部消化管。

总之，迷走神经分布到硬脑膜、耳郭、外耳道、咽喉、气管、支气管、心、肺、肝、胆囊、胰、脾、肾及结肠左曲以上的消化道等众多器官，是副交感神经的主要组成部分。

迷走神经主干损伤后，内脏活动障碍表现为脉速、心悸、恶心、呕吐、呼吸深慢和窒息等症状。由于咽喉感觉障碍和肌肉瘫痪，可能出现声音嘶哑、发音困难、吞吐困难、腭垂偏向一侧等症状。

（十一）副神经

副神经是运动性脑神经，由脑根和脊髓根两部分组成。脑根起于延髓的疑核，为特殊内脏运动纤维，自橄榄后沟下部、迷走神经根丝下方出脑后，与副神经的脊髓根同行，一起经颈静脉孔出颅，此后加入迷走神经内，随其分支支配咽喉部肌。目前，认为组成副神经颅外段的纤维来自脊髓根，副神经的脊髓根也是特殊内脏运动纤维起自颈脊髓的副神经核，自脊髓前、后根之间出脊髓后，在椎管内上行，经枕骨大孔入颅腔，再与脑根一起经静脉孔出颅。此后又与脑根分开,绕颈内静脉行向外下方,经胸锁乳突肌深面分出一支入该肌后,终支在胸锁乳突肌后缘上、中 1/3 交点处继续向外下后斜行,于斜方肌前缘中、下 1/3 交点处,进入斜方肌深面,分支支配此两肌。

副神经脊髓根损伤时,由于胸锁乳突肌瘫痪而使患者的头不能向患侧侧屈,也不能使面部转向对侧。由于斜方肌瘫痪,患侧肩胛骨下垂。

因为舌咽神经、迷走神经、副神经同时经颈静脉孔出颅,所以颈静脉孔的病变常累及上述三对脑神经,即出现颈静脉孔综合征。

由于副神经自胸锁乳突肌后缘上、中 1/3 交点至斜方肌前缘中、下 1/3 交点处位置相对恒定,表面无肌肉、血管,临床常在此处采用部分副神经纤维束与面神经吻合,治疗面肌瘫痪。

（十二）舌下神经

舌下神经为运动性脑神经,主要由一般躯体运动纤维组成。该神经由延髓的舌下神经核发出后,以若干根丝自延髓前外侧沟出脑,向外侧经舌下神经管出颅,继而在颈内动、静脉之间弓形向前下走行,达舌骨舌肌浅面,在舌神经和下颌下腺管下方穿颏舌肌入舌内,支配全部舌内肌和大部分舌外肌。

一侧舌下神经完全损伤时,患侧半舌肌瘫痪,伸舌时由于患侧半颏舌肌瘫痪不能伸舌。而健侧半颏舌肌收缩,使健侧半舌强力伸出,致使舌尖偏向患侧;若舌肌瘫痪时间过长,可造成舌肌萎缩。

三、眼的神经解剖学基础以及临床联系

（一）眼的神经解剖学基础

1. 运动神经

（1）动眼神经:支配上直肌、下直肌、内直肌、下斜肌、上睑提肌。动眼神经副交感纤维、睫状神经节、睫状短神经支配睫状肌和瞳孔括约肌的运动。

（2）滑车神经:支配上斜肌。

（3）展神经:支配外直肌。

（4）面神经的颞支和颧支:支配眼轮匝肌,以完成闭睑动作。

2. 感觉神经

（1）三叉神经第一支(眼神经):司眼球、上睑、泪腺等部感觉。

（2）三叉神经第二支(上颌神经):司下睑感觉。

3. 睫状神经及睫状神经节　眼球是受睫状神经支配的。睫状神经含有感觉、交感、副交感纤维,分为睫状长神经和睫状短神经。睫状长神经为三叉神经第一支眼神经的鼻睫状神经分支。睫状短神经由睫状神经节发出,共 6～10 条,前进中彼此间吻合,并与睫状长神经间有吻合支。睫状长神经和睫状短神经均在眼球后极部穿入巩膜,而后行走于脉络膜上腔,前行到睫状体,形成神经丛,由此发出细支支配虹膜、睫状体,角膜、巩膜和角巩膜缘部结膜的知觉,以及瞳孔扩大肌、瞳孔括约肌和睫状肌的运动。部分睫状神经在未达到睫状体前,在脉络膜形成神经丛并发出分支,支配脉络膜血管舒缩。睫状神经节的节前纤维由三种不同来源的神经根组成。①感觉根:即长根,来自三叉神经第一支眼神经的鼻睫状神经,长 6～12mm,通

过神经节时不换神经元,直接通过。此根含有来自角膜、虹膜、睫状体的向心性感觉纤维。司眼球的感觉。②运动根:即短根,来自动眼神经下斜肌分支,长 1～2mm,含有副交感神经纤维,在神经节内换神经元。司瞳孔括约肌和睫状肌运动。③交感根:来自颈内动脉周围的交感神经丛,经过神经节时不换神经元。司眼内血管的舒缩和瞳孔扩大肌的运动。睫状神经节的节后纤维组成睫状短神经。睫状神经节内含有支配眼球组织的感觉纤维,临床上做眼内手术时常行球后麻醉,以阻断此神经节,从而达到镇痛的目的。

(二)临床联系

1. 视神经疾病:视神经是指视盘到视交叉这段视路,可分为球内段、眶内段、骨管内段和颅内段。视神经的周围被三层鞘膜包绕,这三层鞘膜和颅内的硬脑膜、蛛网膜相连续,三层鞘膜和眼球壁在球后相融合形成盲管,构成两个腔隙。这两个腔隙分别与颅内硬膜下隙和蛛网膜下隙相交通,腔内充满脑脊液,当颅内压力增高时,腔内压也随之加大,这是构成视盘水肿发生的基础。最外一层鞘膜上富有感觉神经。当视神经发炎,转动或压迫眼球时有疼痛感。

(1)视神经炎:是视神经任何部位发炎的总称。临床上根据发病的部位不同,视神经炎分为球内视神经炎(视盘炎)和球后视神经炎两种。症状表现为:①视力减退:为本病特有症状之一,多为单眼,也有双眼者。视力开始急剧下降,一般迅速而严重,可在数小时或数日内成为全盲,但视网膜电流图正常。如为视神经乳头炎,可在眼底出现变性之前,视力就明显减退,如为球后视神经炎,可在视力减退前,眼球转动和受压时有球后疼痛感,如及时治疗,多可恢复一定视力,甚至完全恢复正常,否则可导致视神经萎缩,即原发性视神经萎缩。②视野改变:为本病重要体征之一,多数患者有中央暗点或旁中央暗点,生理盲点不扩大,周边视野呈向心性缩小或楔形缺损,一般用红色视标或小白色视标易于查出,严重者中央视野可以全部丧失。③瞳孔改变:瞳孔对光反应与视力减退程度一般是一致的。视力完全丧失,瞳孔直接对光反应缺如;视力严重减退,瞳孔直接对光反应减弱,持续光照患眼瞳孔,患眼瞳孔开始缩小,继而自动扩大,或在自然光线下,遮盖健眼,患眼瞳孔开大,遮盖患眼,健眼瞳孔不变,称为Gurm 现象。④眼底检查:视盘发炎时,视盘呈现充血水肿,边缘不清,静脉中度充盈,生理凹陷消失,高起一般不超过 2 屈光度,水肿局限于视盘本身,也可波及邻近视网膜成为视神经视网膜炎,视盘内可有出血和渗出物;玻璃体轻度混浊,如治疗不及时,可发生继发性视神经萎缩,球后视神经炎初期眼底正常。

(2)视盘水肿:不是一个独立的疾病,是某些全身性疾病、颅内疾病和眼部疾病所表现的一种眼部症状,其中颅内压力增高所致者最常见。可归纳为机械性与非机械性两种观点。机械性观点认为,视盘水肿发生的原因是颅内压增高时,压力可传导至视神经周围的蛛网膜下隙,使脑脊液弥散至视神经,这时组织压力随之增高,使视网膜节细胞至视神经、视交叉、视束及外侧膝状体的轴浆流受阻,在筛板平面出现停滞,视盘处的神经纤维产生轴浆储聚及肿胀,肿胀的轴突压迫筛板前区小血管,导致静脉淤滞扩张,微动脉瘤形成,视盘及其附近出血,视网膜中央静脉受挤压,可使静脉充血,视神经—血液屏障崩溃,视盘处有大量细胞外液蓄积。非机械性观点认为视盘水肿是在毒性炎性反应的基础上发生的。临床表现为:①视力改变:

早期视力正常,但有一过性黑矇,这是因为头体位改变(如突然站起、转头等),视盘部位的血管压力增加,导致视网膜迅速贫血。进入末期,视力减退,最后可完全失明。②视野改变:早期有生理盲点扩大。末期视野向心性缩小,甚至形成管状视野。③复视:是视盘水肿患者常出现的症状,多由基底动脉的一个横支压迫展神经而引起外直肌麻痹所致。④眼底所见:常为双侧性,视盘充血,边界模糊,以上、下界为著,生理凹陷消失,筛板小点不见,向前稍隆起,高起不超过2屈光度,轻压眼球,静脉管腔变细,搏动减弱或消失。用立体眼底彩色照相或立体检眼镜检查可发现早期视神经纤维肿胀。荧光眼底血管造影可见视盘毛细血管增多,静脉回流缓慢等都有助于早期诊断。

(3)缺血性视盘病变:多为视神经前端小血管循环障碍,主要是由于睫状血管灌注压低于眼内压,引起局部贫血、缺氧,而致视盘水肿,利用荧光眼底血管造影可以证实。患者年龄多在中年以上,一般发病较快,常累及双眼,也可能先后发病,相隔数周或数年。视力突然下降,出现暂时性黑矇,但不太严重,无眼球转动痛和颅内压力升高所伴随的头痛、呕吐等症状。视野出现扇形型、水平型、象限型和垂直型缺损,但不以视野内的水平线和垂直中线为界,常见于下半部视野从生理盲点伸出一弧形缺损与偏盲区相连为其特征。眼底检查:视盘稍隆起、颜色稍浅或正常,有时略有充血,边缘模糊呈灰白色。视盘附近视网膜可有少数出血点。视网膜血管无改变,黄斑部正常。晚期(1~2个月后)视盘隆起消退,边缘清楚,颜色局限性变浅,视盘也可上(下)半或全部苍白,呈原发性视神经萎缩,又称慢性萎缩型视盘水肿。

(4)视神经萎缩:为视神经纤维变性的表现,主要症状为视力减退和视盘颜色苍白。病变位于视网膜,累及神经节细胞时,可出现由视网膜向颅内方向发生的萎缩,称为上行性视神经萎缩,视盘萎缩征象一般出现较快;病变位于视神经、视交叉和视束,可引起由颅内向视网膜方向发展的萎缩,称为下行性视神经萎缩,一般经1~3个月后视盘才出现萎缩征象。临床上一般从视盘的外观上,可区分为原发性(单纯性)视神经萎缩和继发性视神经萎缩两种。

(5)视交叉病变:视交叉是由双眼视网膜鼻侧半交叉纤维和双眼视网膜颞侧半不交叉纤维共同组成。视交叉部的损害在临床上比较多见,但很少由其本身疾病引起,大多数是由于附近组织疾病的侵犯所致,其中以肿瘤压迫最为多见,因为颅内肿瘤有1/3~1/4发生在视交叉附近,如垂体肿瘤、颅咽管瘤和脑膜瘤等鞍区肿瘤常侵犯视交叉的前部或后部,偏左或偏右,因受损部位不同,所发生的视野改变也常有变化。因此,详细地检查视野和正确地分析视野缺损部位不同原因,对于判断病变的位置、病情的变化和预后等方面,均有重大意义。一般而言,视交叉后面损害多为第三脑室病变,下面损害为垂体瘤所致,后下面则考虑颅咽管瘤,前下面还应排除脑膜炎、蛛网膜炎等,前面损害可能是脑膜瘤引起,上面损害多由于Willis血管环或大脑前动脉发生的血管瘤。视交叉受压的主要症状为视力减退、视野损害和视神经萎缩。全身可伴有颅内压力增高和内分泌障碍症状。

(6)视束病变:视束左右各一,为同侧眼颞侧半不交叉视神经纤维和对侧眼鼻侧半交叉视神经纤维所组成,视束的大部分纤维到达外侧膝状体,其中多数终止于该处,其余继续前进,终止于丘脑枕;视束的小部分纤维在视束后段离开视束,到达四叠体上丘和顶盖前区。在颅底行程范围很小,随即被颞叶所掩盖,很少单独发病。其发病原因多是为邻近组织疾病,如视神经脊髓炎、后交通支发生的血管瘤等。视束损害时,除有同向偏盲外,多伴有全身症状,如在损害的对侧出现偏身感觉和运动障碍等。

(7)外侧膝状体以上各段视路病变:视放射自外侧膝状体发出后,穿行大脑组织中,因此可直接因其通过的大脑组织的病变而致病,其自身原发性病变一般少见。所以这段视路受损除有眼部症状外,常伴有全身性神经系统体征,在作定位诊断时,必须综合分析。症状表现为:①外侧膝状体损害:极为少见,一侧损害出现同向偏盲,内侧损害出现双眼下象限同向视野缺损,外侧损害出现双眼下象限同向视野缺损。②视放射损害:视觉神经纤维在视放射分布较广,不同部位损害,出现不同的视野缺损。视觉神经纤维在视放射前部(起始部)接近内囊,该处损害除出现不重叠性同向偏盲外,还可有对侧偏身感觉障碍和运动障碍,即三偏综合征。视放射后部的视觉神经纤维分为背、侧、腹三束,背束和侧束行走于顶、颞叶白质中,该束受损可出现双眼下象限同向偏盲。腹侧完全行于颞叶白质中,该束受损可出现双眼上象限同向偏盲。视放射中后部为背、侧、腹三束汇集处,位在颞、顶、枕三叶交界处,该区损害可出现重叠性同向偏盲和黄斑回避。③视觉皮质区(纹状区)损害:视觉皮质区包括枕叶的距状裂及其邻近的楔回和舌回,为两眼鼻侧半交叉纤维和颞侧半不交叉纤维的终止区。由于纹状区范围广泛,完全损害比较少见,又因枕极接受大脑中动脉和大脑后动脉两个血液系统供给,故当两侧距状裂损害时,黄斑区功能仍将保存,形成中心视野保留;一侧距状裂中部损害,可出现双眼重叠性同向偏盲和黄斑回避,但无颞叶、顶叶受损症状和体征为其特点;一侧距状裂最前端损害,对侧眼视野的颞侧周边区出现 $30° \sim 40°$ 月牙形缺损;一侧枕极损害,将出现同向偏盲性中央暗点;两侧枕极损害,可出现中心视力和中心视野($5° \sim 10°$视野)丧失。

第三节 脑血管

人脑的重量仅占体重的 2%,但其耗氧量占全身耗氧量的 20%,脑各部都有丰富的血管分布。脑血管在形态结构、行程和配布上均有其特点,这是由脑血液供应的特殊需要及脑功能的形态学基础所决定的。

脑血管的特点有以下几方面:

1.两种来源 脑的动脉来自颈内动脉和椎动脉,且在脑底部吻合成大脑动脉环,该环是调节脑血液循环的潜在性代偿装置。

2.管壁较薄 脑动脉壁很薄,类似颅外其他部位同等大小的静脉。

3.不同部位血供不同 脑浅层的皮质血供比髓质丰富,以视皮质最丰富。

4.脑的血供与颅骨、硬脑膜的血供无关联 前者来自颈内动脉和椎动脉,后者来自颈外动脉。

5.两类分支 大脑半球的动脉可分为皮质支(营养皮质和浅层髓质)和中央支(营养基底核、内囊和间脑),均自成体系,互不吻合。皮质支在软脑膜内吻合丰富,在功能上大致相当于脑表面的血液平衡池。

6.行程弯曲 一般观点认为是脑动脉无搏动的主要原因。

7.脑的动脉、静脉多不伴行。

8.无完整的静脉瓣 在某些部位(如上矢状窦的静脉入口处)却有能起导流作用的瓣状结构。

9.构成血—脑屏障 脑毛细血管的内皮为紧密连接,无窗孔,周围被胶质细胞的足板所包绕,构成了血—脑屏障。有些区域缺乏血—脑屏障,如松果体、下丘脑的正中隆起、垂体后叶、延髓极后区、后连合、终板和脉络丛等处。

10.毛细血管疏密不一 其密度与突触和神经毡的数量呈紧密的平行关系。

11.变异多 尤其是脑基底动脉环。

一、脑的动脉

临床上习惯把脑动脉分为两大系统,颈内动脉系统和椎—基底动脉系统。总之,以顶枕沟为界,大脑半球前 2/3 和部分间脑由颈内动脉系统供应,大脑半球后 1/3 以及部分间脑、脑干和小脑由椎—基底动脉系统供应。颈内动脉与基底动脉的分支在脑底形成吻合,称为大脑动脉环。大脑动脉环的存在对脑血液供应的调节与代偿起重要的作用。无论颈内动脉或椎—基底动脉都位于脑的腹侧面,因此脑的动脉分支都由腹侧面发出,然后绕行到脑的背侧面,沿途发出分支供应脑的各个结构。

(一)颈内动脉系统

颈内动脉在相当于甲状软骨上缘或第四颈椎水平发自颈总动脉。在颈部上升,无任何分支,直达颅底,然后穿颞骨岩部颈动脉管,在破裂孔上方进入颅内。弯曲向前通过海绵窦,前进至蝶骨小翼前床突内侧处,穿海绵窦壁的硬脑膜,然后穿蛛网膜,进入蛛网膜下隙,再向后上方弯曲,在脑底面前穿质附近,发出脉络膜前动脉和后交通动脉后,分为大脑前动脉与大脑中动脉两大终末支。颈内动脉造影显示颈内动脉颅内段解剖分部有五段(见图 2—2):①岩骨段(C_5):行于颞骨岩部内,走行方向由后外至前内。②海绵窦段(C_4):行于海绵窦内,走行方向由后向前。③膝段(又称虹吸弯段 C_3):由海绵窦段移行为床突上段的转折处,呈 C 形走向。④床突上段(C_2)位于前、后床突连线的稍上方,走行方向由前向后。⑤终段(C_1):参与组成大脑动脉环。由虹吸弯段 C_3 或 C_3 与 C_2 交界处发出眼动脉穿视神经管入眼眶。

颈内动脉的分支:

1.大脑前动脉 在视交叉外侧,正对嗅三角处,由颈内动脉发出,最初该动脉近水平位自后外向前内穿过视神经上方至视交叉上方,在此,以前交通动脉与对侧同名动脉相连,随后本干进入半球间裂上升,贴附于半球内侧面,再绕胼胝体膝部,沿胼胝体上面,走行于胼胝体沟内,由前向后直达胼胝体压部前方,本干斜向后上为楔前动脉而终止。大脑前动脉在脑底起始段发出中央支,大脑半球内侧面沿途发出的主要皮质支如图 2—3 所示。

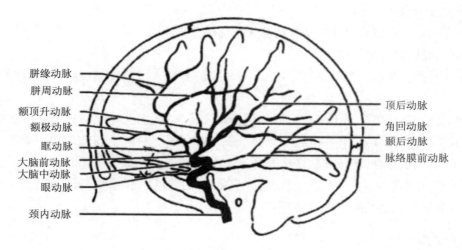

图 2—2　颈内动脉造影图

胼缘动脉
胼周动脉
额顶升动脉
额极动脉
眶动脉
大脑前动脉
大脑中动脉
眼动脉
颈内动脉

顶后动脉
角回动脉
颞后动脉
脉络膜前动脉

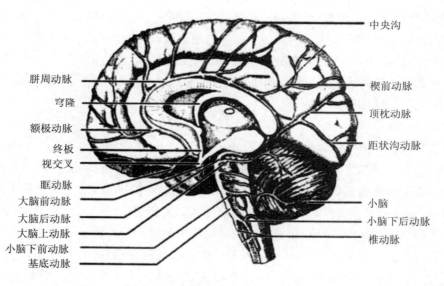

图 2—3　大脑半球内侧面、脑干和小脑动脉的分支与分布

胼周动脉
穹隆
额极动脉
终板
视交叉
眶动脉
大脑前动脉
大脑后动脉
大脑上动脉
小脑下前动脉
基底动脉

中央沟
楔前动脉
顶枕动脉
距状沟动脉
小脑
小脑下后动脉
椎动脉

大脑半球外侧面皮质支的主要分支如下(见图 2—4)：

(1)眶动脉：发自动脉的上升段,分支供应额叶眶回内侧方与直回。

(2)额极动脉：约在胼胝体膝部附近发出,行向前上,分支供应额叶前部和额极,直至脑半球前内缘,供应额极外侧面。

(3)胼周动脉：可视为大脑前动脉的本干,行于胼胝体沟内,沿途向下发出若干细支,供应胼胝体,向上依次发出额叶前、中、后内侧支及旁中央动脉,供应扣回带、额上回内面和中央旁小叶,并翻越半球背外侧面的上缘,供应中央前回和中央后回的上 1/4 处,以及额上回和额中回的上缘。

24

（4）楔前动脉：多为胼周动脉的直接延续，在胼胝体压部的稍前方，几乎直角弯曲向上至楔前叶，并越过半球上缘至顶上小叶，没入顶内沟。主要供应扣带回后方、楔前叶前 2/3，顶上小叶和顶下小叶上缘。

通常放射诊断学、脑血管造影所提到的胼缘动脉，实际上是指额叶前、中、后内侧支的共干，它们行于扣带沟内，末端向后上终于扣带支。此动脉又为大脑前动脉双干型的上干，而胼周动脉为双干型的下干。

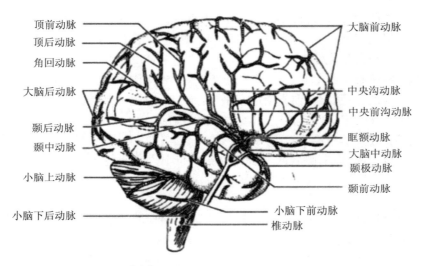

图 2—4 大脑半球外侧面和小脑动脉的分支与分布

总之，大脑前动脉皮质支供应直回、眶回内侧方，半球内侧面顶枕沟以前的皮质和胼胝体，在背外侧面达中央前、后回的上 1/4 处，以及额上回和额中回上缘，顶上小叶和顶下小叶上缘。

若大脑前动脉的皮质支闭塞，可能产生相应的临床症状和体征：①对侧肢体中枢性偏瘫：特别表现在小腿与足部。②对侧下肢感觉障碍：精细复杂的各种感觉障碍比较严重，而痛温觉损害轻微，触觉障碍也不明显。深感觉如关节、肌肉运动觉和位置觉，实体感觉等发生障碍特别明显。③额叶性精神症状：因大脑前动脉分支分布额前区（包括额极）。④皮质中枢性排尿障碍：因胼周动脉分支供应中央旁小叶（最高排尿中枢）。⑤左侧意想运动性失用症：由于胼胝体主要由大脑前动脉供应，当胼胝体受损时，因左侧缘上回经胼胝体至右侧中央前回间的纤维受损害，而发生左侧失用症。

2. 大脑中动脉　大脑中动脉可作为颈内动脉的直接延续，不参与大脑动脉环的组成。该动脉自颈内动脉发出后，向外侧横过前穿质，在此发出很多中央支，然后经颞叶与脑底面的深裂隙，进入大脑外侧沟，主干贴附岛叶表面，在岛叶与颞叶之间斜向后上以角回动脉而终止。有时主干在岛叶附近分为上、下两干：上干分支到额叶和部分顶叶凸面；下干分支至颞叶、枕叶及部分顶叶凸面。据国人资料统计，以双干型为多见，占 60%，单干型不及半数，占 40%。本干在岛叶区呈扇形发出 5～8 个分支，上支沿岛叶表面上行，在接近岛叶上缘时，弯曲向外侧,沿岛盖内面返回至外侧沟,然后浅出分布于外侧沟上方的皮质区,下支又越过外侧沟深面的颞叶皮质,再浅出分布于外侧沟下方的皮质区。如此迂曲行径在脑血管造影作诊断时有重要意义。

供应大脑半球的动脉可分为皮质支与中央支(见图2—5)。皮质支进入软膜后先吻合成网,然后从吻合网上发出细小分支,以垂直方向进入皮质,在脑实质内的行程长短不一,短支分布于皮质,长支可经皮质一直延伸到皮质下髓质。中央支起自动脉主干的近侧端,它们几乎垂直穿入脑实质,供应基底核、丘脑内囊、外囊等。过去一般认为,皮质支与中央支穿入脑实质后是不吻合的终动脉,现在许多实验证明,中枢神经系统中存在毛细血管前的吻合,否认终动脉的说法。但是当某个主要血管阻塞时,这种吻合不能维持足够量的血液循环,因而产生该动脉分布区的缺血软化灶。

(1)眶额动脉:从总干或上干发出,向前上方行,于外侧沟深面浅出,在外侧沟的前水平支与前升支附近分为前、后两支。前支沿前水平支向前,供应眶回外侧半。后支沿前升支上行,分支供应 Broca 语言区(三角区与岛盖部)及额中回前部。

(2)中央前沟动脉:从总干或上干发出后,经外侧沟深面浅出,然后斜向后上,分2~3支。前部分支供应岛盖后部、额中回后部。后部分支分布中央前回前部下 3/4 皮质(相当于 4 区一部分和 6 区)。此动脉分支最终入中央前沟,并恒定地随此沟上升,故此动脉可作为中央前沟的定位标志。

(3)中央沟动脉:从总干或上干发出,经外侧沟深面浅出,多跨过封锁中央沟下部的脑回,随后沿中央沟上行,分布于中央沟两岸中央前、后回的中下 3/4 皮质(相当于 4 区一部分,3 区,部分 1、2 区,43 区和 40 区下部)。此动脉与中央沟有显著的恒定关系,可借此作为确定中央前、后回的标志。

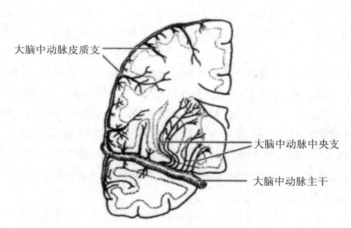

图2—5 大脑中动脉的皮质支与中央支

(4)中央后沟动脉或顶前动脉:从总干或上干发出,经外侧沟深面浅出,沿中央后沟上升至上部,弯曲向后深入顶内沟,分支供应中央后回下 3/4 和顶内沟前部上、下缘的皮质(相当于 1 区、2 区、40 区和 7 区)。此动脉全程与中央后沟及顶内沟关系密切,可借此作为确定此两沟,中央后回,顶上、下小叶的标志。

以上 4 条动脉除眶额动脉外,其余 3 条从大脑外侧沟深方翻至大脑半球背外侧面后,都走行向上,故在脑血管造影上 3 条动脉总称为额顶升动脉。有时它们为一共干起自大脑中动脉,再行分支。

(5)顶下动脉或顶后动脉:此动脉通常为双干型上干的终末支,也可以从下干发出,经外侧沟后支上升,并越过缘上回,深入至顶内沟。主要供应缘上回(40 区)及顶上小叶下缘皮质。

(6)颞极动脉:多由大脑中动脉主干或下干在进入外侧沟以前发出,先向外上,绕至颞极凸面然后分支供应颞极内、外侧面。有时颞极动脉是颞叶前动脉的一个分支。

(7)颞叶前动脉:从总干或下干发出后斜向后外,越过颞上回前部再斜向后下,分布至颞上、中回前部和颞下回上缘(21、22 区前部)。

(8)颞叶中动脉:从总干或下干发出,经外侧沟深面浅出,在颞叶中部越过颞上回,进入颞上沟斜向后下,分布于颞叶上、中回中部和颞下回上缘(21、22 区前部和 41、42 区前部)。

(9)颞叶后动脉:从总干或下干发出,经外侧沟深面,于外侧沟后端浅出,越过颞上回斜向后下,有时可向后伸展达枕外侧沟。主要供应上、中回后部和颞下回后部的上缘,也可分布到枕叶外侧面(相当于 41、42 区后部,21、22 区后部和 37 区)。

(10)角回动脉:作为大脑中动脉的终末支或双干型下干的终支,此是大脑中动脉皮质支中最恒定的一支,先在外侧沟深面行走一段,然后浅出,沿颞上沟后端行走,越过角回至顶内沟后部。供应角回(39 区)和顶上小叶后部下缘皮质,有时可伸展至顶枕沟外侧端。

总之,大脑中动脉广泛分布于大脑半球背外侧面,包括额中回以下、中央前回、后回的下 3/4,顶上、下小叶,颞上、中回,颞下回上缘,颞极内、外侧面,岛叶皮质以及枕叶枕外侧沟以前的皮质区。其中涉及运动区、运动前区、体感区、听区以及联络区。

若大脑中动脉邻近外侧沟阻塞,可产生对侧上肢、面肌和舌肌瘫痪,对侧上肢和头面部感觉障碍,包括实体感觉丧失和不能分辨不同程度的刺激。损伤若发生在优势半球,患者可产生运动性失语症,这是由于额下回后部语言运动区受累所致。损伤在缘上回则产生运动不能或失用症。损伤在角回可发生失读症。损伤颞上回后部(听觉性语言中枢)可发生听觉性失语症。损伤额中回后部(书写中枢)可发生失写症。

3.颈内动脉　　发出脉络膜前动脉与后交通动脉。

(二)椎—基底动脉系统

自锁骨下动脉第一段发出后,穿行颈部第 6 至第 1 颈椎横突孔,再绕寰椎侧块,经枕骨大孔入颅,入颅后左、右椎动脉逐渐向中线靠近,多在脑桥下缘汇合成基底动脉,基底动脉的前下方为颅底斜坡。基底动脉行经脑桥腹侧基底沟内,至脑桥上缘,在鞍背或其稍上方分叉,分成左、右大脑后动脉两大终末支。当蝶鞍、斜坡或脑干占位性病变时,常使基底动脉移位。

1.椎动脉的分支

(1)脊支:经椎间孔,随脊神经至脊髓及其被膜。

(2)脊髓后动脉:自椎动脉入颅后的起始段发出,绕过延髓外侧面,沿后外侧沟垂直下行,经枕骨大孔入椎管。左、右脊髓后动脉沿脊髓后面平行下降,供应脊髓后 1/3 部(后索和后角)和延髓背侧部。

（3）脊髓前动脉：约在橄榄中部水平从左、右椎动脉发出，发出后两侧动脉斜向中线很快合成一干，然后经枕骨大孔入椎管，沿脊髓前面的前正中裂下降，在起始段发细小延髓支，供应延髓腹侧中缝两旁的结构。

（4）小脑下后动脉：是椎动脉的最大分支，左右各一。其发出点比脊髓前动脉发出点低，通常平橄榄下端附近发出，向后外侧行于延髓与小脑扁桃体之间，行程弯曲。供应延髓背外侧面、小脑后下面、小脑扁桃体以及深部的齿状核，还发脉络膜支组成第四脑室脉络丛。

2.基底动脉的分支　由左、右椎动脉汇合而成，经脑桥基底沟上行至脑桥上缘中点处分为左、右大脑后动脉（见图2-6）。

（1）小脑前下动脉：起自基底动脉尾1/3处，行经展神经、面神经和前庭蜗神经的腹侧面而达小脑下面，供应小脑下面的前部和前缘。又发分支供应脑桥尾侧被盖部。

（2）内听动脉：为细长分支，自基底动脉发出后，在展神经根前方越过，行向外侧，与面神经、前庭蜗神经伴行进入内耳道。分布于内耳前庭和三个半规管及耳蜗，有80%以上的迷路动脉发自小脑下前动脉。

（3）脑桥动脉：有10条以上细小且长短不一的分支，供应脑桥。有的分支横行向外，远至三叉神经根处才入脑桥。

（4）小脑上动脉：起于基底动脉吻侧，沿小脑幕腹侧向外，分布于小脑的上面、小脑髓质深部和齿状核等中央核团；还供应脑桥吻侧被盖部（包括内侧丘系、外侧丘系、脊髓丘系和三叉丘系）、三叉神经脑内根丝及核团、脑桥中脚、中脑尾侧被盖外侧部、松果体和第三脑室脉络组织。

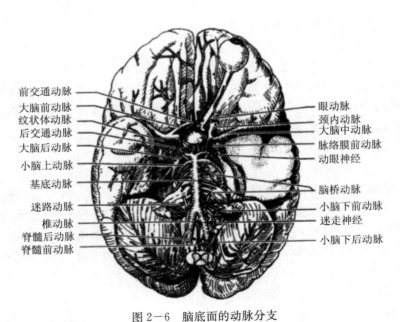

图2-6　脑底面的动脉分支

（5）大脑后动脉：为基底动脉的终末支，在脚间池内行向外侧，环绕大脑脚转向背侧面，越过海马旁回钩,沿海马沟向后,直到胼胝体压部的后方进入距状沟始段,分为两终末支－顶枕动脉和距状沟动脉。大脑后动脉起始段与小脑上动脉平行向外,两者间夹有动眼神经根丝。

大脑后动脉环绕大脑脚转向背面,跨过小脑幕切迹,行于小脑幕上面的半球内侧面。因此,当颅内压增高时,颞叶海马旁回钩移向小脑幕切迹下部,大脑后动脉也相应向下移位,压迫并牵拉其后下方的动眼神经,造成动眼神经麻痹。主要压迫缩瞳肌的纤维,引起瞳孔散大。

大脑后动脉的分支也可分为皮质支和中央支两类。皮质支的主要分支为(图2－7):①颞下前动脉:自海马旁回钩处发出后行向颞下前动脉前外,越过海马旁回前部,分支供应钩、海马旁回前部和枕颞内侧回前部,并绕至半球背外侧面分布于颞下回。在根部还发出一些小支深入海马沟。②颞下中动脉:可与颞下后动脉共干,经海马旁回中部入侧副沟,分2～3支向腹外侧并分布于枕颞内侧回和枕颞外侧回的中部。③颞下后动脉:大多数与颞下中动脉合干,少数发自海马沟后部的大脑后动脉干,越过海马旁回后部和侧副沟后部,斜向后外,分支供应舌回、枕颞内侧回,并绕至枕叶的背外侧面。④距状沟动脉:在距状沟与顶枕沟汇合处发自大脑后动脉,为大脑后动脉终末支之一,并沿距状沟向后行,绕至枕极外侧面,主要供应距状沟附近的枕叶皮质。⑤顶枕动脉:为大脑后动脉的另一终末支,沿顶枕沟底部斜向后上,供应楔叶、楔前叶后部,并绕至半球背外侧面而分布于顶上小叶后部。

总之,大脑后动脉皮质支供应范围,以颞叶底面和枕叶内侧面为主,包括海马旁回、海马旁回钩、枕颞内侧回、舌回、扣带回峡、楔叶、楔前叶后 1/3 和顶上小叶后部。

大脑后动脉皮质支闭塞时,出现两眼对侧视野同向性偏盲而黄斑视力保存(黄斑回避现象)。目前,对这一现象的解释不一,有人认为黄斑部的代表区在枕极,而枕极受大脑中动脉与大脑后动脉双重分布,所以不致受累;也有人认为到黄斑的视放射纤维占据视放射的中央部分,上下部损伤不波及黄斑纤维。

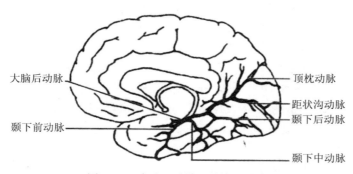

图 2－7　大脑后动脉的分支与分布

（三)大脑动脉环

大脑动脉环实为颈内动脉系统与椎－基底动脉系统在脑底的吻合。Willis 首先对大脑动脉环作了描述,故又称为 Willis 环。Willis 环的前部由三条动脉组成:即左、右大脑前动脉和相连的前交通动脉,环的后部为以后交通动脉相连接的颈内动脉终末段与大脑后动脉。这些血管形成一个封闭的七边形血管环,位于脚间池内,环绕视交叉、漏斗、灰结节、乳头体和后穿质。根据国人 350 例脑部资料统计：大脑动脉环发育不良或异常约占 48%，其中较多见的是一侧后交通动脉管径小于 1mm（约占 27%）；大脑后动脉起源于颈内动脉约占 14%；前交通动脉口径小于 1mm 或缺如，两侧大脑前动脉起源于一侧颈内动脉等约占 7%（图 2—8）。大脑动脉环两侧的血液在正常情况下是不相混合的，它作为一种潜在的代偿装置，若环上有一处发育不良，当组成动脉环血管发生阻塞时，就很难迅速起到代偿作用。不正常的动脉环易产生动脉瘤，前交通动脉和大脑前动脉的连结点常是动脉瘤的好发部位。

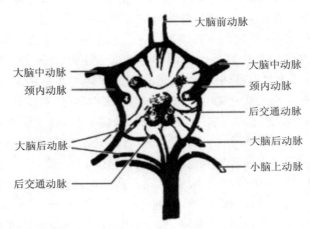

图 2—8　大脑动脉环左侧发育不良
（左侧大脑后动脉发自颈内动脉代替部分后交通动脉）

（四）中央支及其分布

中央支发自大脑动脉环，大脑前、中、后动脉的近侧段，为细短支，成直角穿入脑实质，供应间脑、基底核和内囊。中央支在低等动物中被认为是终动脉，在人类可能有前毛细血管间吻合，但主要血管阻塞或脑缺血，很难维持其正常血液循环。

中央支以大脑动脉环为中心，分为前内侧群、后内侧群、前外侧群和后外侧群（图 2—9）。

1. 前内侧群　发自大脑前动脉环部与前交通动脉。

（1）从大脑前动脉环部的起始端发出 3～4 支中央动脉，位于视交叉的外侧，经前穿质内侧部进入脑实质，供应尾状核头部。

（2）从大脑前动脉环部的远侧端及前交通动脉发出 2～3 小支，位于视交叉的前方，经前穿质进入脑实质，供应下丘脑视前区、视上区和穹隆柱等。

（3）纹状体动脉又称 Heubner 回返动脉，大多在前交通动脉水平，从大脑前动脉的外侧壁发出，先为一单干，返回向后，在颈内动脉分叉处（分成大脑前、中动脉）的上方至前穿质，在此发出 1～5 支细支，垂直穿入前穿质。供应尾状核头的腹侧部、邻近的壳核前部以及内囊前肢前端的下方。

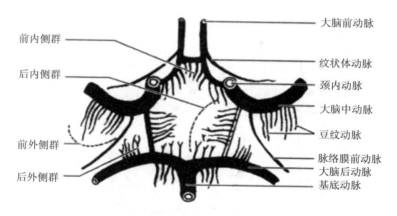

图 2—9　大脑动脉环中央支的分群

2.**后内侧群**　起自大脑后动脉环部与后交通动脉,有些小支直接起自颈内动脉终末段,经后穿质进入脑实质。后内侧群又分为前组与后组,前组主要起自后交通动脉,又称丘脑结节动脉,供应垂体、漏斗与下丘脑灰结节区,并可供应丘脑内侧核与中线核的下半前方,以及前核的最腹侧部。后组主要起自大脑后动脉环部,分许多细支供应下丘脑乳头体区和丘脑底部。有较大的丘脑穿动脉供应丘脑内侧核与中线核的下半后方,以及中央中核和腹后内侧核。还有分支供应中脑被盖中缝区、红核和大脑脚的内侧方。

3.**前外侧群**　又称豆纹动脉。大脑中动脉在前穿质附近,以直角发出许多细支,在蛛网膜下隙走行一短距离后,穿前穿质,分布到尾状核头的一部分、尾状核体、壳核中部、苍白球外侧方、内囊前肢后上方、内囊膝部的背外侧和内囊后肢背侧方,还供应外囊和屏状核。豆纹动脉在人脑内明显地分为内侧群和外侧群。内侧群从大脑中动脉起始部 1cm 以内部位发出,以 1～3 支为最多,分布至苍白球外侧段与壳核浅层,且穿过内囊至尾状核。外侧群从大脑中动脉起点 1cm 以外部位发出,以 1～4 支为最多,此组彼此平行的小动脉因发出位置较靠外侧,所以要稍向内侧行才能到达前穿质,进入前穿质后呈扇形排列,经壳核浅层向上、向外,与外囊平行,再弧形向内穿内囊达尾状核体部。因此,它们的整个行程呈 S 形弯曲。从血流动力学分析,在高血压动脉硬化基础上容易导致这些动脉破裂出血。其中任何一支动脉出血,都会导致对侧偏瘫和对侧感觉缺失(见图 2—10,图 2—11)。

4.**后外侧群**　又称丘脑膝状体动脉。一般有 1～6 支,其中以 3～4 支占多数。主要起自动脉环外侧端的大脑后动脉。有的分支穿入内侧膝状体、外侧膝状体和丘脑枕。有的较长分支穿过内侧膝状体、外侧膝状体之间,沿丘脑后外侧上行,分布至丘脑外侧核群。丘脑膝状体动脉受损可产生丘脑综合征。

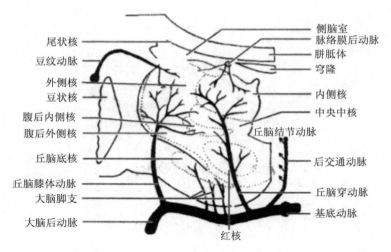

图 2—10　丘脑和低丘脑的动脉供应

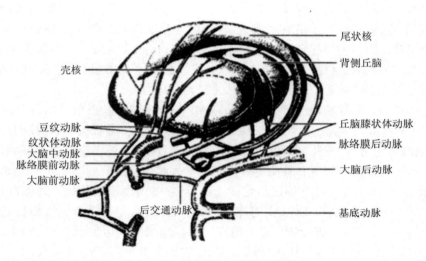

图 2—11　基底核和丘脑的动脉供应

二、脑的静脉

　　脑的静脉分深、浅两组。浅静脉组主要收集大脑半球皮质和皮质下髓质的静脉血，分别注入颅顶部上矢状窦和颅底部海绵窦、横窦、岩上窦与岩下窦等。深静脉组主要收集半球深部髓质、基底核、内囊、间脑和脑室脉络丛的静脉血，汇合成一条大脑大静脉，注入直窦。硬脑膜窦的静脉血最后汇流入颈内静脉，再经头臂静脉和上腔静脉，返回右心房。脑的静脉与一般体静脉比较，具有以下特点：①管壁缺乏肌肉和弹力纤维，因而管壁薄，无弹性。②脑静脉大多不与动脉伴行，脑静脉深、浅两组之间均存在吻合。③脑静脉干穿出软膜，跨过蛛网膜下隙，注入硬脑膜窦。④脑静脉和硬脑膜窦内没有防止血液倒流的静脉瓣装置，仅在脑静脉开口在硬脑膜窦处有瓣膜,起改变血流方向的作用。

（一）大脑浅静脉

大脑浅静脉收集大脑半球背外侧面、部分内侧面和底面的静脉血。通常以大脑外侧沟为界,分为上、中、下三组,外侧沟以上的静脉属大脑上静脉;在外侧沟部位的静脉称为大脑中浅静脉;外侧沟以下的静脉属大脑下静脉(见图2-12,图2-13)。

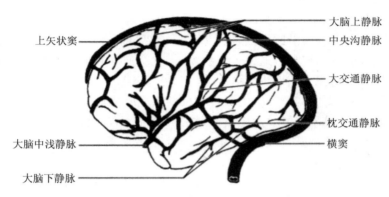

图2-12　大脑半球背外侧面的静脉

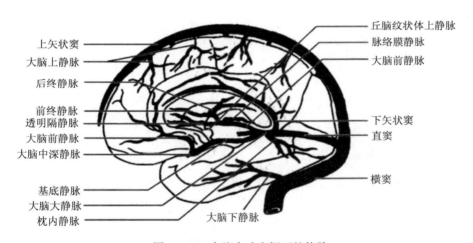

图2-13　大脑半球内侧面的静脉

1.大脑上静脉　收集半球背外侧面和内侧面上方(即扣带回以上区域皮质和皮质下髓质)的静脉血。大脑上静脉有10～15支,其中以7～9支为多数。大脑上静脉注入上矢状窦之前,常有一些静脉合并成一干,再注入窦内。因此,静脉在窦上的开口比实际的静脉数要少一些,一般以6或7个开口为多见,各静脉呈放射状散布于大脑半球凸面。额部数目最多,顶部次之,枕部静脉数量最少。它们汇入上矢状窦的方向在额部成直角,向后其角度逐渐减小,到顶叶后部几乎与窦平行。因此,大脑上静脉逆静脉窦内自前向后的血流方向,斜行穿入窦内,这对提高静脉窦的血压且防止血液倒流都起着重要的作用。大脑上静脉在半球上的这种配布,可能是在个体发育时,半球向后发展,静脉也跟着向后移的结果。

大脑上静脉行于蛛网膜下隙内,至上矢状窦附近穿蛛网膜,然后在硬膜下隙内行走一小段,再穿过上矢状窦,这游离的一短段称为桥静脉,一般长约1cm。桥静脉可保证脑在颅内有一定的位移。在半球间手术入路时,注意保留桥静脉。如切断中央沟静脉的桥静脉,患者会出现偏瘫。大脑上静脉紧贴硬脑膜上矢状窦壁且不易与它们分离的一段称为贴段,自贴段外端至正中线,一般为1～1.5cm,在神经外科手术时极易损伤而出血,需加以注意。

2.大脑中浅静脉　以1～3条最为多见,收集大脑半球外侧面附近的额叶、顶叶、颞叶的血液。主干多见于外侧沟内,沿此沟向前下方行达大脑底面,在蝶骨小翼附近注入海窦,它常借大交通静脉与大脑上静脉吻合,通入上矢状窦,借枕交通静脉衔接横窦。脑外伤时蝶骨小翼骨片可切割此静脉,造成大脑中浅静脉出血。

3.大脑下静脉　主要收集颞叶外侧面,以及颞叶、枕叶底面的大部分血液。枕叶内侧面的一部分血液也注入大脑下静脉。大脑下静脉一般自前上方向后下方斜行,最后汇入横窦。在半球底面还有分散的小静脉,分别注入邻近的岩上窦或海绵窦。

(二)大脑深静脉

大脑深静脉主要收集大脑半球深部髓质、基底核、内囊、间脑和脑室脉络丛的静脉血,汇合成一条大脑大静脉。

大脑大静脉(见图2—14)是由两侧大脑内静脉在松果体后缘汇合而成。它是一条粗短、壁薄的深静脉主干。走行方向由前向后,接受基底静脉、枕内静脉、小脑上内静脉汇入的静脉血,在胼胝体压部的后方注入直窦。

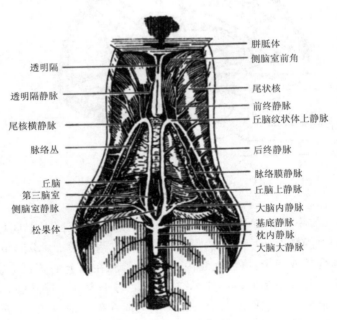

图2—14　大脑大静脉及其属支

1.大脑内静脉　位于第三脑室顶中缝的两侧,是由透明隔静脉、脉络膜静脉和丘脑纹状体上静脉在室间孔后上缘汇合而成。大脑内静脉沿第三脑室脉络组织的两边蜿蜒向后,沿途接受侧脑室静脉至松果体后方,与对侧大脑内静脉汇合成大脑大静脉。大脑内静脉的属支如下:

(1)透明隔静脉:位于透明隔的两侧,侧脑室前角的内侧壁,由前向后走行,接受透明隔、尾状核头和胼胝体吻部的血液。

(2)丘脑纹状体上静脉:由前、后终静脉合成。该静脉长约 2cm,自前、后终静脉汇合点起,绕过丘脑前端至室间孔附近移行于大脑内静脉。①前终静脉位于侧脑室底面,尾状核头部室管膜的下方,自前走向后内。②后终静脉位于尾状核体与丘脑间的室管膜下方,与终纹伴行。前、后终静脉接受多条尾核横静脉的血液。主要收集基底核和侧脑室周围白质的静脉血。③尾核横静脉:豆状核背侧方的血回流入纹状体上静脉,归入尾核横静脉,多条静脉横越尾状核的头部与体部。④尾核纵静脉:位于尾状核的外侧,为前后纵向走行的静脉。尾核纵静脉多处与尾核横静脉连续。

(3)脉络膜静脉:起自侧脑室下角,沿侧脑室脉络丛的外侧缘迂曲,逐渐转至丘脑的背侧面,再向前内,汇入大脑内静脉或透明隔静脉与丘脑纹状体上静脉汇合处。它收集侧脑室脉络丛和邻近海马等部的血液。

2.基底静脉　为深静脉中一条重要的主干。它的口径比较粗大,行径长而迂曲,起始于前穿质附近,由大脑前静脉与大脑中深静脉汇合形成。基底静脉是大脑中深静脉的直接延续,自起始点沿中脑脚底弯向大脑脚外侧缘,一般沿膝状体和丘脑枕的下面绕至背侧,沿松果体侧方注入大脑大静脉。沿途收集侧脑室下角、颞叶底面、下丘脑、丘脑腹侧核、膝状体、大脑脚和四叠体等处的静脉血(见图 2—15)。其属支为:

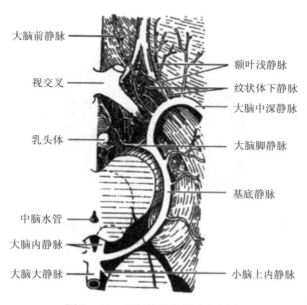

图 2—15　基底静脉的形成与属支

（1）大脑前静脉：与大脑前动脉伴行，主要引流大脑半球内侧面前部（包括额上回下部及扣带回前部等）的静脉血。

（2）大脑中深静脉：位于外侧沟内，主要接受岛叶及其邻近岛盖部皮质的静脉血。它行至颞叶与脑底面之间，在前穿质附近还接受数条纹状体下静脉的汇入。纹状体下静脉接受豆状核腹侧方静脉血的回流，所以基底静脉是大脑半球、间脑及部分中脑静脉血回流的主要途径之一。

3.脑底静脉环　大脑浅、深静脉间形成许多吻合。大脑上静脉借吻合静脉与尾核纵、横静脉和大脑内静脉而相连接。大脑中浅静脉借助吻合静脉与纹状体上静脉，尾核纵、横静脉和大脑内静脉连接。大脑中深静脉通过纹状体下静脉，豆核下内、下外静脉，豆核上内、上外静脉，纹状体上静脉以及尾核纵、横静脉与大脑内静脉连接起来。

三、脑各部的血液供应

1.大脑半球背外侧面　广大的中央部分由大脑中动脉皮质支供应，周边由大脑前动脉与大脑后动脉供应（见图2—16）。大脑中动脉与大脑后动脉供应区的交界带在颞下回上缘或上半和枕外侧沟附近的皮质，大脑中动脉与大脑前动脉供应区的交界带在额中回上缘或上半，中央前、后回的上3/4处以及顶内沟上、下缘皮质。大脑前动脉与大脑后动脉供应区的交界带在顶上小叶后部皮质。

2.大脑半球内侧面　除颞极为大脑中动脉供应外，其余部分都由大脑前动脉与大脑后动脉供应，两者的分界带在楔前叶后部皮质（见图2—17）。

3.大脑半球底面　额叶由大脑前动脉和大脑中动脉供应，眶回是两者的交界带。颞叶和枕叶是由大脑后动脉供应。

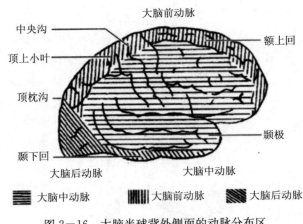

图2—16　大脑半球背外侧面的动脉分布区

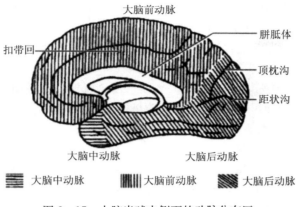

图 2—17　大脑半球内侧面的动脉分布区

第四节　脑脊液

正常人的脑脊液量为 140~180ml,平均值为 150ml,充满脑室系统和蛛网膜下隙内(侧脑室 30~40ml、第三和第四脑室 25~30ml、脑蛛网膜下隙 55~65ml、脊髓蛛网膜下隙 10~15ml、终池 20~30ml)。

由于脑脊液不断产生、循环和吸收,脑室和蛛网膜下隙内液体的压力都保持在一个恒定水平。卧位 0.78~1.76kPa(5.85~13.2mmHg),坐位为 3.4~4.4kPa(25.5~33mmHg)。当脑脊髓本身或其被膜发生病变时或颅内、椎管内血容量变化时,脑脊液压力也可有增高或降低。这是因为脑、脊髓及其血管和脑脊液实际上位于不可压缩的颅腔和椎管内,所以这些成分中任何一个的容量发生变化,就会影响另一个或两个的容量变化。

一、脑脊液的产生

脑脊液极大部分由脑室脉络丛产生,少量是由软膜、蛛网膜的毛细血管和从脑的细胞外液经过脑室的室管膜上皮渗出。据估计,人的脑脊液产生率每日为 600~700ml,由此可见脑脊液每日的转换率有 4~5 次。

脉络丛产生的脑脊液可能占 80%~85%,其余由室管膜上皮和毛细血管产生。有实验证明,切除动物脑室脉络丛,可以防止脑积水。脉络丛的结构有三种成分:以毛细血管网为中心,周围为结缔组织,外表为室管膜上皮(脉络丛上皮)。脉络丛在胚胎时期开始形成。由左右侧脑室的内侧上方的软膜,以及第三和第四脑室顶的软膜发育为有丰富血管的组织,突入脑室形成复杂的皱褶,即脉络丛的绒毛。绒毛上皮细胞为矮柱状和立方形,细胞的游离面有许多微绒毛。相邻两个上皮细胞顶部之间有紧密连接,堵塞细胞间隙。血管内注射辣根过氧化物酶后,可见标志物透过脉络丛毛细血管内皮而分散于结缔组织中,并由此扩散入上皮细胞间隙,但在紧密连接处被挡住。给动物注射活性染料,如台盼蓝(Trypan Blue,为一种半胶质的活性染料,又称锥虫蓝)之后,可见染料积聚于结缔组织,并有许多巨噬细胞吞噬这些台盼蓝颗粒,但染料不能透过上皮质的紧密连接。因此,脉络丛上皮之间的紧密连接被认为是血—脑屏障的形态学基础。脉络丛的毛细血管内皮是有窗孔的,孔上有一厚约 6 nm 的隔膜封闭,内皮细胞之间没有紧密连接,细胞间隙是开放的,所以台盼蓝很容易透过毛细血管壁扩散到结缔组织基质。

脉络丛上皮是特殊的室管膜上皮,其功能是分泌脑脊液。从脉络丛毛细血管渗透出来的血浆过滤液,先扩散入结缔组织基质,然后可能是通过耗能的主动运输输送溶质,经上皮细胞的胞质而进入脑室。液体大概是从上皮细胞的侧面和底面进入细胞,也通过胞质内的小泡输送到上皮细胞的顶部,在此与微绒毛合作分泌入脑室。

近年发现,一些哺乳动物和低等脊椎动物常有神经细胞的轴突穿过上皮质,浸在脑室的脑脊液中,其末梢游离或与上皮细胞的顶部表面形成突触。这种神经末梢可能接收脑脊液化学成分的信息,并刺激脉络丛上皮的分泌或吸收活动。

二、脑脊液的循环

脑脊液不断由脉络丛产生,沿着一定的途径流动,又不断被重吸收入血液。左、右侧脑室脉络丛产生的脑脊液,经左、右脑室间孔流入第三脑室,与第三脑室脉络丛产生的脑脊液一起,经中脑导水管流入第四脑室,再与第四脑室脉络丛产生的脑脊液一起经正中孔和两个外侧孔流出脑室,到达蛛网膜下隙,所以整个脑、脊髓和神经根、马尾等均浸泡在脑脊液中。脑脊液沿蛛网膜下隙流向大脑背面,最后通过蛛网膜粒渗透入上矢状窦内。这是脑脊液回流的主要途径。有一部分脑脊液可被脑室的室管膜上皮、蛛网膜下隙内的毛细血管以及脑膜的淋巴管所吸收。另外有少量脑脊液则直接进入脑、脊神经周围的淋巴管中,放射性核素的应用,证明了这个途径(见图 2—18)。

脑脊液的循环动力有本身的压力、比重和体位等。脑脊液在脑室内产生,以 1.47kPa (11mmHg)的液体静力压推动它从脑室系统流入蛛网膜下隙,再通过蛛网膜粒回到静脉血。蛛网膜粒上的绒毛突入硬脑膜窦,起着单向瓣膜作用,只让脑脊液进入静脉血而阻止血液倒流。绒毛是海绵样组织,它的中心结构由胶原纤维组成,内含一系列互相连接的小管,直径约 $6\mu m$(图 2—19)。当脑脊液在液体静力压推动下,从蛛网膜下隙向静脉流动时,小管开放。如果静脉压高过脑脊液压,则小管塌陷闭合,阻止血液回流。蛛网膜绒毛的外表面被覆一层内皮,绒毛的顶部内皮细胞是重叠的。当脑脊液压力与静脉血压相等时,内皮细胞的胞膜有褶皱,细胞的表面出现许多微绒毛。当脑脊液压力大于静脉血压时,微绒毛消失,细胞不再重叠而是分开,脑脊液内的大分子物质和蛋白质分子就能流入静脉血,同时细胞胞质内出现许多吞饮小泡,这可能对转运蛋白质分子也起一定的作用。

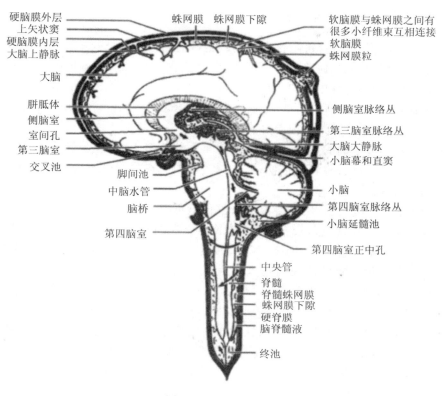

图 2—18　脑脊液循环

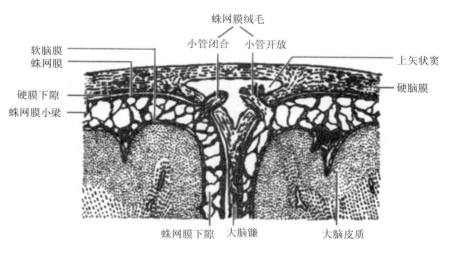

图 2—19　蛛网膜粒与上矢状窦的关系

39

三、脑脊液的化学成分和功能

脑脊液是一种透明的无色液体,含有少量细胞,比重为 1.004～1.007。其化学成分与脑的细胞外液成分很相似,但和血浆成分有所不同,这是由于存在血—脑屏障。血液高分子成分很难进入脑脊液,如脑脊液中蛋白质量极微,仅为 200～400mg/L(清蛋白占 65%),葡萄糖的含量也仅为血糖的 60%～70%,即 2.5～4.4mmol/L(45～75mg/100ml)各种离子的浓度有高有低,所以脑脊液不是血浆的简单过滤液。

脑脊液的作用是多方面的,脑和脑脊液的比重大约相等。因此,脑悬浮于脑脊液中能有效地缓冲外力作用,减少震荡,避免损伤;还能保持脑血管在颅受外力而突然移位时,不会受过度张力影响而破裂。

脑和脊髓没有淋巴管,流动的脑脊液起着淋巴液的作用,可营养附近脑组织并运走部分代谢产物。注射蛋白质和其他大分子物质入蛛网膜下隙的实验,可证明脑脊液和其所含的物质不断流动,并不受限制地离开蛛网膜下隙。因覆盖脑表面的软膜胶质膜屏障效能很低,这些物质容易扩散并通过软膜胶质膜而进入脑组织。脑脊液也是引流细胞外液的主要途径。神经元和胶质细胞的微环境是细胞外液,分布于极狭窄的细胞外隙中。神经元与其细胞外液之间不断进行物质交换,代谢产物均排入细胞外液,而细胞外液可渗透过室管膜扩散入脑室,或渗透过软膜胶质膜进入蛛网膜下隙,或先渗入脑血管周围间隙再流入蛛网膜下隙。

脑脊液对维持脑组织的渗透压和酸碱平衡有重要作用。改变脑脊液的 Ca^{2+}、K^+ 和 Mg^{2+} 的浓度,就可影响血压、心率、呼吸、胃运动、肌张力等。此外,脑脊液对颅内压高低的调节也有一定的作用。

第三章　脑血液循环的病理生理学

　　脑组织几乎没有能源的储备,需要血液循环连续地供应氧和葡萄糖。尽管脑的血液供应具有很强的自动调节能力,一旦受到障碍,其后果严重。脑部血液供应的障碍造成氧和葡萄糖的缺乏,迅速引起脑功能紊乱及脑组织破坏。在常温时,脑血液供应停止 6～8 秒后,脑灰质组织内无任何氧分子,并迅速(在 10～20 秒)出现脑电图异常和意识障碍。停止 3～4 分钟后脑组织内游离葡萄糖消耗殆尽。停止 5 分钟后,脑神经元开始完全依靠蛋白质分解来维持能量代谢,但仍可能存活达 30 分钟。如果血液受阻而不是完全中断,那么丧失功能的神经元可存活达 6～8 小时,偶可长达 48 小时。

　　按平均脑重量为 1500g 计算,健康成年人的脑血流量每 100g 脑组织为 40～50ml/min,即 24 小时约为 1100L。脑各部位的血流量也不完全相同。以每分钟每克脑组织的脑血流量计算,大致感觉和运动中枢皮质为 1.38ml,尾状核为 1.10ml,视觉中枢皮质为 1.25ml,丘脑为 1.03ml,小脑神经核为 0.87ml。脑灰质的均数为 0.8ml,而脑白质 0.20～0.23ml,可见脑灰质结构的血流量远较脑白质高。脑组织仅占整个体重的 2%～3%,然而需用的血液供应占心搏输出量的 15%～20%(静态时),这是与脑组织的较高代谢率相适应的。每 100g 脑组织的氧消耗量($CMRO_2$)为 3ml/min,也就是整个脑组织每分钟氧消耗量为 45ml 或 24 小时为 65L,占全身组织氧消耗量的 25% 左右。氧消耗量与脑血流量类似,在脑灰质组织中要比脑白质中来得高。整个脑组织的葡萄糖消耗量为 4～8g/h,即 24 小时约 115g。当血糖持续低于 2.2mmol/L 时,脑的意识活动就出现障碍。

第一节　生理条件下脑血流量的调节

一、年龄

　　10 岁以前的儿童脑血流量和脑氧消耗率为最高,如 6 岁儿童的脑血流量为 1.06ml/(g・min)。到发育期后很快锐减,如 25 岁的成年人,脑血流量为 0.54～0.62ml/(g・min)。至 50 岁以后又逐渐减少,一般在 0.5ml/(g・min)。同时脑氧消耗率减少 20%,葡萄糖消耗率减少 40%。

二、脑功能状态

脑血流量在睡眠时约为 $0.65ml/(g \cdot min)$，较平时略微增加，但脑氧消耗率并无明显变化。各种感觉性刺激可增加有关脑皮质、皮质下灰质结构的脑血流量。脑皮质电刺激、脑干刺激诱发的脑电醒觉反应、癫痫发作、致病药物的应用，均可使脑血流量显著增加。精神、情绪紧张或高度脑力劳动时，可引起整个脑血流量或脑局部血流量的增加。脑干损害、巴比妥类药物中毒、低温时，大脑的血流量和氧消耗率均降低。昏迷时脑氧消耗率降低，但脑血流量不一定降低。高热时脑血流量可稍增加，但高热或低温所伴的脑血流量改变并不一定伴有脑氧消耗率的变化。

三、脑血流量的调节

脑血流量的调节受很多种因素的影响，相互间的关系错综复杂，最主要的因素大致为动脉压，动—静脉压力差及脑血管阻力等。

（一）脑血流量自动调节的血压因素

脑血流量并不是消极被动地随血压的升降而涨落。脑血流量的自动调节功能在一定范围内是很有效的，这对脑的营养供应极为重要。血压的升高使脑的小动脉管腔内压增高而发生小动脉收缩，反之血压的下降可发生脑的小动脉扩张。小动脉收缩时脑血流量减少，小动脉扩张时脑血流量增加。因此，血压变化时动脉灌注压虽有变化，但总的血流量维持不变，这是脑血流量自动调节的血压因素，称为 Bayliss 效应。这种效应限在平均动脉压（MABP）介于 $70\sim180mmHg$ 时起作用。血压下降超过一定限度就失去自动调节能力。这在心源性脑缺氧综合征（Adams—Stokes 综合征）、外科休克、颈动脉窦过敏、直立性低血压等各种原因的血压严重下降中均可遇到。平均动脉压低于 $60mmHg$ 时，脑血流量锐减到仅为正常的 60%，即出现脑组织缺氧的临床表现。在高血压患者中，动脉血压只要较平时降低 30% 以上，自动调节的能力就发生影响，脑血流量就有减少。脑血管疾病、颅脑损伤、脑瘤、脑水肿、脑缺氧、深度麻醉、碳酸过多均影响脑血流量的自动调节功能。

（二）静脉压的作用

通常静脉压对脑血流量的调节作用是微不足道的。在脑部血液供应受引力影响时，静脉压却起着相当重要的作用。在头部垂直位，尤其是在头部血液受到高速离心影响时，头部水平的动脉压可明显下降，但可不伴脑血流量的减少。这是因为静脉压同时也有下降，起了类似虹吸的作用，使得脑血流量勉强维持。

（三）脑血管阻力因素

1. 颅内压　在正常动—静脉压力差情况下，颅内压力过高[如高于 $5kPa(37.5\ mmHg)$]就显著增大脑血管阻力，严重减少脑血流量。颅腔内空间固定，如有脑水肿或占位病变就会迫使总的脑血液容积和脑血流量减少。颅内压增高到一定程度时，脑血流量可逐步减少，颅内压增高到接近平均动脉压时，脑血流量可以完全阻断。

2. 血黏稠度　脑血管阻力不仅与动—静脉压力差有关，还与血黏稠度有关。原发性红细胞增多症、高脂血症等可降低脑血流量，甚至可降至正常的一半。严重贫血，如血红蛋白低于

70g/L 时,脑血流量可显著增加,可达到 0.79ml/(g·min)。右旋糖酐 40 的治疗作用主要是减少血黏稠度,改善微循环,使流速增快而增加脑血流量。

3. 脑小动脉　管径脑血管阻力因素中最主要和影响最大的是脑血管管径的改变,尤其是脑部小动脉的收缩和扩张。这种脑血管管径的变化受下列因素的影响。

(1)自主神经调节:颈动脉、椎动脉、基底动脉及其他较大的动脉分支均有颈交感神经末梢的分布。脑动脉的副交感神经支配迄今还不清楚。刺激交感神经引起的脑动脉收缩和脑血流量的减少并不明显也不恒定。星状交感神经节阻滞虽然引起皮肤血管扩张,但并不引起脑血管张力或脑血流量的改变。刺激迷走神经近端引起的脑血管扩张是血压下降所引起的自动调节反应。

(2)体液调节:①动脉内氧分压(PaO_2):氧吸入可使脑动脉收缩和脑血流量减少。在一个大气压下,吸入浓度 85%~100% 的氧气时脑血流量减少 13%~15%,在三个半大气压下吸氧可使脑血流量减少达 35%,氧气压力越高,脑血流量越少,这就使脑组织内氧分压维持在较恒定的状态,使中枢神经系统避免受高度压力下氧的危害。氧分压的降低可使脑血管扩张,减少脑血管阻力,从而增加脑血流量。但是这种反应一般不显著,除非吸入的空气内含氧低达 11%~15%。当颈静脉氧分压低于 2.5kPa(19mmHg)时,脑氧消耗率下降,葡萄糖代谢处于无氧糖原分解状态。这种无氧糖原分解产生乳酸,致使脑皮质 pH 降低。脑血管的扩张并非缺氧本身引起,而是由于缺氧所造成的这种酸中毒引起。②动脉内二氧化碳分压($PaCO_2$):二氧化碳是迄今所知的使脑血管扩张、血管阻力减少、脑血流量增加影响最强的因素。二氧化碳吸入使整个脑(除脑梗死区外)的血管均得到扩张。如吸入 5%~7% 二氧化碳时脑血流量可达到 0.93ml/(g·min)。在老年高血压患者或动脉硬化患者中,二氧化碳吸入引起的脑血管扩张不如在年轻者中明显。③器官本身内在因素:这是指小动脉管腔改变的自动调节功能。其原理不明,似不能以自主神经的调节或二氧化碳分压的影响因素来解释,可能与动脉内血的 pH 有关。血管内注入酸或碱改变动脉血 pH,即代谢性酸中毒或代谢性碱中毒时,似并不引起明显的脑血流量改变。动脉内二氧化碳分压变化,即呼吸性酸中毒或碱中毒,所引起的动脉血的 pH 改变就可明显影响脑血流量。因此,二氧化碳引起的血管扩张可能并非由气体直接作用于血管壁,而是由于二氧化碳改变了小动脉周围组织液的 pH。二氧化碳虽然很容易渗透管壁影响血管周围的 pH,但主要是 HCO_3 浓度和 H^+ 浓度来维持内环境的稳定。这可说明为何在糖尿病酸中毒时面对动脉血内二氧化碳分压低,或严重慢性肺气肿时面对动脉血内二氧化碳分压比正常成倍超过的情况下,仍能使脑血流量维持在较正常的范围内。

第二节　脑血管病变时脑血流量的调节

脑血管自动调节功能使脑血液供应在一定范围内的灌注压(灌注压或灌流压＝平均动脉压－平均静脉压)改变时仍得以维持。在脑血管病变脑组织功能受损或短暂缺血后,可使自动调节功能受损,此时该局部脑血管内的血流随血压的升降而被动地增减。高血压患者的脑血管自动调节有效功能处在血压较高的水平进行。如果血压降低,这种调节功能就较差。血压过分升高并超越一定限度,如平均动脉压突然升高超过平时的 40%(相当于升高 50mmHg)时,则会影响脑血管自动调节功能。在这种情况下,脑血管并不收缩,脑血流量不仅没有减少,反而显著增加。这种在高血压作用下的过度灌注,导致毛细血管内压力增加,毛细血管破坏,可引起严重脑水肿及出血。此时应用任何扩张血管的治疗显然是有害无益的。

在脑动脉硬化时,脑血管阻力比正常显著增大,脑血流量和脑氧消耗平均较正常为低。虽然脑血管阻力主要存在于小动脉和毛细血管,一般较大的动脉的血管阻力作用较小,然而较大动脉管腔变窄而影响远端动脉血压时,就可显著降低灌注压。对已有明显血管阻力增高的脑组织,这种灌注压的显著降低可产生急性缺血症状。

缺血性卒中时脑局部血流量的变化有以下六方面:

1.局灶性充血　脑病灶局部血流量可明显增加,可超过病变半球平均血流量的 30%~40%。局灶性充血常仅见于起病的初两日内,并常伴局灶血管麻痹现象。局灶性充血的现象,在脑血管造影上,未见到血管阻塞的缺血性卒中,远比见到阻塞者要多。

2.局灶性缺血　在有血管阻塞的缺血性卒中急性期,大多数表现为局灶性缺血。常在起病初 2~3 日内,不仅可记录到病变区局灶性缺血,病侧大脑半球的血流量也普遍减少,严重者甚至波及健侧大脑半球。在无血管阻塞的缺血性卒中患者中,局灶性缺血现象不显著。

3.局灶性血管麻痹　在脑血管正常的情况下,脑血流处于自动调节状态,即脑血流量在相当大的范围内保持一定的稳定性,不会轻易受血压波动的影响。当 $PaCO_2$ 增高时脑血管就扩张,当 $PaCO_2$ 降低时脑血管就收缩。在缺血性卒中时,大多数脑血管阻塞的患者以及约半数脑血管未见阻塞的患者,均在局灶性充血或局灶性缺血区发生局灶性血管麻痹现象,该处血管随着血压处于被动舒缩状态,并对二氧化碳的扩张血管作用失去反应。这种自动调节功能的丧失,极可能是由于二氧化碳或乳酸所造成的脑组织局部酸中毒所致。局灶性血管麻痹严重者可导致血液逆流反应。因缺血病灶区血管已极度扩张,对二氧化碳吸入不能再起反应。在应用脑血管扩张药物使病灶周围正常脑组织血管扩张时,血液反而从病灶区分流入其周围的正常脑组织,以致病灶区更缺血(脑内盗血症)。反之,在应用脑血管收缩药物或过度换气时,正常脑部血管收缩,使有较多血液自正常脑组织流入缺血病灶区(盗血症)。大多数局灶性血管麻痹持续 1~2 周后消失。

4.广泛性异常　表现为整个半球血流量减少,主要为病侧大脑半球的自动调节丧失,见于不论血管有无阻塞的缺血性卒中患者中。一般在起病初两周内发生,大多数还伴有局灶性血管麻痹。

5.短暂性脑缺血发作　在间歇期进行脑局部血流量测定,未能发现异常。在急性发病短时间内,可能有轻度的局灶性充血、局灶性缺血、局灶性自动调节障碍等异常,但很少有持续三四日者。没有广泛性异常。

6.对二氧化碳的反应　在吸入 5%二氧化碳以及过度换气时,测定脑局部血流量的结果,显示脑梗死局部血流量大多在二氧化碳吸入时有所增加,在过度换气时有所降低,这可能与侧支循环有关。少数出现脑内盗血症和盗血症,表现为脑梗死局部血流量在二氧化碳吸入时显著减少,在过度换气时有所增加。还有少数由于缺血区的脑局部血流过低,以致不能测定对二氧化碳吸入或过度换气的反应。

　　总之,通过近年来对脑局部血流量的研究,一般认为高碳酸血症在正常情况下可增加脑血流量达 60%以上,在脑血管弥漫性病变时脑血流量稍有增加但不明显。在局灶性脑血管病变时,高碳酸血症一般也使脑平均血流量有所增加,但在病灶区不明显。对二氧化碳吸入的反应情况,在一定程度上反映了脑部病变的严重程度、影响范围以及不同病期。脑内盗血症在局灶性脑血管病变中虽不一定存在,但在起病的开始数日内,尤其在缺血性卒中梗死病灶范围较大、水肿较明显、脑组织坏死较重的情况下,还是较常遇到的,过了急性期就很少见。

第四章　神经系统损害的定位诊断

神经系统损害的定位诊断依赖于坚实的神经解剖知识,对各解剖结构的功能以及这些结构受累后出现的临床症状和体征的认识,因此学习神经疾病的定位诊断必须熟悉相应的神经系统解剖。为了学习方便及临床神经检查次序一致,现作分段介绍。

第一节　脑神经

一、嗅神经(Ⅰ)

嗅神经为初级神经元,起源于鼻腔黏膜的双极细胞,其中枢突为无髓鞘纤维,穿过筛板终止于嗅球。换神经元后,经嗅束行至前穿质附近分为内侧嗅纹和外侧嗅纹,内侧嗅纹进入颞叶内侧面皮质,外侧嗅纹进入颞叶钩回。

嗅神经损伤的症状有:①嗅觉缺失:双侧嗅觉缺失常由上呼吸道感染、萎缩性鼻炎、前颅凹颅底骨折等引起;一侧嗅觉缺失常见于嗅沟旁脑膜瘤或一侧颅底骨折。②嗅幻觉:常由嗅神经或嗅觉中枢刺激所引起,常见于颅内肿瘤、颞叶癫痫病患者。

二、视神经(Ⅱ)

(一)解剖、生理

视神经是视网膜节细胞的中枢突向后形成,经视神经孔,在蝶鞍上方,两侧视神经进行不完全交叉,称为视交叉。交叉中,鼻侧的纤维分别交叉到各自的对侧,颞侧的纤维不交叉并分别与交叉来的对侧纤维构成视束,向后绕过大脑脚外侧,终止于外侧膝状体、中脑盖前核和上丘,大部分纤维在外侧膝状体换元后经视放射投射到枕叶视觉中枢。

(二)视神经损伤产生的症状

根据病变受累的部位产生不同的症状体征(图4-1):①视网膜的病变引起中央盲点和辨色困难(图4-1a)。②一侧视神经损伤(如球后视神经炎)引起一侧的全盲(图4-1b)。③视交叉前中部病变,因双鼻侧的交叉纤维受累,出现双侧颞侧偏盲(图4-1c),常见于垂体瘤;颅咽管瘤等鞍区肿瘤。④视交叉外侧损伤,出现病损同侧鼻侧偏盲(图4-1d),见于蝶嵴脑膜瘤等鞍旁病变。⑤视束损伤出现病变对侧同向偏盲(图4-1e)。⑥视放射损伤,出现偏盲或象限性盲。丘脑、内囊部位病变出现偏盲;颞叶病变,破坏视放射下部,出现对侧同向上象限性盲;顶叶病变,累及视放射上部分,出现对侧同向下象限性盲(图4-1f~h)。⑦枕叶皮质损

46

伤,出现皮质性同向偏盲,但中央视力保存,称为黄斑回避(图4—1i)。

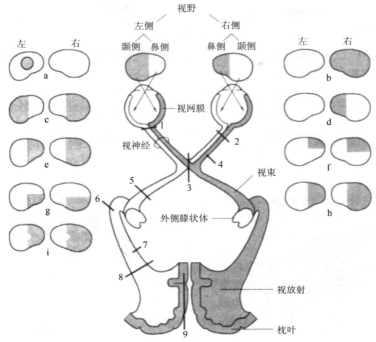

图4—1　视通路损害的定位症状

三、动眼神经(Ⅲ)、滑车神经(Ⅳ)、展神经(Ⅵ)

动眼神经、滑车神经、展神经(又称外展神经)三对脑神经统称为眼球运动神经,它们的神经终末支配眼外肌和眼内肌,完成眼球精确而协调的运动和各种调节反应(见表4—1),在神经系统疾病的检查和定位诊断中有十分重要的地位。

表4—1　眼球运动神经支配与功能

神经核在脑干的位置	核 至 肌 肉	眼球运动方向
动眼神经(中脑)支配		
下直肌 　　内直肌	同侧	上直肌(Ⅲ)　　　　下斜肌(Ⅲ)
重叠　下斜肌 　　上直肌 　　上睑提肌	大部分对侧	内直肌　　　　　　外直肌 (Ⅲ)　　　　　　　(Ⅵ)
滑车神经(中脑支配) 　　上斜肌	对侧	下直肌(Ⅲ)　　　上斜肌(Ⅳ)
展神经(脑桥)支配 　　外直肌	同侧	

（一）解剖、生理

1. 动眼神经　动眼神经核位于中脑上丘水平的导水管下方中央灰质，依次有四个核群发出纤维支配眼内直肌、上直肌、下直肌和下斜肌，这些核群下方的小核发出纤维支配上睑提肌，从这些核群的神经元发出的神经轴突于大脑脚间离开脑干，在大脑后动脉及小脑上动脉间穿过，与后交通动脉平行向前至海绵窦外侧，经眶上裂后分为上、下两支进入眼眶，上支支配上睑提肌及上直肌，下支支配内直肌、下斜肌、下直肌，司眼球的上视、下视、内收、上旋和下旋等运动功能（见图4-2）。动眼神经核群中的 Edinger－Westphal 核（简称 E－W 核）发出的副交感神经纤维支配瞳孔括约肌和睫状肌（眼内肌），调节瞳孔反射和泪腺分泌。

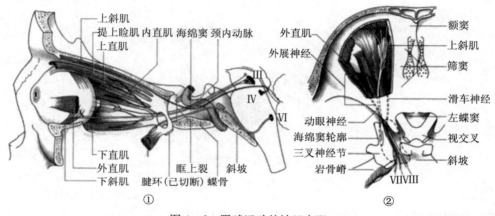

图4-2　眼球运动的神经支配

2. 滑车神经　源于中脑下丘水平、导水管腹侧灰质中的运动神经元，发出轴突于中脑下丘后方的髓帆中交叉后出脑，神经绕过小脑上脚及大脑脚，穿过海绵窦，经眶上裂进入眼眶，支配上斜肌，司眼球向下、内旋、外旋（即视外下方）功能。

3. 外展神经　源于脑桥背部、面神经丘之下的运动神经核，神经纤维于脑桥、延脑交界处发出，在颅底向前、向外侧前行，经过岩骨尖（破裂孔），于鞍旁穿过硬脑膜进入海绵窦，紧靠颈内动脉往前，经眶上裂进入眼眶，支配外直肌，司眼球外展功能。

（二）眼球运动神经损伤的症状和体征

1. 周围性眼肌麻痹

（1）动眼神经麻痹：表现为上睑下垂、眼球向下外方斜视，向上、向内、向下转动不能，并有复视，瞳孔常散大、对光及调节反应消失。周围性动眼神经麻痹后常可见于颅底后交通动脉瘤、基底动脉上端动脉瘤、颅底转移癌、小脑幕裂孔疝等，偶见于动眼神经炎（见图4-3）。

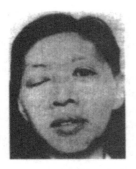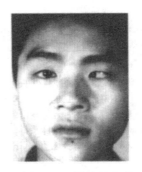

图 4—3　动眼神经麻痹　　　　　图 4—4　展神经麻痹

（2）滑车神经麻痹：表现为眼球位置稍偏上，头部常歪向对侧肩部，向外下方向注视时产生复视。单独滑车神经麻痹很少见。

（3）展神经麻痹：表现为眼球内斜视、不能外展，双眼向患侧注视时有复视（见图 4—4）。常见于脑桥病损、岩骨尖综合征、鼻咽癌颅底转移、颅内压增高等。

2.核性眼肌麻痹

（1）单纯滑车神经和展神经核的核性损害：其所产生的症状与周围性损害的临床表现没有差异，常可借助是否伴其他中脑和脑桥损害的神经体征予以鉴别。一侧展神经核损伤常伴有同侧面神经核和锥体束损伤，产生病变侧眼球外展不能、面瘫和对侧肢体瘫痪，称为米亚尔－居布勒综合征（Millard－Gubler syndrome）；若同时累及展神经副核和内侧纵束，则在上述体征的基础上伴有对侧眼球向病侧同向凝视不能，称为福维尔综合征（Foville syndrome）。

（2）核性动眼神经麻痹：常为分离性，部分眼外肌运动障碍。由于动眼神经核是在中脑导水管周围的灰质中分布，上端位于上丘水平，下端延及滑车神经核，因此核性损害常出现选择性损害一部分眼外肌功能。如上直肌瘫痪和内直肌瘫痪，而其他肌群如瞳孔括约肌等均正常。可常见于脑干脑炎、韦尼克（Wernicke）脑病等。

3.核间性眼肌麻痹　核间性眼肌麻痹（见图 4—5）又称内侧纵束综合征，是由脑干内侧纵束受累引起的眼球水平运动障碍，根据受累的部位不同分为前核间性眼肌麻痹、后核间性眼肌麻痹和一个半综合征。前核间性眼肌麻痹系由脑桥侧视中枢（PPRF）到对侧动眼神经核的上行内侧纵束纤维受损引起，表现为两眼向病侧凝视，病侧眼球可以外展，但常伴眼球震颤，而对侧眼球却不能内收，但两眼辐辏运动正常。后核间性眼肌麻痹系由脑桥凝视中枢（PPRF）至同侧展神经核的内侧纵束下行纤维受损所致，临床表现为两眼向病侧凝视时，病侧眼球不能外展，但刺激时仍可眼球外展。一个半综合征（one and half syndrome）系由脑桥侧视中枢和同侧脑桥的网状结构破坏所引起，临床表现为一侧眼球固定而另一侧眼球位于外展状态而不能内收过中线。核间性眼肌麻痹常见于多发性硬化、脑干肿瘤。一个半综合征以脑桥血管性病变多见。由脑干病变所致的核间性麻痹称为真性核间性眼肌麻痹。重症肌无力的眼外肌麻痹亦可出现一眼球内收不能，另一眼球外展不全，而会聚正常的体征，称为假性核间性眼肌麻痹。

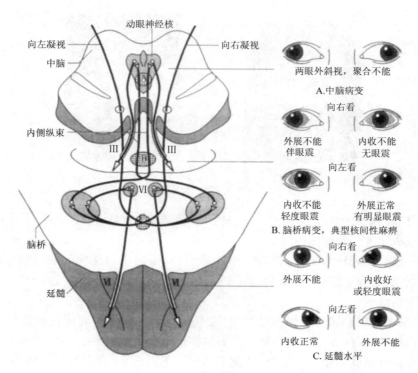

图 4-5　核间性眼肌麻痹

4. 核上性眼肌麻痹　核上性损害出现的眼肌麻痹往往表现为眼球的联合运动障碍,两眼不能协同上视、下视或侧视,这种协同不能称为凝视障碍。在临床上,以同向左侧或右侧凝视不能和上下凝视障碍最为常见。

(1)同向凝视障碍:是眼球协同功能障碍最常见的临床表现。两侧协同运动的完成受大脑和脑干的协同运动中枢调节。大脑的随意协同运动中枢(亦称凝视中枢)位于额中回后部;两眼垂直运动中枢位于中脑;水平凝视中枢在脑桥。大脑和脑干的眼球协同运动中枢的联系尚未完全明确,可能是从额中回后部发出的纤维经内囊前肢后部下行,管理垂直性协同运动的纤维进入中脑的上视丘和下视丘,然后至支配上视和下视眼肌的有关神经核。在中脑动眼神经核水平,管理水平侧视协同运动的纤维交叉至对侧,终止于脑桥旁正中网状结构内的侧视中枢。从脑桥侧视中枢发出的纤维,一部分进入同侧的展神经核,一部经内侧纵束至对侧的动眼神经核中的内直肌亚核。脑桥两侧同向侧视中枢的核上纤维都来自额中回,当此处或由此处发出至脑桥中枢的纤维受到破坏时,则两眼不能转向对侧,即双眼向病灶侧注视(患者凝视自己的病灶),反之,当额叶中枢刺激时,则两眼同向病灶对侧注视。脑桥弥漫性破坏性病灶往往影响两侧,引起两侧持久性凝视麻痹(见图 4-6)。

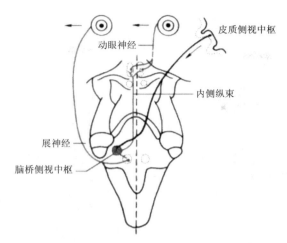

图 4—6 两眼同向凝视的神经支配

(2)两眼同向垂直上视运动麻痹帕里诺综合征(Parinaud syndrome)系由中脑四叠体上丘部的病变引起,常合并瞳孔扩大和对光反应消失。少数患者有同向上视和同向下视同时麻痹,常见于松果体瘤。上丘刺激性病变时表现为动眼危象(ocular crisis),可由脑炎后帕金森综合征及甲氧氯普安(胃复安)、吩噻嗪类药物中毒引起。

5.复视 明显的眼外肌瘫痪,依据眼球向某一方向的运动丧失或受限,以及斜视和复视,即可判定某个眼外肌瘫痪。但在轻微的眼肌瘫痪时,眼球活动障碍及斜视不明显,可有复视感觉。此时患者应做复视检查,以虚像和实像的位置关系来帮助确定是哪一个眼肌瘫痪。临床上简易的复视检查法是让患者向瘫痪肌的收缩方向注视目标,虚像处于实像的外侧。若仍不能断定,则用红玻璃试验等眼科检查复视的手段来判断。

如眼肌瘫痪仅限于眼外肌而瞳孔收缩、扩大功能仍正常者,称为眼外肌瘫痪;相反,如瞳孔收缩、扩大功能消失而眼球运动仍正常者,称为眼内肌瘫痪;如眼球运动与瞳孔收缩、扩大的功能均丧失,称为完全性眼肌瘫痪。

6.瞳孔和瞳孔反射 动眼神经的副交感纤维(支配瞳孔括约肌,使瞳孔缩小)和颈上交感神经节的交感纤维(支配瞳孔扩大肌,使瞳孔散大)调节瞳孔大小。正常瞳孔直径为 1.5~3.5mm,平均 3mm。<2.5mm 为瞳孔缩小,>5mm 为瞳孔散大。

(1)瞳孔散大:临床上多见一侧性瞳孔散大,常见的病因有动眼神经麻痹、早期钩回疝、中枢神经系统感染疾病(脑炎、脑膜炎、梅毒)及药物(阿托品类)中毒等。视神经完全性损害,也可能发生瞳孔散大。两侧瞳孔极度散大(6 mm 以上)除见于昏迷外,还常见于完全失明或药物中毒等。

(2)瞳孔缩小:凡交感神经径路的病变均可发生瞳孔缩小。一侧瞳孔缩小,见于霍纳综合征(Homer syndrome),表现为病侧眼裂变窄(睑板肌瘫痪)、瞳孔缩小、眼球内陷(眼眶肌瘫痪)及同侧面部出汗减少或消失,此征为颈上交感神经径路损害所致(图 4—7、图 4—8)。两侧瞳孔针尖样缩小,常常因血管疾患、肿瘤、炎症、外伤、药物中毒、农药中毒等原因造成脑桥病变或广泛性大脑病变、第四脑室病变波及脑桥部位所致。若伴有去大脑强直及瞳孔对光反应消失,则提示病情危重。

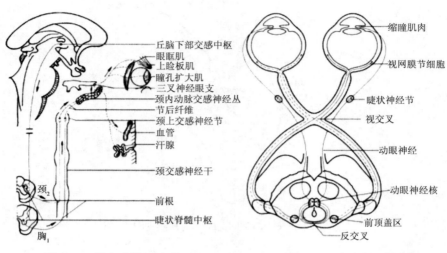

图 4-7　眼交感神经通路　　　　　图 4-8　瞳孔光反射通路

（3）瞳孔对光反应：可分直接和间接两种。一侧视网膜受光刺激后，将冲动经视神经、视交叉、中脑顶盖前区传至两侧 E-W 核，换神经元后再由两侧动眼神经（副交感神经纤维）、睫状神经节、节后纤维支配瞳孔括约肌，使瞳孔缩小。接受光刺激侧的瞳孔缩小反应为直接光反应，不接受光刺激侧的瞳孔缩小反应为间接光反应。对光反应传导径路上任何一处损害可引起对光反应丧失（直接、间接或两者兼有）和瞳孔散大。外侧膝状体、视放射及枕叶视中枢损害时，其对光反应不消失，瞳孔也不散大。

（4）调节反应（辐辏反应）：一个完整的调节反应应当包括眼球向中线会聚时两侧瞳孔缩小。注视近物时，冲动经视觉通路至大脑枕叶、额叶，再经中脑上丘部的正中核（Periia 核），由此核发出纤维经两侧动眼神经进入两眼内直肌，使之收缩而两眼会聚；同时，来自枕叶、额叶的冲动也到达两侧 E-W 核，由该核发出纤维经动眼神经至括约肌，使瞳孔缩小。神经梅毒引起的阿-罗瞳孔（Argyll-Robertson pupil），因对光反应径路在中脑顶盖前区受损，故有对光反应消失而调节反应存在的临床特征。若见到瞳孔对光反应消失，调节反应时瞳孔收缩迟缓及下肢深反射消失，则可确认为埃迪瞳孔（Adie pupil），机制不明。

四、三叉神经（Ⅴ）

（一）解剖、生理

三叉神经是混合神经，但主要是感觉神经。感觉神经的第 1 级神经元位于半月神经节内，于颞骨岩尖三叉神经压迹处、颈内动脉的外侧、海绵窦的后方，其末梢纤维分三支：（见图 4-9）第 1 支（眼支）通过海绵窦外侧壁，经眶上裂，分布于头顶前部、前额、鼻根及上睑的皮肤、眼球、泪腺、角膜、结膜及一部分鼻黏膜和额窦。第 2 支（上颌支）经圆孔出颅，进入翼腭窝成为眶下神经，出眶下孔抵面部，分布于下睑、颧部、面颊及上唇的皮肤、上颌的牙齿、硬腭、上颌窦和鼻黏膜。第 3 支（下颌支）经卵圆孔出颅，支配面部及下颌皮肤、下颌的牙齿、舌和口腔黏膜。从这三支神经都有返支发出,分布于脑膜。由半月神经节发出的向心纤维进入脑桥后,部分触觉纤维终止于感觉主核;痛觉、温度觉及粗触觉纤维组成下降束进入三叉神经脊束核。脊束核甚长,经延髓至第2颈髓水平,从口周来的痛觉纤维止于此核的上部,从耳周来的则止于此核的下部,然后分别由感觉主核及脊束核(第2神经元)发出的纤维交叉至对侧,组成三叉丘系上升至丘脑(第3神经元),再从丘脑发出纤维经内囊而终止于中央后回的下部。三叉神经的运动纤维仅占小部分,起始于脑桥的三叉神经运动核,与三叉神经第3支一起出颅,支配咀嚼肌、颞肌、翼状内肌、翼状外肌。三叉神经运动支纤维受累,会出现咬肌无力、颞肌萎缩,张口时下颌向病侧偏斜等。

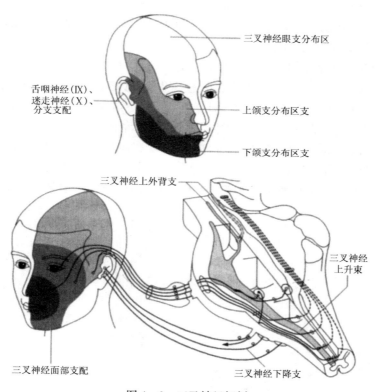

图4-9　三叉神经解剖

（二）三叉神经损伤后的神经症状

三叉神经感觉纤维受累出现三叉神经分布区的感觉减退或消失、角膜溃疡等。三叉神经感觉主核或脊索核受累则出现面部三叉神经支配区的洋葱皮样感觉障碍,病损部位越高,感觉减退的部位越接近口周。三叉神经运动支受损后可出现张口时下颌偏向病侧,病侧咬肌萎缩。

五、面神经（Ⅶ）

（一）解剖、生理

面神经是由运动神经、中间神经、内脏感觉和内脏运动神经组成。本节所述的面神经是指第Ⅶ对脑神经,因此它包括少数来源于外耳道、面肌的感觉神经,支配泪腺、下颌下腺和舌下腺的分泌纤维,以及来源于舌前2/3的味觉纤维。面神经运动核位于脑桥被盖部的腹侧部分,其纤维绕过展神经核后向下、向前在脑桥小脑角处发出,随听神经进入内听道,通过面神经管于茎乳突孔处穿出,支配除咀嚼肌及上睑提肌以外的所有面肌、镫骨肌、耳部肌、枕肌、颈阔肌、茎突舌骨肌的二腹肌后腹等。脑桥内,支配上面部各肌(额肌、皱眉肌及眼轮匝肌)的神经元接受双侧皮质延髓束的控制,支配下面部各肌(颊肌、笑肌等)的神经元只接受对侧皮质延髓束的控制。味觉纤维起自面神经管内膝状神经节,周围支在离开面神经前形成鼓索神经参与到舌神经中,终止于舌前2/3的味蕾。中枢支与舌咽神经的味觉纤维一起终止于孤束核,由此发出纤维经丘脑至中央后回下部。自脑桥上涎核发出的副交感纤维经中间神经、舌神经至颌下神经节,节后纤维支配舌下腺和下颌下腺的分泌,岩浅大神经则支配泪腺的分泌。

(二)面神经损害的临床症状

面神经的运动功能是控制面部表情肌的运动。

1.周围性面瘫　面神经核及其以下部位损害时出现周围性面瘫,受累侧所有表情肌麻痹,常见于贝尔(Bell)麻痹和Mobius综合征。面神经不同部位的损害出现不同临床症状(见图4－10):①膝状神经节前损害:因鼓索神经受累,出现舌前2/3味觉障碍、镫骨肌分支受累,可有听觉过敏、过度回响。②膝状神经节病变:除表现有面神经麻痹、听觉过敏和舌前2/3味觉障碍外,还有耳廓和外耳道感觉迟钝、外耳道和鼓膜上出现疱疹,称亨特综合征(Hunt syndrome),系带状疱疹病毒感染所致。③茎突孔附近病变:则出现上述典型的周围性面瘫体征。

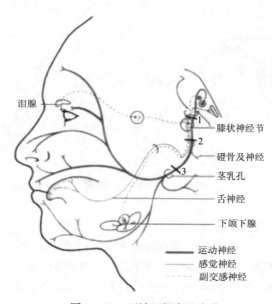

图4－10　面神经损害的定位

2.中枢性面瘫　面神经核以上病变所致的面瘫称为中枢性面瘫,特征为下面部表情肌瘫痪重,上半部受累较轻,而且可在情感控制下有所代偿,如发笑时下面部瘫痪可暂时消失,常与丘脑功能调节有关。

六、听神经(Ⅷ)

(一)解剖、生理

听神经由蜗神经与前庭神经所组成。

1.蜗神经 传导听觉,起自内耳螺旋神经节的双极细胞,其周围突始于内耳螺旋器(Corti器),中枢突形成耳蜗神经,止于耳蜗神经核。换神经元后交叉及不交叉的上升纤维形成两侧的外侧丘系,终止于双侧下丘和内侧膝状体。从内侧膝状体发出的纤维再经内囊后部、听放射,终止于颞叶的颞横回皮质第Ⅰ听区。内侧膝状体和下丘还发出纤维经顶盖延髓束至眼球运动核和颈髓前角细胞,使听觉与眼肌、头颈部运动发生反射性的联系。

2.前庭神经 起源于内耳前庭神经节的双极细胞,其周围突始于半规管的壶腹嵴和椭圆囊、球状囊的囊斑。大部分中枢突组成前庭神经止于前庭核,小部分经绳状体至小脑的小结及绒球。由前庭核发出的纤维通过内侧纵束、前庭脊髓束、前庭小脑束与眼球运动神经核、网状结构,以及脊髓前角细胞、小脑相联系,从而反射地调节躯体的平衡(见图4-11)。自前庭神经核尚有一些纤维经丘脑至大脑颞叶。

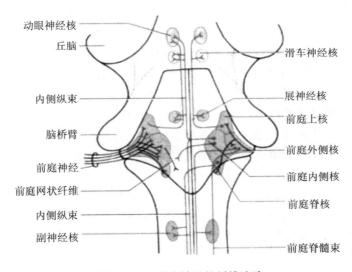

图4-11 前庭神经的纤维连路

(二)听神经损害的神经症状

1.蜗神经损害

(1)耳鸣(tinnitus):是指听觉器并未受到外界声响刺激而感觉到不正常声音(如嗡嗡、呜呜、吱吱、嘘嘘、丝丝等声音)。听觉的传导器、感音器及听神经传导路径的病损均可引起耳鸣,如耳道耵聍、慢性中耳炎、迷路炎、耳硬化症、内耳缺血(动脉硬化、高血压、严重贫血等)、药物中毒(链霉素、新霉素、奎宁、水杨酸等)、听神经瘤、脑膜炎等等。来源于颅内的响声称为脑鸣。

（2）听力障碍：分为听力减退（hearing reduction）和耳聋（deafness）。耳聋有传导性耳聋和感音性耳聋两种，前者是由中耳疾病引起，如中耳炎、耳硬化症等，主要表现为听力减退，以低音频为主，骨导大于气导，骨导偏向病侧；后者常由内耳感受器、蜗神经病变引起，表现为听力减退，以高音频为主，气导大于骨导，骨导偏向健侧，常见于药物中毒（双氢链霉素、庆大霉素、卡那霉素、多黏菌素、新霉素、奎宁、水杨酸盐类、依他尼酸、呋塞米、砷、铅、磷、汞等）、外伤、梅尼埃病、传染病（流行性感冒、腮腺炎、伤寒、猩红热、风疹、脑膜炎、梅毒等）和动脉硬化所致的内听动脉闭塞、脑桥小脑角占位、炎症性疾病等等。上脑干病变（如松果体瘤）可引起听力减退，但颞叶皮质的一侧听觉中枢病变不会产生耳聋。双侧颞叶病变则可出现皮质耳聋。

2. 前庭神经损害　症状有眩晕（vertigo）、眼球震颤（nystagmus）和平衡失调（incoordination）等。眩晕是患者感觉环境或自身在旋转的运动错觉，常伴有眼球震颤、倾倒、恶心、呕吐、面色苍白、出汗等症状。产生眩晕的原因很多，包括：①位置性眩晕、运动病。②前庭神经病损，如前庭神经元炎、脑桥小脑角肿瘤、蛛网膜炎、岩骨骨折等。③脑干、小脑病损，如脑桥或第四脑室底部肿瘤、多发性硬化、延髓空洞症、椎—基底动脉缺血、小脑梗死、小脑出血、小脑炎症、小脑蚓部肿瘤、遗传性共济失调、基底动脉型偏头痛等。④大脑颞叶病变，如颞叶癫痫。⑤药物中毒，如链霉素、庆大霉素、新霉素、奎宁、苯妥英钠、卡马西平等。

七、舌咽神经（Ⅸ）、迷走神经（Ⅹ）

（一）解剖、生理

1. 舌咽神经　属于混合神经，由躯体运动、躯体感觉、内脏运动和内脏感觉等部分组成。感觉Ⅰ级神经元位于上神经节和岩神经节，周围支接受舌后 1/3 味蕾的特殊味觉，接受舌后 1/3、咽、软腭、扁桃腺、腭弓、耳咽管和鼓室等处黏膜的感觉。起源于脑干疑核的运动纤维，支配茎突咽肌，司提高咽穹隆的功能。起始于下涎核的副交感纤维，经鼓室神经、岩浅小神经，终止于耳神经节，节后纤维司控腮腺的分泌功能。

2. 迷走神经　属内脏运动和内脏感觉的自主神经。感觉纤维的Ⅰ级神经元位于颈静脉神经节，周围支分布于外耳道及耳廓凹面的部分皮肤；内脏感觉的神经元位于结状神经节，终末支纤维分布于胸、腹腔脏器，中枢端则终止于脑干孤束核。运动神经纤维起源于脑干疑核，运动纤维支配软腭、咽及喉部诸肌；起始于迷走神经背核的纤维，支配胸、腹腔脏器的运动功能。

（二）舌咽神经、迷走神经损害的神经症状

舌咽神经和迷走神经损伤产生发音嘶哑、吞咽困难、咽反射消失等症状。一侧神经麻痹时，可见病侧软腭弓较低，腭垂偏向健侧，伴病侧咽反射消失。

舌咽神经与迷走神经往往同时受累，单纯一对脑神经受累极为罕见。不伴长束体征的舌咽、迷走神经麻痹常为后组脑神经疾病。舌咽、迷走神经均属双侧半球功能控制，一侧核上性损害往往没有神经体征，两侧皮质延髓束受累时才出现舌咽、迷走神经麻痹症状，称为假性延髓麻痹或核上性延髓麻痹。

八、副神经（Ⅺ）和舌下神经（Ⅻ）

副神经和舌下神经均为运动神经。

副神经由脊髓部（支）和延髓部（支）两部分组成。脊髓部的纤维发自脊髓第 1～6 颈髓的前角细胞，经枕骨大孔上升入颅腔，与发自延髓疑核下部的纤维合并，与舌咽神经、迷走神经共同穿过颈静脉孔离开颅腔，其中脊髓支支配胸锁乳突肌及斜方肌；延髓支返回颅内，并与迷走神经同行支配喉部肌肉，部分成为喉返神经支配支声带。

舌下神经的根纤维在延髓锥体与橄榄体之间发出，联合成为一个总干后，经舌下神经管走出颅腔，支配舌肌。

副神经麻痹时，胸锁乳突肌及斜方肌瘫痪、萎缩。一侧副神经麻痹时头不能转向健侧，瘫痪侧垂肩、耸肩不能。一侧舌下神经核麻痹时，病侧舌肌萎缩伴肌束颤动，伸舌时舌尖歪向病侧。因舌向外伸主要是舌肌的作用，舌下神经核只受对侧皮质脑干束支配，一侧舌肌瘫痪时病侧舌不能伸出，故舌尖歪向病侧。

第二节　感觉系统

一、感觉的分类

感觉可分为躯体感觉（一般感觉）和特殊感觉（视、听、嗅、味觉等）。躯体感觉又可分为以下两种。

（一）浅感觉

包括痛觉、温度觉和触觉。感觉的感受器分布于皮肤和黏膜。感觉神经末梢在不同部位的敏感性亦有不同。1 根神经末梢在指尖部接受 5mm²，而在上臂部则接受 2cm² 区域的感觉。

（二）深感觉（本体感觉）

包括运动觉、位置觉和振动觉。感受器分布于肌腱、肌肉、骨膜和关节。

二、感觉的神经传导通路

躯体感觉，即一般感觉（如触觉、痛觉、温度觉、深感觉等）的神经末梢均有其特有的感受器，它们接受刺激后分别传向中枢。各种感觉的传导通路均终止于对侧顶叶中央后回的大脑皮质，均由三个向心的神经元连接而成。第一个神经元位于脊髓背根神经节内；其周围突经神经干分布于皮肤、黏膜、肌腱及关节组织的各自神经末梢感受器，其中枢突组成后根进入脊髓。第二个神经元位于脊髓后角灰质内，或延髓背部薄束核及楔束核内（内侧为薄束核，外侧为楔束核，两者合称后柱核），其纤维均交叉到对侧后上行。第三个神经元位于丘脑内。由此可见，后根包含各种感觉纤维，在病变时各种感觉同时受损。在脊髓内则各种感觉纤维按功能分类，按各自的传导束传导，在病变时则按受损部位及损害传导束的不同而出现不同类型的感觉障碍。

面部的一般感觉由三叉神经传导，第一个神经元位于三叉神经半月神经节内，第二个神经元位于中脑至颈髓之间的三叉神经感觉核内，第三个神经元位于丘脑内。交叉亦发生于第二个神经元，即由该神经感觉核发出三叉丘脑束交叉至对侧后加入内侧丘系，上行并终止于丘脑。

（一）痛觉、温度觉及一般轻触觉的传导通路

三者虽由不同的神经纤维传导,但其途径基本上相同(图4－12)。Ⅰ级神经元的胞体在后根神经节内,其周围突经周围神经至皮肤及黏膜的感受器,中枢突经后根进入脊髓,于后角灰质的背神经核(Ⅱ级神经元)换元。自后角细胞发出的纤维经脊髓前连合交叉至对侧脊髓的前索和侧索,组成脊髓丘脑侧束和前束上行达丘脑的腹后外侧核(Ⅲ级神经元)。从丘脑发出的纤维(丘脑皮质束或称丘脑辐射)通过内囊后肢的后1/3部分,抵中央后回和顶叶皮质。

Ⅱ级神经元的神经纤维在脊髓丘脑束中以骶、腰、胸、颈段的次序由外向内排列,即脊髓丘脑束的外侧部传导来自下部节段(腰骶段)的感觉,而内侧部传导来自上部(胸颈段)的感觉,此与锥体束的排列相同。这种纤维排列在定位诊断上是有其意义的。例如髓内病变从脊髓中央部的灰质向侧索发展,则痛、温觉的障碍从病变节段逐渐向下扩展;髓外病变从外侧向内发展,则痛、温觉障碍就从下肢向上扩展;髓内病变尚能产生受损节段平面以下的痛、温觉传导障碍,而骶部肛门周围皮肤的痛觉仍保留。脊髓丘脑束的感觉功能分布是:温度觉在后(背侧),痛觉居中,触觉在前(腹侧)。亦有把脊髓丘脑束再分成侧束与前束两部,即痛觉、温度觉的纤维在脊髓丘脑侧束内上行,而触觉纤维系在脊髓丘脑前束内上行(见图4－13)。临床上发现的痛觉与触觉的分离性障碍可能是由于病变局限地损害了上述的纤维功能排列所引起。脊髓丘脑束在延髓中的位置仍在前外侧,在脑桥开始逐渐内移,至脑桥上部已靠近内侧丘系,在中脑亦维持此位置,此后即与内侧丘系一同进入丘脑。由Ⅱ级神经元发出的纤维先在同侧上升2～3节段后才交叉至对侧,因此脊髓侧索受损时,对侧皮肤痛、温觉障碍的平面相应较低。躯体各部分感觉在中央后回(第3、1、2区)的排列方式为:下肢在上部,躯体及上肢在中部,头面部在下部(见图4－14)。顶上叶(第5、7区)并无一定的部位

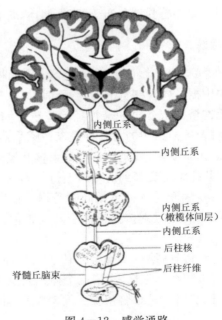

内侧丘系

内侧丘系

内侧丘系
(橄榄体间层)

内侧丘系

后柱核

脊髓丘脑束

后柱纤维

图4－12　感觉通路

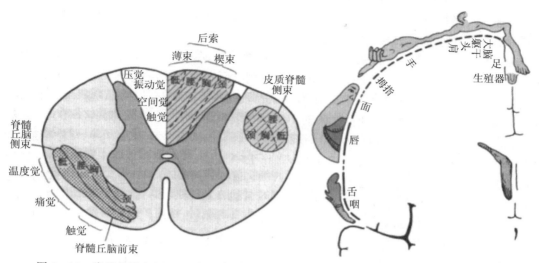

图 4－13　脊髓传导束的纤维排列(示意图)　图 4－14　躯体各部位在大脑半球感觉代表区的分布

(二)深感觉和识别性触觉的传导通路

Ⅰ级神经元的胞体亦位于背(后)根神经节,其周围突分布于肌腱、关节、骨膜及皮肤的感受器,中枢突经后根进入脊髓后,在同侧后索(薄束及楔束)上行,于延髓下部的薄束核及楔束核(Ⅱ级神经元)换元。由此两核所发出的纤维(内弓纤维)交叉至对侧中线旁,组成内侧丘系(来自舌咽神经、迷走神经及三叉神经的感觉纤维在脑干交叉后亦加入内侧丘系),经脑桥及中脑的腹内侧部上行,止于丘脑的腹后外侧核(Ⅲ级神经元)。再由此发出纤维(丘脑皮质束或称丘脑辐射)通过内囊后肢,到达中央后回及顶上小叶。在脊髓中的薄束及楔束纤维由外向内以颈、胸、腰、骶的次序排列(图 4－13),与脊髓丘脑束的排列次序相反。脊髓第 4 胸段以下的后索只有传导躯体下部(骶、腰、下胸部)深感觉的薄束,第 4 胸段以上增加了传导躯体上部(上胸、颈)深感觉的楔束。顶叶皮质的深感觉代表区位于触觉代表区之后。部分触觉纤维亦在后索上行。

三、感觉障碍

(一)感觉障碍的分类

感觉神经通路中的刺激或毁损均可能出现感觉障碍,感觉系统受到刺激或兴奋性增高可引起感觉过敏、感觉过度、感觉异常、感觉倒错及疼痛等;感觉系统被损坏或功能受抑制则出现感觉减退或缺失。

1.感觉过敏(hyperesthesia)表现为轻微的刺激即引起强烈的感觉,系因对触、痛觉的敏感性增强或感觉阈降低所引起。

2.感觉过度(hyperpathia)　由于刺激阈增高与反应时间延长,刺激必须达到很强的程度方有感觉。在刺激后,需经一潜伏期,才能感到强烈的、定位不明确的不适感觉,患者不能正确指出刺激的部位,也不能判明刺激的性质与强度。有时患者尚感刺激点会向四周扩散,并有"后作用"，即持续一段时间后才消失。

3.感觉异常（paresthesia） 没有外界刺激而发生的感觉，例如麻木感、蚁走感、触电感、针刺感、灼热感、冷水滴在皮肤上的感觉等。

4.疼痛（pain） 感受器、感觉传导路径或中枢受到损害性刺激，或对痛觉起抑制作用的正常结构受到损害时，都会发生疼痛。不受外界刺激而感觉到的疼痛，称为自发性疼痛；由机体内的病灶刺激痛觉结构所引起的疼痛称为病理性疼痛。最明显的疼痛现象见于周围神经、脊髓后根、脑脊膜和丘脑等部分受损害时。疼痛除按照其发生的器官而命名外（例如肌痛、关节痛、头痛等），还可分为下列七种：①局部疼痛（local pain）：是病变部位的局限性疼痛，如神经炎时的局部神经痛。②放射痛（radiating pain）：神经根或神经干受病变刺激时，疼痛除出现在刺激部位外，尚沿该受累感觉神经扩散到其支配区，如后根受肿瘤压迫时引起的神经根痛，腰骶神经根受脱出的椎间盘压迫时引起的坐骨神经痛等。③扩散痛（spreading pain）：疼痛向邻近部位扩展，例如三叉神经某一支受刺激时，疼痛扩散到其他分支。④牵涉痛（referred pain）：为内脏病变时，在同罹病内脏相当的脊髓段所支配的体表部分也发生疼痛，例如心绞痛时引起左胸及左上肢内侧疼痛，肝胆病时引起右肩痛，肾脏病时引起腰痛。⑤灼性神经痛（causalgia）：是一种烧灼样的强烈疼痛，常见于正中神经或胫神经不完全性损伤的患者，患者常用冷水浸泡患肢以减轻疼痛，现认为可能是因损伤部位的交感神经传出纤维与无髓鞘的 C 纤维形成假突触，交感神经传出冲动经过此处发生短路，冲动传至 C 纤维，再传回中枢而发生灼痛。⑥幻肢痛（phantom limb pain）：指已经截肢的残端发生疼痛。⑦闪电痛（lightening pain）：最多见于脊髓痨患者，因胸段及腰骶段脊髓的后根及后柱受累，而出现下肢发作性短暂性触电样剧痛。若同时伴有支配内脏的神经损害而出现内脏功能的障碍，称为危象。胃危象最为常见，发作时上腹部剧痛，并伴严重的恶心和呕吐。

5.感觉缺失、减退 感觉缺失系指在意识清醒时对刺激不发生感觉反应。感觉缺失区可受到严重损伤（如烫伤）而不觉知。感觉缺失有痛觉缺失、触觉缺失、温度觉缺失和深感觉缺失等之分。在同一部位内各种感觉均缺失，称为完全性感觉缺失；如果在同一部位内只有某种感觉障碍（如皮肤痛、温觉缺失），而其他感觉（如皮肤触觉）仍保存者，称为分离性感觉障碍；只有深感觉缺失，而浅感觉（痛、温、触觉）仍保存者，亦称为分离性感觉障碍。

感觉减退是刺激（兴奋性）阈增高而感觉反应减弱，即感觉能力降低或感觉程度减弱。感觉减退可影响全部感觉或仅影响某种感觉。

（二）感觉障碍的定位诊断

感觉通路中受损水平不同（自神经末梢到顶叶皮质），所产生感觉障碍的分布区也各异。根据感觉障碍分布区的特征，可作出损害的定位诊断。

1.末梢型 多数周围神经末梢受损时，出现对称性四肢远端的各种感觉障碍，呈手套、袜子型分布，且常伴有运动及自主神经功能障碍，见于多发性神经病（见图4－15）。

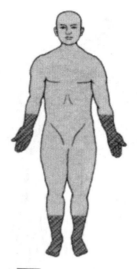

痛觉、温度觉减退

触觉减退

图 4－15　末梢型感觉障碍

2.神经干型　某一周围神经干受损时,其支配区皮肤的各种感觉障碍有明显的节段性,如以桡神经为主的上干型受损时,表现为以第 4～5 颈髓区感觉减退或缺失;以尺神经为主的下干型损伤时,则以第 7～8 颈髓和第 1 胸髓神经分布区的感觉减退(见图 4－16)。神经丛(如臂丛、腰丛和低丛)受损时,由该丛组成的神经干所发出的感觉纤维支配区内亦发生各种感觉障碍。

3.后根型　脊神经后根或后根神经节受损时,其支配区内皮肤出现节段性带状分布的各种感觉缺失或减退(见图 4－17),并常伴发神经根痛,如脊髓髓外肿瘤等。神经节损害(神经节炎)时则在相应节段的皮肤上可发生带状疱疹。

4.脊髓型

(1)后角型:脊髓后角损害产生节段性的痛、温度觉障碍,受损区域的触觉和深感觉仍保存(分离性感觉障碍),因为痛觉、温度觉纤维进入后角,而触觉和深感觉的纤维绕过后角直接进入后索(见图 4－18a)。后角受损时,疼痛不如后根受损那样明显,但有时也可达强烈的程度。

(2)前连合型:脊髓中央部的前连合主要是两侧脊髓丘脑束的交叉纤维,损害时即发生两侧对称的节段型痛觉、温度觉缺失或减退而触觉仍保存的分离性感觉障碍(见图 4－18b)。

后角型和前连合型损害多见于脊髓空洞症或髓内肿瘤早期。

61

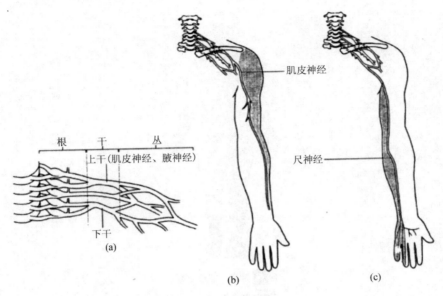

图4—16　神经干型感觉障碍

a.神经根、干、丛;b.上干型感觉分布;c.下干型感觉分布

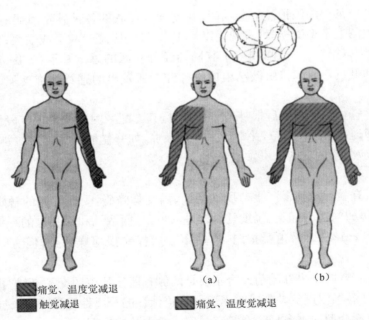

■ 痛觉、温度觉减退
■ 触觉减退

■ 痛觉、温度觉减退

图4—17　第5～6颈髓神经根损害　图4—18　脊髓型感觉障碍 a.后角型;b.前连合型

（3）传导束型:脊髓感觉传导束损害后所产生的感觉障碍是受损节段平面以下的感觉缺失或减退,与后根、后角或前连合的节段性分布不同。脊髓后索(薄束、楔束)受损时,患侧病变平面以下的深感觉缺失,并出现感觉性共济失调症状。触觉的脊髓传导纤维经后束和脊髓

丘脑束两条路径上行,当两束中任何单独一束受损时,都可不出现触觉缺失,但可有轻度触觉减退。脊髓侧索病变时损害脊髓丘脑束,产生对侧损害平面以下的皮肤痛、温度觉缺失,触觉和深感觉仍保存(分离性感觉障碍)。半侧脊髓损害如髓外肿瘤早期、外伤时,产生损害平面以下同侧中枢性瘫痪和深感觉缺失;对侧痛、温度觉缺失,称为布朗塞夸(Brown-Sfequard)综合征(见图4-19)。脊髓全部横贯性损害如横贯性脊髓炎、脊髓压迫症时,产生损害平面以下的各种感觉缺失(见图4-20),同时有截瘫或四肢瘫和大小便功能障碍。

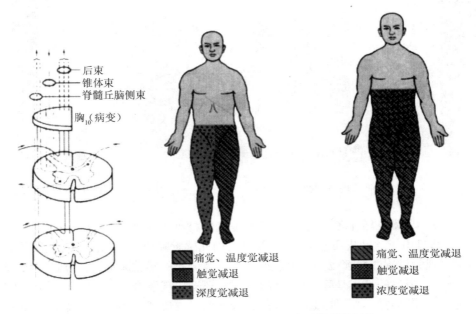

图4-19　Brown-Sequard综合征　　　　图4-20　脊髓横贯性损伤

5.脑干型　延髓中部病变时损害内侧丘系,产生对侧肢体的深感觉缺失,但位于延髓外侧部的脊髓丘脑束未受损害,故痛、温度觉并无障碍,触觉障碍亦不明显,可出现深浅感觉的分离性障碍。延部的病变时,损害三叉神经降核和脊髓丘脑束,产生病灶侧面部的感觉障碍和对侧躯肢的痛、温度觉障碍,故出现交叉性感觉障碍(见图4-21)。脑桥和中脑病损时,因内侧丘系、脊髓丘脑束和脑神经的感觉纤维已合并在一起,当损害时可产生对侧面部和偏身深、浅感觉缺失。

6.丘脑型　丘脑为深、浅感觉的Ⅲ级神经元起始部,受损后产生对侧偏身(包括面部)深、浅感觉缺失或减退(图4-22),深感觉和触觉的障碍常较痛、温觉障碍更明显。此外,丘脑损害尚可有自发性疼痛和感觉过度或感觉倒错的特点。

7.内囊型　丘脑皮质束经内囊后肢的后1/3投射到中央后回及顶上小叶,内囊损害时,产生对侧偏身深、浅感觉缺失或减退(见图4-22);如同时损害内囊后肢的锥体束和视觉纤维时,则伴有偏瘫和偏盲,称为三偏综合征(偏身感觉缺失、偏瘫和偏盲)。

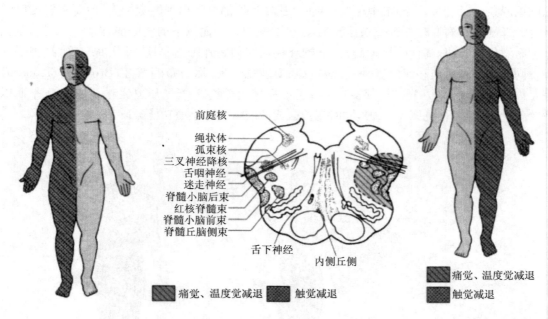

前庭核
绳状体
孤束核
三叉神经降核
舌咽神经
迷走神经
脊髓小脑后束
红核脊髓束
脊髓小脑前束
脊髓丘脑侧束
舌下神经
内侧丘侧

痛觉、温度觉减退　　触觉减退

痛觉、温度觉减退
触觉减退

图4—21　延髓外侧综合征　　　　图4—22　右侧内囊或丘脑损伤

8.皮质型　身体各部在顶叶皮质感觉代表区的排列和中央前回运动区一样,头足倒置(见图4—14),且由于顶叶皮质感觉区范围甚广,因此感觉障碍常可局限于对侧躯体的某一部分,因而常表现为对侧的面部或一个上肢或一个下肢分布的感觉减退,称单肢感觉缺失。

皮质型感觉障碍的特点是除一般感觉障碍外,还会出现复合性感觉障碍,如实体觉、两点辨别觉、定位觉、图形觉、对各种感觉强度的比较等等。皮质感觉中枢的刺激性病灶可引起对侧躯体相应区感觉异常,并可向邻近各区扩散形成感觉性局限性癫痫发作。

第三节　运动系统

运动系统系由大脑皮质、基底节和小脑三部分神经结构的调控所完成。大脑皮质通过皮质脊髓束、皮质延髓束及相应的下运动神经元完成随意运动;基底节通过皮质—基底节—皮质环路调控;小脑通过大脑皮质—小脑—纹状体、小脑皮质—脑桥通路协调运动。因此运动可分为:①锥体系统。②锥体外系统。③小脑系统。有人亦将小脑系统归入锥体外系统。

一、锥体系统

锥体系统包括上运动神经元(皮质运动神经元)、锥体束和下运动神经元。

(一)下运动神经元

1.解剖、生理下运动神经元(周围运动神经元)系指脊髓前角细胞、脑神经运动核及其发出的神经轴突,是接受锥体束、锥体外系统和小脑系统各方面来的神经冲动的最后共同通路。运动细胞接受各方面传来的冲动,综合后经前根、周围神经传递至运动终板,引起肌肉收缩。

由脑神经运动核发出的轴突组成脑神经,直接到达它们所支配的肌肉。由脊髓前角细胞发出的轴突经前根发出,通过神经丛,进入相应的周围神经后才到达它们所支配的肌肉。前根和后根在椎旁(背根)神经节外方互相联合,形成混合神经,并走出椎间孔,此后分为前支和后支。前支参与形成神经丛,从上到下共有 5 个神经丛:颈丛(颈$_1$～颈$_4$)、臂丛(颈$_5$～胸$_1$)、腰丛(腰$_1$～腰$_4$)、骶丛(腰$_5$～骶$_4$)和尾丛(骶$_5$～尾),从这些神经丛再组合成周围神经。

　　神经纤维在神经丛中发生错综复杂的再组合现象,发自一个根的纤维进入不同的几个周围神经内。每个神经根都参加几个肌肉的神经支配,各肌肉所获得的神经纤维总是来自几个神经根(见图 4-23),因此肌肉的运动神经支配就有节段型(根型)和周围型神经支配的区别。

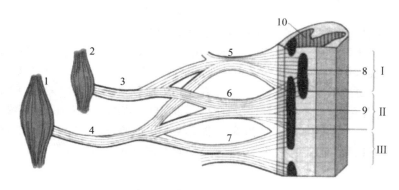

图 4-23　肌肉节段型神经支配、周围神经及神经根

　　Ⅰ、Ⅱ、Ⅲ三个节段发出 5、6、7 三个神经根。5、6 神经根组成 3 号神经支配肌肉 2,5、6、7 神经根组成 4 号神经支配肌肉 1。8、9 为前角细胞群,10 为脊髓前角。

　　2. 下运动神经元性损害的特征和定位诊断　下运动神经元单位受损后出现的肌肉瘫痪称为下运动神经元或周围性瘫痪,其主要特点为:瘫痪肌的肌张力降低、肌肉弛缓、松软和肌肉萎缩、腱反射和皮肤反射均减低或消失、无病理反射出现,这种瘫痪称为弛缓性瘫痪。肌电图显示神经传导异常和失神经支配电位,即肌肉静息时有自发性电活动、肌纤维颤动或肌束性颤动电位。不同部位病变的特点如下。

　　(1)前角损害:仅引起弛缓性瘫痪,没有感觉障碍。瘫痪分布呈节段型,如第 3、4 腰髓前角细胞的病变引起股四头肌瘫痪、萎缩;第 5 颈髓的病变引起三角肌的瘫痪、萎缩等。急性病变最多见于脊髓前角灰质炎;慢性病变最多见于进行性脊肌萎缩症、脊髓灰质炎。在慢性进展的病变中,由于尚未死亡的神经元遭受病理变化的刺激而产生肉眼能见到的肌纤维束性跳动,称肌束性颤动(fasciculation)或着肉眼见不到,只能在肌电图上显示出来的肌纤维性颤动(fibrillation)。

　　(2)前根损害:前根损害所产生的运动障碍和前角损害相同,瘫痪的分布呈节段型。但是前根损害的原因多是椎间盘突出、髓外肿瘤的压迫、脊髓膜炎症或椎骨的病变,后根常同时受侵,故常有感觉障碍或神经根痛。前根内的纤维密集在一起,遭受到刺激时易发生肌纤维束性颤动。

　　(3)神经丛损害:神经丛含有感觉纤维和运动纤维,损害后产生弛缓性瘫痪和感觉障碍。

神经丛的损害视损害范围的大小而出现一个肢体或多数周围神经的弛缓性瘫痪和感觉障碍。

(4)末梢性神经损害：末梢性神经损害系指四肢远端出现对称的所有支配的肌肉发生弛缓性瘫痪和感觉障碍。因大多数的神经是混合性的，故常同时出现疼痛、麻木等感觉障碍和自主神经功能紊乱。表现为对称性四肢远端的肌肉瘫痪或无力，肌肉萎缩，并伴有手套、袜子型感觉障碍。

(二)上运动神经元和锥体束

1.解剖、生理　上运动神经元系指下运动神经元以上的神经传导通路(锥体束)和皮质运动神经元。锥体束系指随意运动的神经通路中上、下神经元之间神经纤维束，是随意运动功能的最主要的神经通路。上运动神经元包括皮质脊髓束(corticospinal tract)和皮质脑干束(又称皮质延髓束，corticobulbar tract)。前者约由110万根神经纤维组成，起始于中央前回皮质至脊髓前角细胞的纤维束。后者为自中央前回皮质至脑干颅脑神经运动核细胞的纤维束。

锥体束纤维最主要的来源是中央前回和旁中央小叶(Brodmann第4、6区)皮质的锥体细胞，但顶叶中央后回(第3、1、2区)及顶叶感觉联络区(第5、7区)也发出少数轴突加入锥体束，巨大的Betz锥体细胞(直径达$120\mu m$)大多数分布在第4区的上内侧部，但锥体束纤维由巨大Betz细胞发出者仅占3%，绝大多数都是由较小的锥体细胞所发出，锥体束(包括皮质脊髓束和皮质脑干束)纤维中约40%系起源于第4区皮质，20%起源于顶叶中央后回的皮质，其余则系起源于额叶的运动前区(第6区)和顶叶感觉联络区的皮质(见图4-24)。

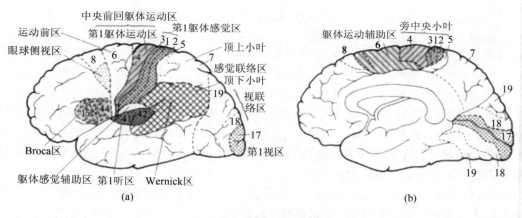

4-24　大脑皮质功能代表区
a.外侧面；b.内侧面

人体各部位在大脑运动皮质(第4区)的代表区也和中央后回感觉代表区一样，头足倒置，即头部在第4区皮质外侧面的最下面，大腿在最上面，小腿和足部则在大脑内侧面的旁中央小叶。头面部及手所占的区域最大，躯干及下肢所占的区域最小(见图4-25)。肛门及膀胱括约肌的代表点在额叶的旁中央小叶。代表区的大小与运动功能的精细程度和复杂性有关，与躯体所占体积的大小无关。电刺激一侧第4区运动皮质各部位时则引起对侧躯体相应部位肌肉的收缩。强烈的电刺激则先引起与杰克逊(Jackson)癫痫类似的局部肌肉痉挛，然后扩散成全身痉挛。切除灵长类Brodmann第4区运动皮质后即引起弛缓性瘫痪，其后可部分恢复,但仍然遗留有精细动作,特别是手指及肢体远端肌肉精细动作的障碍。

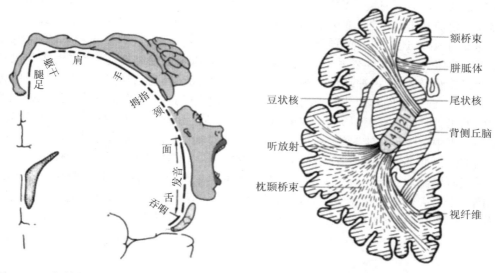

图4-25 躯体各部位在大脑皮质的运动代表区　　　图4-26 内囊与放射冠

　　从大脑运动皮质发出的锥体束进入半球白质组成放射冠,经内囊膝部(皮质脑干束)及后肢前2/3部(皮质脊髓束)而下行至脑干(见图4-26)。锥体束下行至中脑位于大脑脚基底中部3/5处;至于脑桥则位于基底部,并分成许多小束在脑桥本身纤维之间通过。皮质脊髓束经脑干继续下行,在延髓下方腹内侧面形成两个突起,称为锥体;在延髓和脊髓交界处,约85%的皮质脊髓束纤维进行交叉,称为锥体交叉(pyramidal decussation)。交叉后的纤维转入脊髓侧索,称为皮质脊髓侧束或锥体侧束或锥体主束。未交叉的锥体束纤维则在脊髓同侧前索内继续下行,称为锥体前束或皮质脊髓前束或直接锥体束。皮质脊髓束前束的绝大部分纤维都陆续经白质前连合而终止于对侧的前角细胞,极少数纤维始终不交叉,在同侧锥体侧束或锥体前束中下行而终止于同侧前角细胞(图4-27)。皮质脊髓束纤维通过中间神经元(少数则直接)与脊髓前角的运动神经元连接,50%的纤维终止于颈段,20%终止于胸段,30%终止于腰骶段。所以,越高位的脊髓的锥体束就越大,越低位就越小。巴宾斯基征是锥体束受损最重要的体征,在腰$_5$以上脊髓损害时才会出现巴宾斯基征。大脑皮质至脑干各运动神经核之间神经纤维称之为皮质脑干束,纤维在脑干各个脑神经运动核的平面上交叉至对侧,终止于各个脑神经运动核。除面神经核下部和舌下神经核外,其他脑神经运动核均接受双侧大脑皮质(即双侧皮质脑干束纤维)的支配。

　　肌张力是维持机体稳定和协调的重要功能,通常认为肌张力与姿势的维持均与牵张反射及γ反射襻(γ-reflex loop)有关。当肌肉受到被动牵拉而引起肌肉肌梭内收缩,或因中枢下行的纤维束激动脊髓前角γ运动神经元而致梭内肌收缩时,引起梭内环状螺旋感受器(annulospiral receptor)的兴奋,其传入冲动经后根进入脊髓,激动前角α运动神经元,使梭外肌收缩,肌肉的张力即增高。维持肌张力的初级反射中枢主要在脊髓,但这些初级中枢又受脊髓以上的中枢调节(见图4—28)。脑部有多个区域(如大脑皮质、前庭核、基底节、小脑、脑干网状结构等)对牵张反射分别有易化或抑制作用,这种易化或抑制作用是分别通过网状脊髓束、前庭脊髓束或锥体束对脊髓中枢起着调节作用。因此,凡损害牵张反射的任何结构和脊髓以上的神经中枢及其下行纤维,都可能引起肌张力改变。人体要执行准确的随意运动,除有完整的脊髓反射弧外,还必须通过脊髓以上中枢(锥体束和锥体外系)的易化和抑制作用共同调节而实现。由锥体束或锥体外系下行的冲动先激动前角γ运动神经元,使梭内肌收缩,兴奋梭内环状螺旋感受器,然后冲动经后根传入脊髓,一面激动α运动神经元,使梭外肌收缩,肌张力增高,另一面又激发其他节段中的中间神经元,使支配拮抗肌的α运动神经元受到抑制,使拮抗肌的张力降低,这样就形成一组随意肌调节的完善的反馈控制系统,使各种随意运动执行自如。当中枢下行纤维对脊髓γ运动神经元的抑制作用减弱或消失时,或中枢对7运动神经元的抑制性冲动受阻断而易化性冲动仍保存时,就引起肌张力增高。牵张反射的任何组成部分受损时则出现肌张力降低。当急性脊髓横贯性损害及内囊区急性脑损害时,因脊髓两侧或一侧完全失去中枢的易化作用,也可引起受损区以下肌张力降低,且同时伴有深、浅反射消失,如急性横贯性脊髓炎的脊髓休克、急性脑血管意外的脑休克。

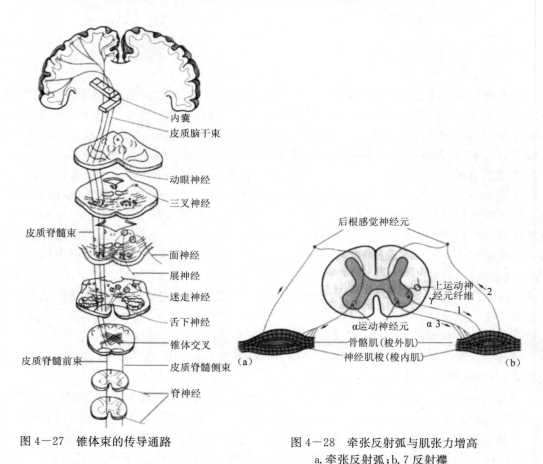

图4—27 锥体束的传导通路

图4—28 牵张反射弧与肌张力增高
a.牵张反射弧;b.7反射襻

2.上运动神经元性瘫痪的特征和定位诊断 下运动元神经元（脊髓前角细胞或脑干运动神经核）以上的运动神经元及其传导束损害所引起的随意运动不能的瘫痪称为上运动神经元瘫痪。这种瘫痪的主要特征为：瘫痪肢体的肌张力增高，呈痉挛状态，故亦被称为痉挛性瘫痪；体检时可感觉到，肌张力的改变类似"折刀"（clasp－knife）样改变，故亦有称为"折刀"样强直；瘫痪肢体肌腱反射增高或亢进，可出现阵挛（domis），如踝阵挛、髌阵挛、腕阵挛等；浅反射消失，病理反射（巴宾斯基征、查多克征）阳性；肌肉无萎缩，但长期瘫痪者可有瘫痪肢体的轻度废用性萎缩；肌电图检查无失神经改变，神经传导速度正常。

当一侧皮质脊髓束受损害时，会出现病损对侧的瘫痪，即使是严重损害亦不出现双侧体征。然而，皮质脑干束损害时，除对侧下面部肌肉和对侧舌下神经支配的肌肉瘫痪外，其他脑神经支配的肌肉极少出现瘫痪症状，这与多数脑神经运动核由双侧皮质延髓束纤维支配有关。

一侧锥体束损害引起的偏瘫分布于对侧面肌下部、舌肌以及上、下肢，而两侧神经支配的肌肉如眼肌、咀嚼肌、咽喉肌、颈肌、胸肌和腹肌均不受累。

皮质下及内囊处锥体束的损害所引起的偏瘫往往上肢比下肢重，肢体远端比近端重；对侧下部面肌及舌肌受累明显，随意表情动作尤为明显，而非随意的情感性表情动作不受影响。越精巧的随意动作越易受累，故手指的精细动作比肩、肘关节的粗大动作受累严重。由于上、下肢的伸、屈肌，旋前、旋后肌以及内翻、外翻肌的张力不同，因而，中枢性偏瘫患者常特有的姿势，即上肢肩关节内收和内旋，上臂紧靠躯干，肘关节屈曲和旋前，腕关节及手指亦屈曲，下肢髋关节伸展和内收，膝、踝关节伸直，足及足趾屈曲并内翻，以致出现画圈步态。中枢性瘫痪的恢复亦以下肢、上肢近端首先康复，上肢远端及指趾功能最难恢复。

根据上、下运动神经元受损引起的中枢性瘫痪和周围性瘫痪的特点，两者的鉴别要点见表4－2。

表4－2 中枢性与周围性瘫痪的鉴别

体征	中枢性瘫痪	周围性瘫痪
分布	一个以上肢体（单瘫、偏瘫、截瘫）	个别或几个肌群受累
肌萎缩	无（可有轻微废用性萎缩）	明显
肌张力	增强，瘫痪肌呈痉挛性瘫痪（硬瘫）	降低，瘫痪肌呈弛缓性瘫痪（软瘫）
腱反射	亢进	减弱或消失
病理反射	巴宾斯基征阳性	无
肌束性颤动	无	有
肌电图	神经传导正常，无失神经支配电位	有神经传导异常，有失神经支配电位（肌纤维颤动，肌束性颤动，正相尖波）

3.上运动神经元损害的定位诊断 锥体束受损后所产生的中枢性瘫痪，按受损解剖部位而不同。现分述如下。

(1)皮质型:由大脑皮质运动区病损所引起。因大脑皮质运动区呈一条长带,范围较广,因此病变常仅损及其一部分,引起对侧中枢性单瘫(一个上肢、下肢或面部的瘫痪)。由于人体在运动区的功能位置是以倒置形状排列,病变在运动区的上部引起对侧下肢瘫痪,下部则引起对侧上肢及面部瘫痪(见图4—29a)。

运动区皮质的刺激性病变引起对侧肢体相应部位的局限性、阵发性抽搐,重者抽搐也可向同侧或对侧肢体扩散,称为杰克逊癫痫,口角、拇指、示指及跖趾常为抽搐的始发部位。皮质病变多见于脑内肿瘤、动静脉畸形、脑梗死等。

(2)内囊型:因锥体束纤维在内囊区最为集中,故此处病变易引起锥体束全部受损而产生对侧偏瘫(见图4—29b)。如病损波及内囊后肢的后部,阻断传导对侧半身感觉的丘脑皮质束及传导两眼对侧视野的视放射,则可伴有对侧偏身感觉缺失和对侧同向偏盲,即"三偏"综合征。内囊病变最常见于脑血管意外。皮质和内囊之间白质(放射冠)的病变,瘫痪情况介于皮质型与内囊型之间,即以对侧一个肢体瘫痪为主,但整个偏侧肢体均有一定程度的受累,以脑胶质瘤多见。

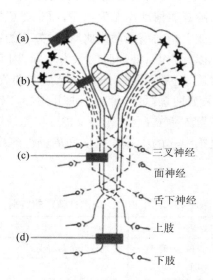

(a)

(b)

(c) — 三叉神经

面神经

舌下神经

(d) — 上肢

下肢

图4—29 椎体束损害定位模式图解

(3)脑干型:一侧脑干病损,由于损害了已交叉的脊髓丘脑束纤维,同侧的脑神经核和未交叉的皮质脊髓束,可产生交叉性瘫痪,即病灶侧的周围性脑神经麻痹、对侧肢体的感觉障碍和中枢性偏瘫(见图4—29C)。脑干不同水平的损害,出现不同的临床特征:如中脑损害时出现Weber综合征,表现为患侧动眼神经麻痹,对侧面神经、舌下神经及上、下肢中枢性瘫痪;脑桥Millard—Gubler综合征时,患侧展神经及面神经麻痹,对侧舌下神经及上、下肢中枢性瘫痪;脑桥Foville综合征时,患侧面神经、展神经麻痹,病灶侧同向凝视障碍和对侧中枢性偏瘫;延髓病变的交叉性瘫痪是病灶侧的周围性第Ⅸ、Ⅹ、Ⅺ、Ⅻ脑神经麻痹和对侧中枢性偏瘫。

上述各种交叉性瘫痪尚可伴发偏瘫侧的偏身感觉障碍。

(4)脊髓型:脊髓颈膨大以上、延髓以下的一侧性病变将引起脊髓性偏瘫,它与脑干病变引起的偏瘫不同,没有脑神经麻痹,见于髓外肿瘤的早期;此处横贯性病变则产生中枢性四肢瘫。颈膨大处横贯性病变,因损害了前角细胞及皮质脊髓束,故产生上肢周围性瘫痪及下肢中枢性瘫痪。颈膨大与腰膨大之间的脊髓横贯性病变则产生痉挛性截瘫(图4—29d)。不完全性脊髓损伤多产生伸直性截瘫,损害完全横贯性时,因前庭脊髓束、网状脊髓束等亦中断,下肢屈肌便产生非自主痉挛,髋、膝、踝关节呈屈曲姿势,称屈曲性截瘫,预后比伸直性截瘫差。下部腰骶段病变,因此处锥体束已消失,故只引起下肢周围性截瘫。脊髓病变多伴有损害平面以下感觉障碍及大小便功能障碍。脊髓半侧横贯性损害产生病变以下同侧的运动障碍,深感觉障碍和对侧病变以下的痛,温觉障碍,称为脊髓半切(Brown—SSquard)综合征。(参见图4—19)。脊髓病变常由脊髓炎、外伤及肿瘤等原因引起。

二、锥体外系统

1.解剖、生理 锥体束以外的所有运动神经核和运动神经传导束称为锥体外系统。锥体外系统为多神经元结构,其主要组成部分为基底节,又称纹状体,包括尾核、壳核及苍白球。广义的锥体外系统尚包括丘脑底核(subthalamic nucleus,又称 Luys 核)、黑质、红核、网状结构、丘脑、小脑的齿状核、前庭神经核及延髓的橄榄核等。它们与大脑皮质的联系颇为广泛,最主要者为运动区(第 4 区)和运动前区(第 6 区)。它们共同调节上、下运动神经元的运动功能。

纹状体(corpus striatum)按发生学分类又可分为新纹状体(neostriatum)及旧纹状体(paleostriatum)。纹状体包括尾核及豆状核,后者又分为壳核及苍白球。尾核及壳核的组织结构相同,含大量小细胞及较少数中等大的多极神经细胞,发生较晚,属纹状体的较新部分,所以两者合称为新纹状体。苍白球分内外两节,含有较多的有髓纤维,呈苍白色,神经细胞多为大的梭形细胞,其轴突形成纹状体的主要输出纤维。苍白球发生较早,属纹状体的古老部分,故又称旧纹状体或苍白体(pallidum)。这些名称的隶属关系可概括如图4—30。

纹状体 { 旧纹状体(苍白体)——苍白球 } 豆状核
　　　　新纹状体—————{ 壳 核
　　　　　　　　　　　　　尾(状)核

图4—30 纹状体结构的隶属关系

组成锥体外系统的各个结构之间以及它们与大脑皮质及脑神经核或脊髓前角细胞之间的解剖联系极为复杂,尚有许多通路尚不完全清楚,这里仅能以纹状体为核心,简述它们重要的神经纤维联系。

(1)新纹状体的纤维联系:新纹状体(尾核及壳核)是传入纤维的接受站,亦由此发出 纤维到达苍白球,一部分到达黑质。

传入纤维包括：①皮质纹状体束：特别是从皮质运动区（第 4 区）与运动前区（第 6 区）以及皮质抑制区（第 4s、8s 区）发来的纤维。②丘脑纹状体束。③黑质纹状体束：此束以抑制性多巴胺为神经递质，病变时可发生震颤麻痹。④脑干缝核纹状体束：传递抑制性递质 5—羟色胺至纹状体。

传出纤维包括：①纹状体豆状核束：包括从尾核至豆状核、从壳核至苍白球、从苍白球外节至内节的纤维。②纹状体黑质束：主要神经递质为抑制性 γ—氨基丁酸（GABA），但有些为兴奋性 P 物质。

（2）旧纹状体（苍白球）的纤维联系：苍白球主要是大量传出纤维的起始点，但亦接受从新纹状体发出的大多数纤维。苍白球与丘脑底核间亦有往返纤维联系。

传出纤维：苍白球传出纤维经豆状襻（ansa lenticularis）与豆状束（fasciculus lenticularis）到达丘脑，此两束先与齿状核—红核—丘脑束（来自齿状核及红核）联合形成丘脑束后进入丘脑核，经丘脑皮质束最终投射至运动区（第 4 区）及运动前区（第 6 区）的皮质。纹状体及小脑系共同通过此丘脑皮质束而调节下行的锥体系与锥体外系的运动功能。另外豆状襻尚有纤维到达黑质、红核、丘脑底核、脑干的网状结构及丘脑下部等。然后再直接或辗转地经红核脊髓束、网状脊髓束、前庭脊髓束及顶盖脊髓束等而影响脊髓前角的运动功能（见图 4—31）。

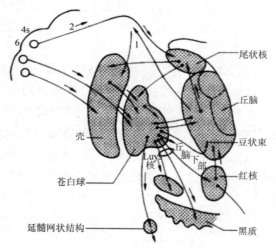

图 4—31　纹状体—苍白球系统与锥体外系统的练习

在人类神经系统的进化史中，纹状体属于古老的运动系统。在低等脊椎动物中大脑皮质还没有或尚不发达，纹状体和丘脑曾是运动和感觉最高级的调整和控制中枢，并参与执行简单刻板的动作。在哺乳类动物，由于大脑皮质的发育及锥体束的形成，主要的运动功能则归由大脑运动皮质掌管，而纹状体则转到从属于皮质的地位，受皮质运动区的制约，这时纹状体的功能为维持及调节身体的姿势和保证动作时所必需的肌张力，并担负那些半自动性的、刻板的反射性运动，如行走时两上肢的前后自然摆动、面部表情运动、防御反射等等。虽然自

Kinner Wilson 首先联系基底节损害与所出现症状到现在已很久,但对锥体外系统各个结构的功能所知仍显少,主要是因为病变所侵犯的区域常常比较广泛的,不是孤立的。另外动物实验也很难取得与人类临床相同的症状。锥体外系的抑制性冲动是来自大脑皮质第 4s 和(或)第 8s 等抑制区,经新纹状体、苍白球、丘脑,再返回皮质运动区(第 4 区和第 6 区),这一环路中任何一个环节被阻断,即可因抑制冲动的消失而出现释放症状,如舞蹈症、手足徐动症、扭转痉挛等,但在临床上要对每种症状作肯定的定位是很困难的。已可肯定的为:苍白球的病变时可出现肌强直、运动减少及静止性震颤(如震颤麻痹症);新纹状体(特别是尾核)的病变时可出现舞蹈症(如亨廷顿舞蹈症);丘脑底核的病变可出现对侧偏身投掷运动;破坏一侧苍白球或其传出通路,丘脑腹外侧核可使震颤麻痹患者对侧偏身震颤及肌强直缓解,对侧偏身投掷运动或肌张力障碍亦可缓解。

2.锥体外系统损害的临床症状和体征　锥体外系统病变所产生的症状有肌张力变化和不自主运动两类。肌张力变化有肌张力的增强、减低和游走性的增强及减低。不自主运动有舞蹈样动作、手足徐动、震颤和扭转痉挛等,一般在睡眠时停止,情绪激动时增强。纹状体内具有部位排列次序,即纹状体的一部分与身体的一定部位有关,因此当病变侵犯纹状体的一部分时,可能引起身体上局部的不自主运动,如限于颈部的痉挛性斜颈。肌张力增高时常伴运动减少,肌张力减低时常伴运动增多。常见的症状分述如下。

(1)肌强直(rigidity):锥体外系性肌张力增强是伸肌和屈肌均增强。在作被动运动检查时,增强的肌张力是始终保持一致的,像弯曲软铅管样的感觉,称铅管样强直(lead-pipe rigidity)。肌强直兼有震颤的患者,当伸屈肢体时可感到在均匀的阻力上出现断续的停顿,称为齿轮样强直(cogwheel rigidity),这与锥体束损害后所产生的肌张力增高—肌痉挛(spasticity)不同,后者表现为伸性肌张力升高,呈折刀样肌强直。

(2)静止性震颤(static tremor):震颤出现于肢体处于静止状态时,在自主运动时减轻或消失,入睡后完全停止。最常见为手指的节律性抖动,其频率约为每秒 4~8 次,形成所谓"搓丸样(pill rolling)"动作;重者头部、下颌、舌头及四肢均可有震颤,见于震颤麻痹综合征。

(3)舞蹈样动作(choreic movement):是一迅速多变、无目的、无规律、不对称、运动幅度大小不等的不自主动作。可发生于面部、肢体及躯干,如挤眉弄眼、伸舌噘嘴、舐唇、耸肩、转颈、上下肢舞动或伸屈手指等动作。作自主运动或情绪激动时加重,安静时减轻,入睡后消失。本症见于风湿性舞蹈症或亨廷顿舞蹈症。

(4)手足徐动(athetosis):或称指划动作:是手指或足趾间歇、缓慢、扭曲、蚯蚓蠕动样的伸展动作,指趾呈现各种奇异姿态,如手呈"佛手"样。肢体远端肌张力呈游走性的时高时低,故又称变动性痉挛(mobile spasm)。本症见于纹状体钙化、肝豆状核变性、胆红素脑病(又称核黄疸)等。

(5)扭转痉挛(torsion spasm)或称变形性肌张力障碍(dystonia musculorum deformans),是躯干的徐动症,其特点同手足徐动症,系围绕躯干或肢体长轴的缓慢扭转性或呈螺旋形旋转的不自主运动;局限型颈肌的扭转称为痉挛性斜颈。本症可为原发性,而症状性者见于肝豆状核变性及吩噻嗪类、丁酰苯类或左旋多巴等药物反应。

(6)偏侧投掷运动(hemiballismus):为一侧肢体猛烈的投掷样不自主运动;类似舞蹈样动

作,肢体近端重,运动幅度大,是因对侧丘脑底核损害或其与纹状体的传导径路的病变引起。

(7)抽动症(tic):为固定性或游走性的单个或多个肌肉快速收缩动作,如挤眉、眨眼、噘嘴、舐唇、耸肩、转颈等。一部分患者是由于基底节病变或精神因素,引起一组肌肉重复地、刻板地收缩,多属习惯性动作。医源性者如吩噻嗪类或丁酰苯类、左旋多巴、胃复安等药物引起的运动障碍(drug induced dyskinesia)近年来渐多见。治疗早期出现者称急性肌张力障碍,停药后可消失。长期用药后始出现者称迟发性运动障碍(tardive dyskinesia),首先表现为口及面部的动作异常(facial/oro－facial dyskinesia),严重时可出现扭转痉挛、痉挛性斜颈、不安宁、静坐不能等不自主运动,停药可消失,或不可逆。中年以后自发性的口、面颊、舌、眼睑等肌肉运动异常多见于 Meige 病。抽动秽语综合征(Gilles de la Tourette 综合征)见于儿童,主要表现为面肌抽动、喉部痉挛、发音肌抽动以及秽语等。

锥体系与锥体外系综合征的临床鉴别要点(见表 4－3)。

表 4－3　锥体系和锥体外系综合征的临床鉴别要点

鉴别要点 肌张力增高	锥体系	锥体外系
性质	折刀征(痉挛)	被动运动全过程中伸、屈肌均匀性增高(铅管样强直)或间歇性增高(齿轮样强直);小脑病变时肌张力降低
分布	上肢的屈肌,下肢的伸肌	四肢的伸、屈肌(但以屈肌为主),躯干的屈肌
不自主运动	无	出现震颤、舞蹈症、手足徐动症、肌张力障碍
腱反射	亢进	正常或轻度增高
巴宾斯基征	阳性	阴性
随意运动瘫痪	存在	不存在或仅有轻度障碍

基底节的功能除锥体外系统调节外,还有其他功能环路,如认知环路、眼球运动环路和边缘脑环路。认知环路为意向性运动环路,即前额叶的意向性兴奋经纤维传导到尾核头部,壳核和苍白球时对侧皮质前区的神经兴奋可经丘脑腹侧核发出新的兴奋,这就形成了意向运动开与关的环路,这种现象可见于帕金森病患者。边缘脑环路的纤维从前额叶下部经核襻、苍白球腹侧、丘脑内背核回到额叶皮质下部,该环路控制可视性情感,如微笑、不高兴、强势和愤怒等。眼球运动环路则从额叶眼球运动区和后顶叶皮层(第 7 区)发出至尾核－黑质网状襻(SNpr)至丘脑腹核额叶眼区和前额叶皮质,该通路控制眼球的扫视运动。帕金森病患者眼球运动徐缓。

三、小脑系统

1.解剖、生理小脑位于后颅窝内。上方为小脑幕(天幕),与枕叶隔开,下方为小脑延髓池,腹侧为脑桥与延髓,其间为第四脑室。借上脚(结合臂)、中脚(脑桥臂)和下脚(绳状体)三个小脑脚分别与中脑、脑桥及延髓联系。小脑中部的狭窄部分,其形似虫,称为蚓部,其两侧为小脑半球,由蚓部把两侧小脑半球连结在一起。小脑上面比较平坦,下面则颇膨隆;上面的蚓部称上蚓，下面的蚓部称下蚓，上蚓与半球间无明显分界，下蚓则有两个深沟与两小脑半球明显隔开。蚓部和小脑半球有多数横行的裂和沟，将小脑分成许多回、叶或小叶。上蚓向前延伸至上髓帆，形成小舌。下蚓自前向后由小裂分成蚓小结、蚓垂及部分蚓锥。蝴小结向两旁伸展成线球，两者合称域球小结叶（flocculonodular lobe）。蝴垂向两旁延伸成小脑扁桃体，颅内压增高时，小脑扁桃体可向下疝入枕大孔而立即致死。蚓锥向外延伸成二腹小叶。小脑含有三个主叶，即前叶、后叶及绒球小结叶。在小脑上表面有一"V"形的主裂，在主裂前方为小脑前叶，在主裂后方的其余小脑半球及蚓锥和蚓垂合称为小脑后叶。后叶上之水平裂为小脑上、下表面的分界线（见图4—32，图4—33）。

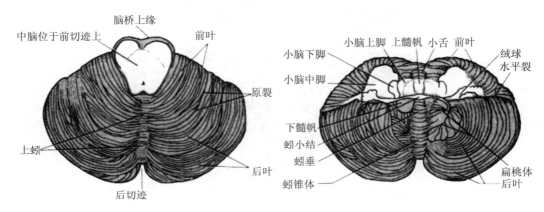

图4—32　小脑半球上面观　　　　图4—33　小脑半球下面观

小脑表面是由细胞组成的灰质，里面是由神经纤维组成的白质。灰质分三层，从外向内为分子层、浦肯野（Purkinje，梨形）细胞层及颗粒细胞层。白质中由外侧向中线有四对神经核，即齿状核、栓状核、球状核和顶核，其中齿状核最大。输入小脑的纤维有两种：一为攀缘纤维（climbing fibres），主要传导来自下橄榄核的冲动至浦肯野细胞，下橄榄核接受上行及下行的传入冲动至小脑皮质；二为苔藓纤维（mossy fibres），传导来自大脑和脊髓的传入冲动，终止于颗粒细胞层，再由颗粒细胞的轴突传至分子层。皮质内的联系为由攀缘纤维直达浦肯野细胞，或由苔藓纤维经颗粒层传至分子层的篮细胞（basket cell）及星形细胞（stellate cell），再由此两种细胞传至浦肯野细胞。由小脑发出的冲动均起自于浦肯野细胞，终止于白质中的齿状核等神经核，再从齿状核等发出纤维，离开小脑，经小脑上脚（结合臂）终止于对侧的中脑红核，故齿状核是最重要的核团。

小脑系统的纤维联系分传入和传出两组（见图4—34）。

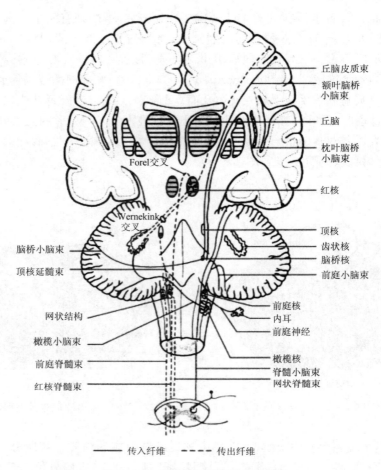

丘脑皮质束

额叶脑桥
小脑束

丘脑

枕叶脑桥
小脑束

红核

顶核
齿状核
脑桥核
前庭小脑束

前庭核
内耳
前庭神经

橄榄核
脊髓小脑束
网状脊髓束

Forel交叉

Wernekink
交叉

脑桥小脑束
顶核延髓束

网状结构
橄榄小脑束
前庭脊髓束
红核脊髓束

——— 传入纤维　- - - - 传出纤维

图4—34　小脑传入纤维与传出纤维

　　小脑的传入纤维主要通过小脑下脚及中脚进入小脑,有:①来自脊髓的脊髓小脑束:将自肌腱、关节来的本体觉(深感觉)经后根(后根神经节为Ⅰ级神经元)传导至脊髓后角的背核细胞(Clarke柱,为Ⅱ级神经元),换元后,其轴突组成脊髓小脑后束,在同侧侧索后周边部上行,到达延髓后形成外弓纤维,经小脑下脚进入小脑蚓部;背核细胞另一部分轴突组成脊髓小脑前束,在同侧侧索内上行,至中脑经小脑上脚进入小脑蚓部。②来自延髓的前庭小脑束:由前庭核细胞的轴突组成,经小脑下脚进入同侧原始小脑(绒球小结叶及顶核),但有些纤维则直接由前庭神经进入原始小脑。③来自延髓的橄榄小脑束:起自对侧下橄榄核,交叉后经小脑下脚终止于小脑皮质和蚓部。④来自大脑皮质的皮质－脑桥－小脑束:起自额中回或颞中下回及枕叶皮质,经内囊前肢下行,终止于同侧脑桥核(额叶或颞叶脑桥束),换元后组成脑桥小脑束交叉至对侧,经小脑中脚(脑桥臂)进入对侧小脑皮质。

　　小脑传出纤维主要从齿状核发出,通过小脑上脚离开小脑,有:①齿状核－红核－脊髓束:自齿状核发出的纤维交叉后终止于对侧红核,红核脊髓束走出红核后,立即交叉[福莱尔(Forel)交叉],沿脑干和脊髓侧索下行,终止于脊髓前角细胞,与躯干、肢体肌肉联系。②齿状核—红核—丘脑束：纤维自齿状核发出后交叉至对侧红核，由红核再至丘脑，通过丘脑皮质束到达大脑皮质第 4 区与第 6 区而与锥体束及锥体外系发生联系。③顶核延髓束：从小脑顶核发出，经过小脑下脚到达延髓网状结构和前庭核，再由网状脊髓束和前庭脊髓束终止于前角细胞而与躯干、肢体肌肉建立联系。通过前庭核，小脑借内侧纵束和眼肌神经核相联系，因而也就与眼球运动的肌肉发生联系。因此，在小脑的传入、传出通路中有 3 个主要的纤维交叉：①魏奈金克(Wemekink)交叉：小脑齿状核发至红核的纤维经小脑上脚后都交叉到对侧中脑红核。②福莱尔(Forel)交叉：红核脊髓束纤维自红核发出后立即交叉至对侧。③脑桥小脑纤维交叉：由大脑皮质至小脑的传入纤维经脑桥核换元后组成脑桥小脑束均交叉至对侧，经小脑中脚进入小脑。由于上述的三个交叉，因此小脑损害后出现的小脑功能障碍为同侧肢体的小脑功能障碍；大脑皮质和红核损害时出现的小脑症状为对侧肢体的小脑功能障碍。

在种系发生史上，绒球小结叶及顶核是前庭结构向小脑的延伸，是小脑最古老的结构，称为原始小脑(archicerebellum)，它主要接受前庭器官传来的冲动，与身体的平衡密切相关。损害时的表现为躯干和下肢远端的共济失调。小脑前叶及后叶的蚓锥、蚓垂是发育史上次古老的结构，称为旧小脑(paleocerebellum)，主要接受来自脊髓的本体感觉，维持身体的姿势及调节肌肉的张力。小脑后叶(蚓锥、蚓垂除外)是小脑最大的部分，它与大脑半球同时发育，称为新小脑(neocerebellum)，接受皮质脑桥小脑束的传入冲动，对随意精细动作的发动、校正、协调起着重要的作用。此外，从中脑上丘及下丘发出的顶盖小脑束传送视觉和听觉的冲动，对于身体的定向亦有密切关系。

2. 小脑损害的临床表现

小脑损害的症状与损害的部位有关，蚓部是躯干肌的代表区，而小脑半球是四肢(特别是远端部)的代表区，故蚓部病变与小脑半球病变的临床表现有差异。小脑半球的病变，即新小脑的病变，损害症状主要表现在四肢。与病变小脑同侧的上、下肢出现共济失调，上肢比下肢重，远端比近端重，精细动作比粗大动作影响明显。表现为指鼻试验、跟膝胫试验不准确，误指试验偏向病侧，辨距不良，轮替动作差，反跳现象阳性；有运动性震颤；肌张力常减低，且有肌无力，容易疲乏，可有钟摆样膝反射；常有水平性亦可为旋转性眼球震颤，眼球向病灶侧侧视时，眼球震颤可更粗大。小脑半球病变常多见于小脑脓肿、星形细胞瘤或小脑成血管细胞瘤(von—Hipple—Lindau 病)等。

(1)小脑半球病变最主要的症状如下。

共济失调(ataxia 或 incoordination)：因为任何主动运动都必须有主动肌、拮抗肌、协同肌及固定肌等四组肌肉的共同协调才能完成。小脑病变时，这些肌肉的协调功能发生障碍，出现站立不稳、摇晃欲倒(Romberg 征阳性)；行走时两脚分开、步态蹒跚、左右摇晃，如醉汉走路样，称醉汉步态。与深感觉障碍性共济失调迥然不同，小脑性共济失调在睁眼后症状并不能改善。

构音障碍：小脑损害时因发音肌的共济失调，患者出现暴发性言语，语音不清，且言语缓慢，断断续续不连贯，犹如吟诗状，故亦称"吟诗状言语"。

辨距不良(dysmetria)：由于对运动的距离、速度及力量估计能力的丧失而发生。由此导致患者动作过度，检查时可发现指鼻试验、跟膝胫试验、轮替动作、误指试验及反跳试验等皆呈不正确、不灵活或笨拙反应，且写字常过大。

震颤(tremor)：运动性震颤或意向性震颤以及眼球震颤亦为小脑病变的特征。运动性震颤只于作随意运动时出现，静止时会消失。

眼球运动障碍：可有眼球分离性斜视（skew deviation），即同侧眼球向下、向内，对侧眼球向上、向外，可能是由于小脑与其他中枢联系损害的结果。

此外，小脑占位病变可发生阵发性强直性惊厥，表现为去脑强直状态如四肢伸直、角弓反张、神志不清，称小脑发作。

（2）小脑蚓部（中线）的病变：蚓部属原始小脑及旧小脑，与前庭结构有密切联系，病变时引起躯干性共济失调，亦即发生轴性功能障碍，表现有躯干不能保持直立姿势，站立不稳，常向前或向后倾倒，行走时两足分开，步态蹒跚，呈醉汉步态。四肢共济失调一般不明显，特别是上肢；但下肢作为姿势及步态障碍的一部分，可有不同程度的共济失调。言语障碍明显。多无眼球震颤，肌张力常正常。蚓部病变多见于儿童小脑蚓部的髓母细胞瘤。

（3）小脑慢性弥散性变性：患者蚓部和小脑半球虽同样受损，但临床上多只表现躯干性和言语的共济失调，四肢共济失调不明显，这是由于新小脑的代偿作用所致。急性病变则缺少这种代偿作用，故可出现明显的四肢共济失调。小脑传导束或小脑脚受损时，可发生与小脑病变同样的症状。齿状核—红核—丘脑束受损时，可出现锥体外系性不自主运动。下橄榄核或其与齿状核间通路受损时可出现舌、咽、软腭部的肌阵挛。

（4）认知障碍：小脑病变还可出现认知障碍，表现为情感性小脑综合征，特征为注意减退、记忆减退和肢动性情感障碍。小脑病变的认知障碍常为短暂性，见于小脑手术后或小脑梗死后的代偿性皮质脑血流降低所致。

第四节　反射

反射是最基本的神经活动，是机体对感觉刺激所引起的非自主反应。反射活动的基础结构为反射弧。一个反射弧包括感受器、传入神经元（即感觉神经元）、神经中枢内一个或数个联络神经元、传出神经元（即脊髓前角或脑干的运动神经元）和效应器（肌纤维或腺体等）。反射弧的活动又受神经系统高级中枢抑制冲动的制约。反射弧中任何一点的中断即可造成反射消失；反射弧正常，若高级中枢（特别是锥体束）病变，使抑制解除，可使反射增强（如中枢性瘫痪的腱反射亢进及出现巴宾斯基征等病理反射），或因断联休克而使反射消失。根据反射弧所牵涉到的神经组织范围不同，反射可以是简单的或复杂的。肌肉的收缩、肌张力的改变、腺体的分泌或内脏的反应等都属于反射的范畴。临床上常规检查的反射，主要是最简单的肌肉收缩反射，如浅反射（皮肤、黏膜反射）、深反射（肌肉牵张反射或腱反射、骨膜反射）、病理反射等。每一反射弧都是通过它自己的脊髓节段和传入及传出的周围神经完成，因此，作反射检查可以帮助判断神经系统的损害部位。临床应用的反射均限于躯体神经的反射，包括浅反射和深反射。

一、浅反射

皮肤反射和黏膜反射是身体表面部分感受器的刺激所引起，这些反射被称为外部反射。每种浅反射均有与节段装置相当的反射弧，该反射弧受损时反射就消失。现将临床上常用的浅反射、检查法、反应、肌肉、神经和节段定位列于表4—4。

表4－4　浅反射定位

反射	检查法	反应	肌肉	神经	节段定位
角膜反射	轻触角膜	闭眼睑	眼轮匝肌	三叉、面神经	脑桥
咽反射	轻触咽后壁	软腭上举和呕吐	诸咽缩肌	舌咽、迷走神经	延髓
上腹壁反射	划过腹部上部肌肤	上腹壁收缩	腹横肌	肋间神经	胸$_7$～胸$_8$
中腹壁反射	划过腹部中部肌肤	中腹壁收缩	腹斜肌	肋间神经	胸$_9$～胸$_1$
下腹壁反射	划过腹部下部肌肤	下腹壁收缩	腹直肌	肋间神经	胸$_{11}$～胸$_{12}$
提睾肌反射	刺激大腿上部内侧皮肤	睾丸上举	提睾肌	生殖股神经	腰$_1$～腰$_2$
跖反射（正常）	轻划足底外侧	足趾及足向跖面屈曲	屈趾肌等	坐骨神经	骶$_1$～骶$_2$
巴宾斯基征（病理）	轻划足底外侧	踇趾向足背屈曲，其余足趾呈扇形分开	屈趾肌等	坐骨神经	骶$_1$以上锥体束
肛门反射	轻划或针刺肛门附近	外括约肌收缩	肛门括约肌	肛尾神经	骶$_4$～骶$_5$

腹壁反射除了脊髓节段性反射弧以外，还有冲动通过脊髓至大脑皮质（可能达中央前回、中央后回）后再下传（经锥体束）至前角细胞的反射弧，所以锥体束受损后产生皮肤反射消失与腱反射增强。脊髓反射弧的中断亦可出现皮肤反射消失；昏迷、熟睡、麻醉、1岁内的婴儿也可丧失。正常的提睾反射两侧可以不对称。

二、深反射

深反射包括腱反射和骨膜反射，是刺激肌腱、骨膜和关节内的本体感受器所产生的反应，又称本体反应。反射弧仅由感觉神经元和运动神经元直接联系而成，无中间联系神经元。现将临床上常用的深反射、检查法、反应、肌肉、神经和节段定位列于表4－5。

表4－5　深反射定位

反射	检查法	反应	肌肉	神经	节段定位
下颌反射	轻叩微张的下颌中部	下颌上举	嚼肌	三叉神经第3支	脑桥
肩胛反射	叩击两肩胛间	肩胛骨向内移动	大圆肌、肩胛下肌	肩胛下神经	颈$_5$～颈$_6$
肱二头肌腱反射	叩击置于肱二头肌腱上的检查者手指	肘关节屈曲	肱二头肌	肌皮神经	颈$_5$～颈$_6$
肱三头肌腱反射	叩击鹰嘴上方肱三头肌腱	肘关节伸直	肱三头肌	桡神经	颈$_6$～颈$_8$
桡骨膜反射	叩击桡骨茎突	肘关节屈曲、旋前和手指屈曲	桡肌、肱三头肌、旋前肌、肱二头肌	正中神经、桡神经、肌皮神经	颈$_5$～颈$_8$
膝反射	叩击膝盖下股四头肌腱	膝关节伸直	股四头肌	股神经	腰$_2$～腰$_4$
跟腱/踝反射	叩击跟腱	足向跖面屈曲	腓肠肌	坐骨神经	骶$_1$～骶$_2$

深反射的减弱或消失系因反射弧的任何部位(周围神经、神经根或脊髓前角)被损害所引起,为下运动神经元病变特征之一。肌肉本身疾病或神经肌肉接头处的病变,如肌营养不良症、周期性瘫痪或重症肌无力时也可出现腱反射的减弱或消失。麻醉、昏迷、熟睡、脑脊髓的断联休克期中,深反射亦可减弱或消失。

深反射的增强是因锥体束受损所引起,为上运动神经元病变特征之一,是由于脊髓反射弧失去正常的抑制性纤维联系而出现的释放症状,表现腱反射亢进。神经症、甲状腺功能亢进、破伤风、手足搐搦症、番木鳖碱中毒等患者因皮质神经元的兴奋性增高,也可出现对称性的腱反射不同程度增高。阵挛是腱反射高度增强的一种表现,在锥体束受损时出现,由于肌腱受到牵伸而发生的有节律的肌肉收缩,常见的是踝阵挛和髌阵挛。在神经症中,有时也可出现所谓功能性阵挛,但这种阵挛次数少,不持久,而且是对称性的。

三、病理反射

病理反射仅在中枢神经系统损害时才出现。脊髓性和脑性的各种病理反射主要是锥体束受损后失去了对于脑干和脊髓的抑制作用而产生。

1.巴宾斯基反射(Babinski sign) 亦称跖反射,正常时刺激足底外侧,足趾跖屈。当锥体束受损后,同样地刺激足底外侧,足瞬趾背屈和其他足趾扇形散开。这是最重要的病理反射,是锥体束受损的特征性反射,亦称病理性跖反射或瞬趾背屈征。临床上尚有许多检查足部病理反射的方法,基本上都是趾背屈或其余诸趾跖屈的反应,所不同的只是刺激的部位 和性质(表4—6)。1岁内的正常婴儿可出现巴宾斯基征。

表4—6 锥体束受损后的足部病理反射

名称	检查法	反应
巴宾斯基(Babinski sign)征	以针样物在足底外缘自后向前划过	瞬趾趾背屈,其余各趾呈扇状散开
查多克(Chaddock sign)征	以针样物划过足部外踝处	瞬趾背屈
欧本海姆(Oppenheim sign)征	以拇指用力沿小腿胫骨从上而下 挤压胫前肌	瞬趾背屈
戈登(Gordon sign)征	用手捏压腓肠肌	瞬趾背屈
赛夫欧(Schaffer sign)征	捏挟或挤压跟腱	瞬趾背屈
岗达(Gonda sign)征	紧捏中小趾,使之向下,数秒钟后突然放松	瞬趾背屈
罗索里摩(Rossolimo sign)征	急促地叩击足趾的跖面	足趾跖屈

2.霍夫曼征(Hoffmann sign) 用左手托住患者的腕部,以右手示指和中指夹住患者的中指,用拇指向下弹拨患者中指的指甲,如患者拇指和其他手指掌屈,即为阳性。反射阳性者常可提示高颈段锥体束受累的体征,但亦可见于反射活跃的正常人,故临床诊断时应结合其他体征考虑其价值。

3.脊髓总体反射(Mass reflex)又名缩回反射或防御反射,是由于脊髓完全性横贯性损害,与大脑脱离关系而引起。表现为刺激下肢任何部位时两侧下肢立即缩回(髋、膝屈曲,踝背屈)并出现巴宾斯基征。此时因大脑的抑制作用已经完全消失,冲动不断从后根进入脊髓,反射性兴奋可增强到非常程度,就是不易察觉的轻微刺激(床铺震动、被褥压迫、空气流动等)

亦能引起此缩回反射,以致下肢 3 个关节的屈曲似乎是自动发生的。严重的屈肌痉挛最后则形成下肢持久的屈曲姿态,称为屈曲性截瘫;强烈时,尚伴有腹肌收缩,大小便排空,病变水平以下出汗、充血和竖毛。总体反射的出现可提示脊髓损伤较完全,所出现的截瘫称为屈曲性截瘫。部分性脊髓损伤产生伸性肌张力增高,伸性截瘫仅当刺激足底或下肢远端时可产生肢体的回缩反射,而不出现总体反射。

4.口反射　唇反射或吮吸反射,是皮质脑干(延髓)束受损后释放的体征。轻划唇部或轻叩口角时,上下唇就耸出而作吮吸动作,是假性延髓麻痹的特征之一。掌颏反射是另一种口反射,当轻划掌部鱼际上的皮肤时,引起同侧颏肌的收缩,亦是脑干受累的体征。新生儿和幼儿出现的口反射是正常的现象。

5.抓握反射(Grasp reflex)　轻划手掌指根部时,患者即握住刺激物而长久不放,故亦称强握反射。强握反射阳性常常提示额叶病损的存在。

6.其他　脑膜刺激征、直腿高举(Lasegue)征等均属病理体征,分别指脑膜或神经根刺激的体征。因为内科教材已有叙述,所以本章不再赘述。

第五节　脑功能定位

脑分为大脑、间脑、小脑和脑干等数个组成部分。大脑对各系统的信息进行整合和归纳,然后传出兴奋信息,控制随意运动,整合协调动作和自主神经系统。脑干为周围神经到中枢的传导通道,又有周围神经(脑神经)发出。直接或间接地与头面部的躯体感觉、躯体运动和内脏感觉(味)、内脏运动(腺体)直接相联系,而且还有许多脑干固有神经核行使其中枢的调节功能(如呼吸、心跳、睡眠等)。因此,脑的各个水平除完成与大脑半球的联系功能外,均有各自的调节功能。

一、大脑

大脑由两侧大脑半球、深部的基底节和侧脑室所组成。两个大脑半球由胼胝体沟通。侧面观,每侧大脑半球呈半球形隆突,表面凹凸不平,凹陷部称沟,隆起部称回。最显著的沟为大脑外侧裂和中央沟,并由这些主要的沟和裂将大脑半球划分为额、颞、顶、枕四个叶(参见图4—24)。

(一)额叶

额叶占大脑半球表面的前 1/3,位于外侧裂上、中央沟前方,是大脑半球主要功能区之一。该区主要功能有以下一些。

1.躯体运动功能相关区　该区包括第 I 躯体运动区、第 II 躯体运动区、运动辅区和头眼运动区。第 I 躯体运动区位于中央前回和旁中央小叶区的前部,包括 Brodmman4 区和 6 区,是躯体运动的主要功能代表区,有 30% 的皮质脊髓束纤维始于 4 区,28% 的纤维始于 6 区,但起源于 Betz 大锥体细胞的纤维仅占 3%。第 I 躯体运动区控制对侧躯体的运动功能,下肢代表区在顶部,膝关节以下在大脑半球的内侧面,上肢代表区在中间部。躯体代表区是倒置的,头顶部在底部,但它的排列是直立的,手指、唇、舌代表区均较大。第 I 区的破坏产生对侧躯体的单瘫或中枢性面瘫,刺激性病灶产生局灶性癫痫。第 II 躯体运动区位于深部岛叶皮质,与对侧肢体运动有关。头眼运动区位于额中回后部（Brodmman 8 区），并向中央前回延伸。该区功能与头眼运动有关，该区被破坏时，两眼同向凝视病灶侧；该区刺激时，两眼向病灶对侧凝视且伴头与肢体向对侧转位，见于癫痫的转位发作。

2.语言和书写功能区　该区包括运动性语言区和书写区。运动性语言区亦称布罗卡（Broca）区，位于大脑半球外侧裂上方和额下回后部（Brodmman 44、45 区）。左侧（或主侧）半球与该区病变引起表达性失语，轻度则为电报式失语。此种失语在语言中无错义、错词，但在表达中发生困难。该区的失语亦称前语言区失语或外侧裂周性失语。额叶的书写区位于中央前回的上肢代表区和额中回后部，该区的病变会出现写字和绘画困难，产生失写症（a-graphia）。

3.眼球凝视中枢　位于额中回后部。该区刺激时，双眼球同时凝视病灶对侧（如癫痫发作）；该区破坏时，双眼同向凝视病灶侧（如卒中）。

4.额前区　该区广泛的联络纤维与记忆、判断、抽象思维、情感、冲动行为有关。该区病变时出现精神退缩、记忆丧失、行为幼稚、情感淡漠和强握、摸索等精神行为障碍。

（二）顶叶

顶叶位于中央沟后、顶枕线之前和外侧裂延长线的上方，该叶的主要功能如下。

1.感觉功能相关区　该区包括第 I 躯体感觉区、第 II 躯体感觉区和味觉功能相关区。第 I 躯体感觉区位于中央后回和旁中央小叶的后部 Brodmman 3 区，该区接受丘脑腹外侧核和腹后内侧核传入的神经纤维，为对侧半身的痛、温、触、压和位置觉的代表区。感觉的分布与中央前回躯体运动相关区的分布相对应，下肢在上，头部在下。感觉代表区的刺激产生对侧半身的局灶性感觉发作，该区的破坏产生对侧半身的躯体感觉障碍，并出现许多临床症状或综合征。例如位置觉缺失（不知自己肢体的位置实体辨别觉缺失（手摸不出物质的形状、大小）；皮肤辨别觉缺失或减退（皮肤上写字或画图形而不能辨别）等。第 II 躯体感觉区位于岛叶，在中央前回的深面、外侧裂的上壁。该区的主要功能为痛觉代表区，但其分布则从头到下肢以水平状从前到后分布。味觉代表区分布于顶叶的岛盖，即 Brodmman 50 区，该区纤维亦与边缘脑和额叶底部相连。

2.语言、文字、信号等功能相关区　该区位于顶下回、缘上回和角回，即 Brodmman 39 区和 40 区。该区的主要功能是语言、文字符号和空间认识能力。这些部位损害可产生失语、失用和体象障碍。顶叶角回的病变产生命名性失语（anomic aphasia），患者往往知道物体的名称而说不出，经提醒后即可说出，故亦称为遗忘性失语（amnestic aphasin）。角回和缘上回同时受累时则可出现失语同时伴有书写和理解的困难。若以缘上回损害为主者则出现失用症，即患者知道物品的名称却不会使用，如不会打电话，不会穿衣等。体象障碍则由缘状回损害引起，患者有对自身病肢的不承认（自体不认症）、空间定位困难（失地理概念）、失定向（出走后不能回家）和偏侧忽视（写字仅写一个字的一半）等表现，但患者并无偏盲。

（三）颞叶

颞叶位于大脑外侧裂下方、顶枕线的前方，由数条水平沟将颞叶分成颞上回、颞中回和颞下回，该区主要功能如下。

1.视、听觉功能相关语言区　听觉性语言区位于颞上回后部和缘上回，即 Brodmman20

区和 40 区,主要功能为调整自身语言和听懂别人的语言内容。该区病变时虽然能有自发语言,但不能表达自己的意思,亦听不懂别人的讲话,常呈答非所问的现象。视觉性语言区包括阅读中枢和听觉语言中枢,位于 Brodmman39 区,顶下小叶的角回和颞上回后部,该区称为后语言,即 Wernicke 区。该区的病变导致不能认识文字符号和语音符号,因此,患者听不懂亦读不出,产生失写、失读、失认等综合性语言障碍。

2. 听觉平衡功能相关区　听觉中枢位于外侧裂深部,颞中回深部与颞横回以及部分颞上回皮质所组成,即由 Brodmman 41 区、部分 42 区、22 区组成,统称听觉联合区。听觉纤维是双侧传入的,一侧颞叶该区病变不会产生皮质性耳聋。前庭平衡功能的神经纤维终止于颞上回的前端,该区刺激可产生眩晕,常见于眩晕发作的痫性发作。

3. 嗅觉功能相关区　位于颞叶内侧的梨状皮质,包括海马钩回、海马旁回的内侧嗅觉区及岛阈皮质。该区域的兴奋刺激可出现幻嗅发作,常见于颞叶癫痫。

4. 精神运动和内脏运动相关区　位于颞叶内侧面,包括海马、海马钩回、扣带回等区域,多数部位均属边缘系统,这些部位的损害可出现幻觉、自动症和记忆丧失、猜疑妄想、冲动行为等精神症状。若累及内脏功能区,可出现腹痛、肠胃自主神经功能紊乱等。

（四）枕叶

枕叶位于顶枕裂和枕前切迹连线的后方。枕叶突面无特殊功能。枕叶内侧面有一较深的裂,称为矩状裂,该裂两侧为视觉皮质代表区。一侧枕叶完全损伤引起病变对侧同向偏盲;两侧枕叶完全破坏,引起完全性皮质盲(视觉丧失,但瞳孔对光反应正常);两侧矩状裂上方皮质病变,引起双眼下方视野缺损;两侧矩状裂下方皮质损害,引起双眼上方视野缺损。

（五）边缘系统

边缘系统(limbic system)包括海马、乳头体、隔部、岛叶、扣带回、海马旁回和杏仁核、颞极下核群。海马和边缘系统其他脑回间存在纤维环路,称为 Papezs 环路,途径为海马→穹隆→扣带回→眶内皮质→海马。海马接受不同神经功能的神经纤维的传入。包括:①膈核传入的胆碱能纤维,与睡眠功能有关。②蓝斑传入的去甲肾上腺素能纤维,与觉醒有关。③腹侧被盖核传入的多巴胺能纤维,与运动及思维有关。④缝隙核传来的 5-羟色胺神经纤维,与情感有关。海马除接受各部来的兴奋输入外,还综合许多功能,例如记忆功能。颞前部受损时,贮存记忆和新事物记忆及学习记忆受累,但顺序记忆存在。岛叶前部皮质与疼痛有关,后部及杏仁核与眶内皮质联系,与情绪反应及疼痛记忆有关。岛叶中部与语言功能有关。扣带回与前岛叶及纹状体有联系,它与额叶及运动辅区联系完成执行功能;接受丘脑伤害性感觉传入;传出愉快性情感,并与杏仁核互为调节,一旦前扣带回切除则立即出现进攻性精神焕发行为;管理营养与膀胱充盈以及呼吸功能。总之,边缘脑的功能和通路十分复杂,随着功能磁共振成像在心理检测中的应用,脑内神经纤维束的认识和脑内网络调节的认识论将进一步完善。

（六）内囊

内囊是大脑半球深部的另一个主要结构(见图 4-35)。内囊由丘脑、尾状核和豆状核三个灰质块的夹角所形成的,该区有许多神经纤维传导束通过,该区域内的神经纤维排列有十分重要的临床意义。在水平切面上,内囊呈尖端向内的钝角形,分为 3 个部分:①前肢:位于尾状核和豆状核之间,含额叶脑桥束和丘脑到额叶的纤维。②膝部:位于前、后肢连接处,皮质脑干束在此通过。③后肢:位于丘脑和豆状核之间,其前部有皮质脊髓束,支配上肢的纤维靠前,支配下肢的纤维靠后;后部有丘脑到中央后回的丘脑皮质束;最后部是视放射和听放射。内囊部位任何细小的病损均可出现对侧躯体体征,一侧内囊病损(如脑出血等)可引起对侧偏瘫、偏身感觉障碍和偏盲,即所谓"三偏"综合征。

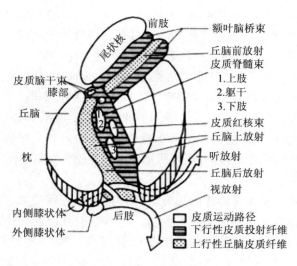

图 4-35 右侧内囊的组成

二、间脑

间脑位于大脑半球与中脑之间,是脑干与大脑半球连接的中转站,亦称大脑皮质下最高级的中枢。结构上可分为丘脑、下丘脑和第三脑室三大部分(见图 4-36),各部分的功能各异。

(一)丘脑

丘脑是间脑的最大灰质块,长约 4cm,宽约 1.5cm,呈卵圆形。内部灰质核团多达 30 余个,有些功能尚不清楚。主要的核有前核(与下丘脑发生联系,接受来自乳头体的乳头丘脑束纤维,并发出纤维与额叶内侧面的扣带回相联系)、内侧核(与大脑额叶相联系)与外侧核(与脊髓、延髓、小脑和顶叶相联系)。外侧核又分为腹后外侧核(脊髓丘脑束和内侧丘系终止于此)、腹后内侧核(接受三叉丘脑束的纤维)、腹外侧合(接受小脑齿状核及顶核发出的小脑丘脑束或齿状核-红核-丘脑束的纤维)、外侧膝状体(经视束接入纤维)和内侧膝状体(接受由中脑下丘传入的双耳听觉纤维)。

丘脑为各种感觉(除嗅觉外)进入大脑皮质之前最后一个换元站。它对上行的网状激活系统、边缘系统、运动系统及大脑皮质的活动都有重要影响。

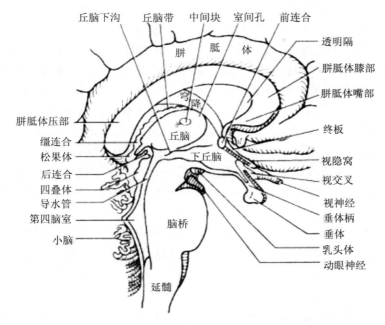

图 4－36　脑干矢状切面（示间脑）

丘脑损害时,会出现随损害部位而异的各种感觉症状。最轻的脑血管损害,可能仅出现对侧面部或局部肢体麻木和感觉不适,无客观感觉缺失或仅有触觉、针刺觉、振动觉的轻度减退。在丘脑膝状体动脉阻塞(丘脑外侧核后部损害)引起的德热里纳－鲁西综合征(Dejerine Roussy syndrome,又称丘脑综合征),患者对侧偏身感觉完全消失(深感觉缺失重于浅感觉,上肢重于下肢),可伴短暂的轻偏瘫,过一段时间后感觉有所恢复,但出现对侧弥散性疼痛(丘脑痛),可因各种刺激而阵发性加剧。丘脑穿通动脉阻塞后,主要表现为对侧偏身手足徐动、舞蹈样不自主动作,可伴有深感觉丧失、共济失调或震颤等。

(二)下丘脑

位于丘脑下方。体积很小,重量仅 4g。有视前核、视上核、室旁核、腹内侧核、背内侧核、乳头体核等。它是一个非常重要的神经结构,又是一个具有决定意义的内分泌腺体,与脑干、丘脑、边缘系统之间存在着密切的交互联系。下丘脑内有些神经元还具有内分泌腺体的作用,通过神经纤维和垂体门脉系统控制垂体的功能。它调节体温、体重、代谢、内分泌、饮食、生殖、睡眠、觉醒等重要生理功能及生命活动,对维持机体内环境稳定和决定情绪、行为反应等方面都起着重要的作用。

下丘脑损害时可出现一系列十分复杂的症状和综合征。

1.尿崩症　视上核、视旁核或下丘脑－垂体束受损等可引起抗利尿激素分泌不足所致的中枢性尿崩症。表现为多尿、烦渴、多饮、尿比重减低(一般低于 1.006),尿渗透压低于 290 mmol/L,尿中不含糖。禁水 8h 后血浆渗透压高于 300mmol/L,尿渗透压总低于血浆渗透压。

2.摄食异常　被认为是"饱食中枢"的腹内侧核受损后患者摄食量显著增加,呈下丘脑性肥胖。外侧下丘脑内存在"摄食中枢",损害后患者显著厌食而极度消瘦。

3.体温调节障碍　下丘脑广泛损害的患者可表现为体温过高或过低。下丘脑吻部损害，影响散热，在温热环境中体温不断上升而呈高热；下丘脑尾部损害，影响产热，体温接近环境温度。但也有单独下丘脑吻部病损而尾部正常的患者表现为发作性体温降低至28℃。

4.性功能障碍　性功能减退为下丘脑疾病的常见症状，多数是由于垂体丧失了下丘脑的抑制作用，使泌乳素分泌过多所致，少数是由于促性腺激素释放激素不足所致。表现为肥胖而生殖无能（弗勒赫利希综合征，即 Frohlich syndrome，又称肥胖生殖无能综合征）。发生于儿童时期的下丘脑损害可引起早熟，多见于男孩，常为肿瘤引起所致。

5.睡眠—觉醒异常　前下丘脑与睡眠有关，后下丘脑则与觉醒的发生和维持有关。后下丘脑病损可引起多睡，患者非常容易入睡，但尚可被唤醒。损害延及中脑首端网状结构时转为昏迷。

一般而言，缓慢发展的下丘脑病损（如肿瘤）更可能引起摄食异常和内分泌功能障碍，急性破坏性病损更可能出现昏迷和自主神经系统的紊乱，如消化性溃疡和消化道出血等。

三、脑干

脑干由中脑、脑桥和延髓组成，中脑上接间脑，延髓下接脊髓。脑干是大脑皮质与脊髓及外界相联系的信息传递的必经要道。

（一）脑干的内部结构

1.神经核　第Ⅲ，Ⅳ对脑神经核位于中脑；第Ⅴ、Ⅵ、Ⅶ、Ⅷ对脑神经核位于脑桥；第Ⅸ、Ⅹ及部分第Ⅺ、Ⅻ对脑神经核位于延髓。除了脑神经核外，尚有传导深感觉的中继核（薄束核、楔束核）以及与锥体外系有关的核（红核、黑质）等。

2.传导束　包括深感觉传导束、浅感觉传导束、锥体束、锥体外通路及内侧纵束（与眼球运动神经及副神经有联系，尚有来自前庭的纤维，以及保证头、颈、眼球协同运动的传导束）等。

3.脑干网状结构　为分布在脑干的中轴、经典传导通路和神经核之间、神经纤维交织如网的灰质结构，其间有许多散在或成团的神经元。它与大脑皮质、丘脑、下丘脑、边缘系统、小脑、脑干神经核和脊髓等密切联系，几乎参与神经系统的所有重要功能，如调节呼吸、循环、消化等内脏活动，控制运动和感觉功能，以及清醒和睡眠的节律交替等。最突出的调节功能为网状上升激活系统的睡眠觉醒调节；侧视中枢的眼球运动调节和以蓝斑为中心的呼气和吸气调节。

（二）脑干损害的临床表现

1.单侧脑干损害的临床表现

（1）延髓损害：①瓦伦贝格综合征（Wallenberg syndrome），又称延髓背外侧综合征（见图4—37），见于椎动脉、小脑后下动脉或外侧延髓动脉阻塞的外侧延髓和小脑后下部分缺血性损害。主要表现为：眩晕、恶心、呕吐、眼球震颤（前庭核损害吞咽、构音障碍，同侧软腭、声带瘫痪及咽反射消失（舌咽、迷走神经损害）；同侧头部疼痛和麻刺感，同侧面部痛觉、温度觉障碍（三叉神经脊束核损害）；向病侧倾倒和同侧肢体共济失调（小脑下脚、小脑皮质束损害）；同侧霍纳综合征（Horner syndrome）（下行交感神经束损害）；对侧偏身痛觉、温度觉障碍（脊髓丘脑束损害）。②延髓内侧综合征（Dejerine综合征）：延髓锥体部发生梗死时出现对侧中枢性偏瘫，内侧丘系和舌下神经纤维受损时同时发生同侧舌肌瘫痪、萎缩和对侧偏身深感觉障碍。

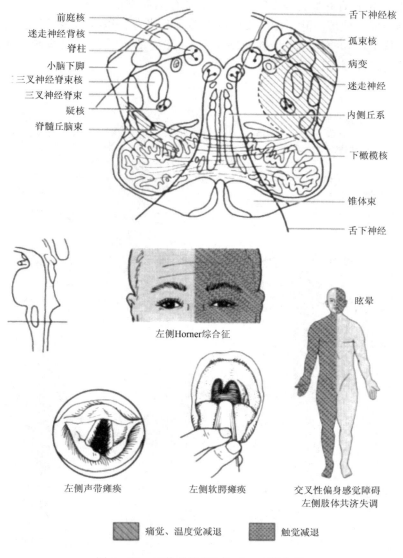

图4—37　瓦伦贝格（Wallenberg）综合征

（2）脑桥损害：①米亚尔—居布勒综合征（Millard—Gubler syndrome，又称脑桥腹下部综合征）（见图4—38）：表现为同侧眼球不能外展（展神经损害）、周围性面瘫（面神经核损害）及对侧中枢性偏瘫（锥体束损害）。尚有可能有对侧偏身感觉障碍（内侧丘系与脊髓丘脑束损害）。②上位脑桥外侧部综合征（又称小脑上动脉综合征）：主要表现为眩晕、恶心、呕吐、眼球震颤（前庭核损害），双眼向病侧水平面凝视不能（脑桥侧视中枢损害），向病侧倾倒和同侧肢体共济失调(小脑中脚、小脑上脚、小脑上面和齿状核损害),同侧霍纳综合征(下行交感神经束损害),同侧面部感觉障碍、三叉感觉束损害和对侧偏身痛觉、温度觉障碍(脊髓丘脑束损害),以及双侧下半身触觉、深感觉障碍(内侧丘系外侧部分损害)。③闭锁综合征(locked—in syndrome):见于双侧脑桥基底部损害。双侧皮质脊髓束支配三叉神经以下的皮质脑干束受损而出现双侧中枢性偏瘫。除了中脑支配的眼球运动尚存在以外,患者将丧失任何运动表达能力。脑干网状结构和躯体感觉传导通路未受损,患者的感觉和意识基本正常,但也只能以抬眼和眼球垂直运动示意。

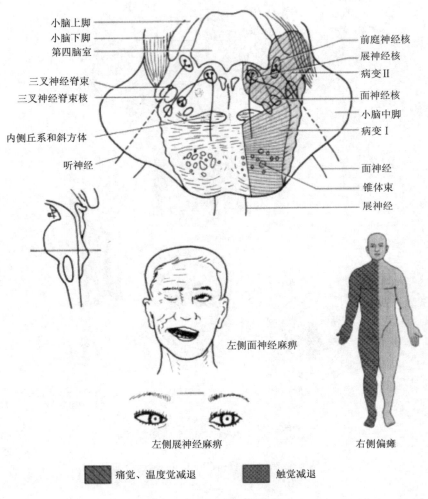

图4—38 米亚尔—居布勒(Millard—Gubler)综合征

(3)中脑损害:①韦伯综合征(Weber syndrome),又称中脑腹侧部综合征:病变位于大脑脚,累及锥体束与动眼神经,出现病侧动眼神经麻痹和对侧中枢性偏瘫(见图4—39)。最多见于小脑幕裂孔疝。②帕里诺综合征(Parinaud syndrome),又称中脑顶盖综合征:见于松果体瘤,两侧中脑顶盖受累,引起双眼垂直运动麻痹,以向上仰视不能为常见,侵及被盖则瞳孔光反射消失。

2.脑干双侧弥散性损害　脑干网状结构与维持意识清醒有关,称为上行网状激活系统(ascending reticular activating system)。高位脑干肿瘤患者可在发生脑神经和长束症状之前首先出现嗜睡,随病情发展导致整天入睡,直至昏迷。常常有情感、记忆、智能和人格等方面的变化。中脑和下位脑桥间被盖损害的患者可出现中枢性过度换气。中段脑桥被盖外侧部分损害可发生长吸气式呼吸。延髓损害可出现共济失调性呼吸,呼吸的频率和幅度都极不规则,又称 Biot 呼吸。

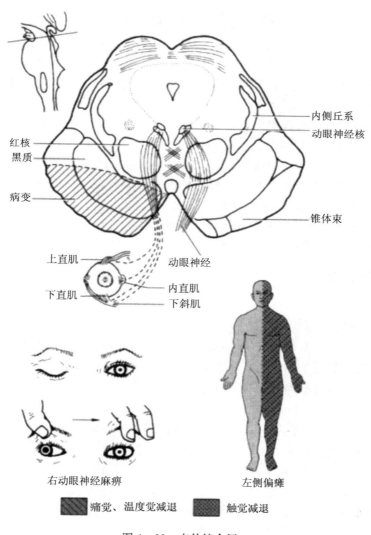

图 4—39　韦伯综合征

第五章 神经系统疾病的常用诊疗技术

第一节 脑脊液检查

脑脊液(cerebrospinalfluid,CSF)位于脑室及蛛网膜下隙内,含有恒定的化学成分,能维持中枢神经系统的渗透压和酸碱平衡,使中枢神经系统保持在一个稳定的化学内环境。脑脊液还起着运送营养物质到中枢神经系统以及从中枢神经系统运走代谢产物的作用。正常情况下,在血液与脑脊液之间、脑脊液与脑之间存在机械性和渗透性屏障,血液中的各种化学成分只能选择性地进入脑脊液中,这种功能称为血-脑脊液屏障(blood-brainbarrier,BBB)。在病理情况下,如脑瘤、脑膜炎时脑脊液的生成可成倍增加,且随着血脑脊液屏障破坏和通透性增高可使脑脊液成分发生改变。因此检查脑脊液是研究神经系统疾病生物化学和代谢状况的重要手段,对诊断神经系统疾病具有重要意义。

采集脑脊液的方法有腰椎穿刺(lumbarpuncture)、小脑延髓池穿刺、颈椎侧方穿刺和侧脑室穿刺,其中临床以腰穿最为常用和安全。

一、腰椎穿刺术

1.适应证

(1)了解脑脊液压力和成分的变化。

(2)需要注入影剂和空气等进行造影,以观察脊髓蛛网膜下隙、脑蛛网膜下隙和脑室系统情况的疾病,以及需要做脑髓液动力学检查者。

(3)需要放脑脊液或鞘内注入药物进行治疗的疾病。

2.禁忌证

(1)颅内压明显升高,怀疑颅后窝肿瘤,有脑疝迹象或危险者。

(2)病情危重,如休克、心力衰竭等原因不能承受腰椎穿刺术者。

(3)穿刺部位局部皮肤、皮下组织或脊柱有感染,穿刺易将感染带入中枢神经系统时。

(4)脊髓压迫症的脊髓功能已处于即将丧失的临界状态者。此时腰穿可加重病情。

(5)严重凝血功能障碍、使用肝素等药物导致出血倾向者。

(6)躁动不安,难以合作及严重脊柱畸形者。

3.并发症

最常见的是腰穿后头痛,多为低颅压所致。坐、立位时症状加重,平卧时症状缓解。可持续 2~8d,严重者还可伴有恶心、呕吐和耳鸣。为预防腰穿后头痛,穿刺时尽量选小号穿刺针,进针时针尖斜面应与脊柱轴线平行,以免硬脊膜纤维受损。留取脑脊液不宜过多,一般不要超过 10ml。腰穿后至少去枕平卧 4~6h。为减轻腰穿后头痛,应多饮水,必要时可静脉输入生理盐水。

4.方法

成人脊髓大多终止于腰$_1$椎体下缘,少数终止于腰$_2$和腰$_3$椎间隙,故一般选择腰椎$_{3~4}$间隙进针,相当于两侧髂嵴连线中点。亦可选择下一椎间隙或上一椎间隙。儿童脊髓终止水平较低,不宜在腰椎$_{2~3}$间隙穿刺,以免损伤脊髓。除特殊情况采用坐位外,一般采用侧卧位。患者侧卧于硬板床上,背部与床面垂直,头向胸部俯屈,两膝弯曲至腹部,使椎间隙尽量增宽。选定穿刺部位后,消毒皮肤,戴无菌手套,铺消毒洞巾,用 2% 利多卡因 1~2ml 行局部麻醉。术者一手固定穿刺点周围皮肤,另一手持针,以垂直于背部或稍向头端方向缓慢进针 4~6cm (儿童 2~3cm),当针尖穿过韧带和硬膜时可感到阻力突然消失的“突破感”,此时针尖即已进入蛛网膜下隙。缓慢抽出针芯,即可见脑脊液流出。术毕,将针芯插入后再拔出,局部涂以碘酊,覆盖消毒纱布并用胶布固定。术后患者去枕平卧至少 4~6h,以免引起术后低颅压性头痛。并应注意观察病情变化,防止脑疝形成,尤其是有高颅内压者。

二、脑脊液常规检查

1.压力　通常用测压管进行压力测定。包括初压(取脑脊液前)和终压(取脑脊液后)。正常成人侧卧时,脑脊液的压力为 80~180mmH$_2$O,高于 200mmH$_2$O 为颅内压增高,低于 70mmH$_2$O) 为颅内压降低。

在脊髓病变疑有椎管梗阻时,应对患者行压颈试验。压颈试验前应先做压腹试验,以了解穿刺针头是否在椎管内。压颈试验有指压法和压力计法。前者是用手指压迫颈静脉。后者是将血压计气带轻缚于患者的颈部,测定初压后,迅速充气至 20mmHg、40mmHg 和 60mmHg,记录脑脊液压力变化直至压力不再上升为止;然后迅速放气,记录脑脊液压力至不再下降为止。正常情况下压颈后脑脊液压力迅速上升 100~200mmH$_2$O 以上,解除压颈后,压力迅速下降至初压水平。如在穿刺部位以上有椎管梗阻,压颈时压力不上升(完全梗阻),或上升、下降缓慢(部分梗阻),称为压颈试验阳性。如压迫一侧颈静脉,脑脊液压力不上升,但压迫对侧上升正常,常指示该侧的横窦闭塞。有颅内压升高或怀疑颅后窝肿瘤者,不应作压颈试验,以免发生脑疝。

2.外观　正常脑脊液无色透明。

(1)脑脊液为血性或粉红色:多提示颅内或脊腔内有出血。可用三管连续接取脑脊液,前后各管为均匀一致的血色,或离心后上清液呈淡黄色或黄色,表明为非损伤性出血,如蛛网膜下腔出血;前后各管的颜色依次变淡,提示为穿刺损伤出血;离心后上清液呈无色透明,提示为穿刺损伤或新鲜出血。

(2)脑脊液呈淡黄色或红黄色:提示脑或脊髓有出血,红细胞已破坏,蛋白进入脑脊液。由于炎症、肿瘤,脑脊液循环受阻,脑脊液中蛋白质含量增高而呈黄色,甚至金黄色,其黄变程度与蛋白质含量成正比。当脑脊液蛋白含量极高(多超过 10g/L 时,脑脊液离体后不久自发凝固,称为 Froin 综合征。

(3)脑脊液浑浊呈云雾状,通常是由于白细胞数超过 $300×10^6$/L 所致,蛋白质含量增加或含有大量细菌、真菌等也可使脑脊液浑浊;结核性脑膜炎常呈毛玻璃样微浑;而化脓性脑膜炎常呈明显浑浊。

3. 细胞数 正常脑脊液不应有红细胞。白细胞数成人为$(0\sim5)×10^6$/L,儿童为$(0\sim10)$ $×10^6$/L超过 $10×10^6$/L 为异常。白细胞增多常提示中枢神经系统有炎症;红细胞增多提示有出血。急性细菌性感染早期,常出现多核白细胞增多;结核或真菌性脑膜炎时,常出现单核白细胞增多,但在早期也可出现多核白细胞增多。

4. Pandy 试验 为脑脊液蛋白质定性试验。原理是脑脊液中蛋白(主要是球蛋白)与饱和苯酚结合形成不溶性蛋白盐,正常人多为阴性反应,部分正常脑脊液亦可出现极弱阳性结果。Pandy 试验具有所需标本量少,灵敏度高,试剂易得,操作简便和结果易于观察等优点。

三、生化检查

1. 糖 脑脊液的糖含量取决于血糖的水平。正常脑脊液糖含量为 2.5～4.4mmol/L(50～75mg/dl),为血糖水平的 $50\%\sim70\%$,通常脑脊液糖低于 2.25mmol/L(45mg/dl)为降低。糖明显减少见于化脓性脑膜炎,轻至中度减少见于结核性或真菌性脑膜炎以及脑膜癌和转移癌。脑脊液糖含量增加见于糖尿病、静脉注射葡萄糖等血糖增高情况。病毒感染,脑脊液糖含量正常或稍高。

2. 氯化物 正常脑脊液的氯化物含量为 120～130mmol/L,(700～750mg/dl),较血氯水平高。细菌性和真菌性脑膜炎时,脑脊液氯化物含量减低,尤以结核性脑膜炎明显。剧烈呕吐或肾上腺皮质功能减退时,因血氯下降脑脊液氯含量也下降。

3. 蛋白质 脑脊液的蛋白质正常值为 0.15～0.45g/L(15～45mg/dl),脑池液为 0.10～0.25g/L(10～25mg/dl),脑室液为 0.05～0.15g/L(5～15mg/dl)。蛋白质增高见于中枢神经系统感染、脑肿瘤、脑出血、脊髓压迫症等疾病,其中尤其以椎管完全梗阻、吉兰－巴雷综合征、听神经瘤增高显著。

四、特殊检查

1. 细胞学检查 一般用脑脊液离心沉渣涂片,脑脊液细胞学检查可进行细胞分类和发现肿瘤细胞。常脑脊液细胞主要是小淋巴细胞,其次是单核样细胞。化脓性脑膜炎可见中性粒细胞增多;病毒性脑炎、脑膜炎表现淋巴细胞增多;结核性脑膜炎呈混合细胞反应;而脑寄生虫病以持续的嗜酸性粒细胞增多为特征;蛛网膜下腔出血呈无菌性炎性反应和吞噬细胞反应,根据吞噬细胞中吞噬的物质,如红细胞、含铁血黄素、胆红素,可帮助推算出血时间及有无再出血。

2. 细菌学检查 对各种脑膜炎都应做脑脊液的细菌学检查,包括涂片和培养,还可动物接种以查找病原体。疑有真菌性脑膜炎可做墨汁涂片检查。革兰(Gram)染色可查找革兰阳性球菌。而抗酸染色可查找结核菌。结核性脑膜炎的脑脊液静置 12～24h 后,可见表面有纤维的网膜形成,取此膜涂片检查结核杆菌,阳性率较高。有时可用新鲜脑脊液直接涂片,快速查找病原体。

3. 蛋白电泳　脑脊液蛋白电泳的正常值(滤纸法)：前清蛋白 2%～6%，清蛋白 44%～62%，α_1 球蛋白 4%～8%，α_2 球蛋白 5%～11%，β 球蛋白 8%～13%，γ 球蛋白 7%～18%。电泳带的质和量分析对神经系统疾病的诊断有一定帮助。前清蛋白降低见于神经系统炎症，升高见于脑萎缩、脑积水及中枢神经变性病；α 球蛋白升高主要见于中枢神经系统感染早期；β 球蛋白增高见于肌萎缩侧索硬化和退行性病变；γ 球蛋白增高多见于脱髓鞘疾病和中枢神经系统感染。

4. 免疫球蛋白　正常脑脊液免疫球蛋白含量极少，其中 IgG 为 0.01～0.04g/L(1～4mg/dl)，IgA 为 0.001～0.006g/L(0.1～0.6mg/dl)，IgM 不能测出。

脑脊液 IgG 增高见于多发性硬化等许多神经系统免疫性疾病。脑脊液 I_SG 指数＝(脑脊液 IgG/血清 IgG)/(脑脊液清蛋白/血清清蛋白)，正常值≤0.7，如 IgG 指数＞0.7 则为异常，提示脑脊液免疫球蛋白增高来源于中枢神经的合成。24h 脑脊液 IgG 合成率测定及脑脊液寡克隆 IgG 带(oligoclonallgGband$_S$，OB)检测，均是中枢神经系统内自身合成免疫球蛋白的标志，脑脊液髓鞘碱性蛋白的测定已被广泛应用于多发性硬化等疾病的辅助诊断。

脑脊液特异性抗原抗体检测对一些中枢神经系统疾病的诊断有较大的帮助。如脑膜炎球菌、乙型脑炎病毒抗体检测，分别有助于流脑和乙脑的早期诊断。脑脊液螺旋体荧光试验对神经梅毒，麻疹病毒抗体效价测定对亚急性硬化性全脑炎，囊虫补体结合试验，酶联免疫吸附试验对脑猪囊尾蚴病等，均有重要的诊断作用。用单克隆抗体技术检测脑脊液中的癌细胞，不仅有助于癌性脑病的早期诊断，而且还可有助于鉴定癌细胞的来源。

5. 神经生化物质　脑脊液乙酰胆碱、儿茶酚胺等神经递质的测定，有助于了解中枢神经系统的活动与代谢情况，对老年痴呆、偏头痛等诊断有帮助；对某些药物疗效的观察也起一定的作用。

6. 聚合酶链反应(PCR)　用于单纯疱疹病毒性脑炎、结核性脑膜炎的早期诊断。

第二节　计算机体层扫描成像(CT)

计算机体层扫描成像(CT)是断层图像，空间分辨率高，解剖关系清楚，病变显示良好，病变的检出率和诊断准确率均较高。此外，不同正常组织和病变组织的 X 线吸收系数不同，因而可以进行定量分析。

一、基本构成和成像原理

CT 由 X 线发生，X 线检测，图像处理及显示，操作及控制等部分构成。X 线发生部分有高压发生器，X 线球管，扫描框架和冷却器等。X 线检测部分有监测器，监测回路和模数转换器等。主要功能是监测人体对 X 线的吸收量。图像处理及显示部分有电子计算机，图像显示器，磁盘，磁带和宽行打印机。其主要任务是为进行数据处理和图像重建，以及记录、储存和显示有关信息或图像。操作和控制部分为整个 CT 操作或控制的命令部分，通过它进行 X 线曝光条件的选择，控制 X 线源的检测系统工作。

CT 是应用高度准直的 X 线束围绕身体某一部位作一个断面的扫描,扫描过程中由灵敏的、动态量程范围大的检测器记录下大量的衰减信号,再由快速的模数转换器将模拟量转换成数字量,然后输入电子计算机,高速计算出该断面上各点的 X 线衰减数值,由这些数据组成矩阵图像,图像显示器将不同的数据用不同的灰度等级显示出来,这样断面上的诸解剖结构就由电视显示器清楚地显示出来。

二、影响 CT 成像的因素

1. CT 值　　CT 检查中,无论是矩阵图像或矩阵数字,都是 CT 值的代表,而 CT 值又是从人体不同组织、器官吸收 X 线后的衰减系数 μ 值换算出来的,CT 值 $=[(\mu \sim \mu W)/\mu W] \times a$,$\mu$ 和 μW 分别为受测物体和水的衰减系数,a 为各厂商所选定的标度因素。正常人体不同组织、器官的 CT 值不尽相同。

2. 窗宽和窗位　　窗宽(window width)是指屏幕上的图像所包括的 CT 值范围。在此 CT 值范围内的组织结构按其密度高低从内到黑分 16 个灰阶供观察对比。例如,窗宽选定为 100Hu,则其分辨的 CT 值为 100/16=6.25,即两种组织 CT 值的差别在 6.25Hu 以上即可分辨出来。因此,窗宽的宽窄直接影响图像的反衬度与清晰度。窗位(window level)是指窗宽上下限的平均数。不同组织的 CT 值不同,要想观察它的细微结构,最好以该组织的 CT 值为中心进行扫描。这个中心就是窗位。

3. 噪声和伪影　　扫描噪声即光子噪声,为穿透人体后到达检测器的光子数量有限,且在矩阵内各图像点(像素)上的分布不足绝对均匀所造成。为减少噪声,必须增加 X 线剂量。伪影(artifacts)为扫描时,患者移动、高密度物质(如术后银夹、枕外隆凸等)、低密度物质周围(如鼻旁窦及空气组织周围)都有可能产生扫描实际情况与重建像所带来的一系列假设不符合所造成。另外,机器发生故障时,可出现环形或同心圆形低密度伪影。

4. 部分容积效应(partial volume phenomena)　　矩阵图像中的像素代表的是一个体积,即像素面积×厚度,此体积内可能含有各种组织。因此,每一像素的 CT 值实际上所代表的是单位体积各组织 CT 值的平均数。因而这种 CT 值所代表的组织密度可能实际上并不存在。在高密度区域中间的较小低密度病灶的 CT 值常偏高,而低密度区域中间的较小高密度病灶的 CT 值常偏低。

5. 空间分辨率与密度分辨率　　空间分辨率所表示的是影像中能显示的最小细节;而密度分辨率所表示的是能显示的最小密度差别。两者之间有着密切关系。CT 的密度分辨率受噪声和显示物的大小所制约,噪声越小和显示物越大,密度分辨率越佳。CT 图像的空间分辨率不如 X 线照片高,但密度分辨率则比 X 线照片高的多。

三、检查方法

(一)颅脑 CT 检查方法

1. 非增强检查　　非增强扫描,又称普通扫描或平扫,有横断面扫描和冠状位扫描,以横断面扫描为多用。横断面扫描时,患者仰卧于检查床上,头部伸入扫描架的框孔内。扫描基线多为听眦线或眶耳线(简称 OM 线),即由外眦至外耳道的连线。扫描时,要求包括整个颅脑,一般从基线向上至颅顶进行各层面扫描。根据 CT 装置和需要的不同可选用不同的层厚，0.5或 1.0cm 层厚，甚至更薄层扫描。颅脑 CT 检查有时需加冠状面扫描，适于大脑深部、大脑凸面、接近颅底的脑内和幕下病变的显示，特别是在上矢状窦前中部、直窦等病变时尤为重要。CT 扫描时，头部摆位十分重要。

2.增强检查　经静脉给水溶性碘造影药后，再行增强扫描，使病变组织与邻近正常颅脑组织间 X 线吸收差别增大，可提高病变的检出率。常用的造影药为水溶性离子型造影药，如 60%～70%的泛影葡胺或碘他拉酸甸胺 60～100ml，儿童按体重计为 2ml/kg。对于存在高危因素的患者，以采用非离子型造影药为妥，如 Omnipaque、碘海醇(Iohexol)和碘普胺(Iopro-mide)等。注药时应用高压注射器装置，技术操作简单、规范、效果理想，弥补了人工手推的不足。

(二)螺旋 CT 检查方法

1.螺旋扫描和参数选择　螺旋 CT 采用滑环技术，X 线球管在滑环架上快速旋转、曝光、高效检测器连续采集数据的同时，人体随扫描床按一定速度进动，这种扫描方式对一段人体作连续螺旋式的数据采集，得到的是这段人体三维信息，所以螺旋 CT 扫描又被称为容积扫描(volume scan)。螺旋扫描主要的扫描参数为螺距(pitch)与扫描层厚(collimation)。螺距指在 X 线管旋转 360°的时间内，床所移动的距离。扫描层厚，即准直器的缝隙宽度，也就是 X 线束的宽度，不是指重建层厚，这在螺旋 CT 是两个不同概念。一般扫描时，采用的螺距值与 X 线束的宽度之比为 1：1，对于同样宽度的 X 线束，上述比值越大，螺距值越大，则扫描同样体积时所需时间越短，工作效率提高，对于运动物体的分辨能力提高。

2.螺旋 CT 在颅脑伤病诊断中的应用

(1)CT 血管造影：CT 血管造影(CT angiography，CTA)是螺旋 CT 的一项特殊应用，是指静脉注射对比剂后，在循环血中及靶血管内对比剂浓度达到最高峰的时间内，进行螺旋 CT 容积扫描，经计算机最终重建成靶血管数字化的立体影像。经过临床实践表明，合理应用 CTA 能提供与常规血管造影相近似的诊断信息，且具有扫描时间短，并发症少等优势。据报道显示，颈动脉 CTA 和常规血管造影评价颈动脉狭窄的相关系数达 0.82～0.92。CTA 的准确性取决于运用图像技术对钙化斑进行补偿，因为在大多数动脉中钙化斑与狭窄密切相关。颅内动脉的 CTA 能清晰显示 Wiliis 环及其分支血管。可以用于诊断动脉瘤、血管畸形及烟雾病或血管狭窄。应用螺旋 CT 重建显示脑静脉系统，称脑 CT 静脉血管造影(CT venogra-phy，CTV)。目前，此技术在脑静脉系统病变的诊断上已显示出重要价值。CTA 主要的不足是由于邻近高密度结构的重叠而影响动脉的显示，如颅底骨骼、钙化和海绵窦、静脉、脉络丛的强化等。采用由足侧向头侧扫描及改变投影方向有助于减少这种影响。对颅底的某些动脉分支，三维重建之前应先删除骨结构。

(2)CT 灌注成像：CT 灌注成像(perfusion CT)是结合快速扫描技术及先进的计算机图像处理技术而建立起来的一种成像方法，能够反映组织的微循环及血流灌注情况，获得血流动力学方面的信息，属于功能成像的范畴。CT 灌注成像最先应用于短暂性脑缺血、脑梗死的诊断，以后逐渐应用于肝、肾血流灌注及肿瘤的诊断。此外，还可用于移植肾的血流灌注评价，有助于早期了解移植血管的存在情况。

（3）CT仿真内镜：CT仿真内镜成像（CT virtual endoscopy，CT VE）是螺旋CT容积扫描和计算机仿真技术相结合的产物，它是利用计算机软件功能，将CT容积扫描获得的图像数据进行后处理，重建出显示空腔器官表面的立体图像，类似纤维内镜所见。

（4）CT三维图像重建：三维CT（three dimensional CT，3DCT）是将螺旋CT扫描的容积资料在工作站3DCT软件支持下合成三维图像，此图像可360°实时旋转，以便从不同角度观察病灶，利用减影功能可选择去除某些遮掩病灶的血管和骨骼，方便且更深入地观察及模拟手术过程。临床主要用于头颅、颌面部、膝、骨盆等的检查。

（5）多平面重组（multiple planar reconstruction，MPR）：CT多平面重组是指在任意平面对容积资料进行多个平面分层重组，重组的平面可有冠状、矢状、斜面及曲面等任意平面，能从多个平面和角度更为细致地分析病变的内部结构及与周围组织的关系，其成像快，操作方便，已在临床上广泛应用。

第三节　磁共振成像（MRI）

一、磁共振成像基本技术及适用范围

（一）基本技术

1. 主要参数　磁共振成像（MRI）的主要参数是质子密度、质子的弛豫时间常数（T_1和T_2），其中质子密度在人体之间的差异仅10%，而弛豫时间代表质子的运动特征，可差百分之数百，所以在成像中起主导作用，在MRI中，宏观磁矩在射频的作用下吸收能量发生偏转，去除射频脉冲后，自旋系统自发恢复平衡状态的过程称弛豫（relaxation）。复原的时间称弛豫时间。弛豫时间有T_1弛豫时间和T_2弛豫时间两种：

（1）T_1弛豫时间：宏观磁矩纵向（Z轴方向）由零恢复到最大的过程称为纵向弛豫（longitudinal relaxation），此弛豫曲线为指数递增曲线，当Z轴宏观磁矩从零恢复至最大值的63%时，称T_1弛豫时间，用T_1表示。

（2）T_2弛豫时间：宏观磁矩在水平方向上（Y轴方向）由最大趋于零的过程称为横向弛豫（transverse relaxation），此弛豫曲线为指数递减曲线，Y轴磁斯由初始最大值衰减至原来值的37%所需要的时间，称弛豫时间，用T_2表示。

2. 脉冲序列

表5-1　自旋回波序列各加权像的参数

加权像	TR(ms)	TE(ms)
T_1加权像	<500	<25
T_2加权像	>2000	>75
质子加权像	>2000	>25

（1）自旋回波脉冲序列：自旋回波（spinecho，SE）是现今磁共振扫描最基本、最常见的脉

冲序列。自旋回波的特点是具有两个时间参数,即 TE 和 TR。选择不同的时间参数,自旋回波技术可提供 T_1 加权像(T_1WI)、T_2 加权像(T_2WI)与质子密度加权像(表5-1)。

(2)梯度回波脉冲序列:梯度回波序列(GRE)是前快速扫描中应用最多的方法,它不仅极大缩短了扫描时间,而且空间分辨力和信噪比均能较好保持。

3.增强扫描　磁共振对比增强药包括顺磁性、容积敏感性及其他类型。目前以顺磁性增强药二乙二胺五醋酸礼(Gadolininum diethylene-triamine pentaacetic acid, Gd-DTPA)应用的最为广泛,在生理和病理情况下,凡 X 线 CT 显示对比增强者,在 MR 增强扫描中也应出现类似增强反应。但在 MRI 增强时,还是主要取决于采用的脉冲序列。在高度 T_1 加权序列上 MR 对比增强显示的最明显,而在高度 T_2 加权序列上磁共振对比增强显示的最弱。

静脉注射后 Gd-DTPA 循环于血管与细胞外液中,经肾脏浓缩后原封不动地从尿液中排出,仅少量(Gd-DTPA 经胃肠道排出。Gd-DTPA 不能穿过正常的血-脑脊液屏障,但无血-脑脊液屏障的脑区如脉络丛会明显强化,而其他脑组织则无强化。正常情况下脑灰质浓度比白质高,这是由于灰质血管结构和血供比白质丰富。

Gd-DTPA 的作用首先取决于剂量,目前常用 0.1~0.2mmol/kg。用药时间及注射后至扫描时间也是重要因素。Gd-DTPA 在病灶内的浓度及选择时间参数对增强效果也十分重要。静脉注射 Gd-DTPA 之前应先作 T_1、T_2 及质子密度加权像,而注药后仅作 T_1WI 即足以解决诊断问题。磁共振增强扫描在中枢神经系统已得到广泛应用,包括各种肿瘤、炎性病变以及缺血性病变的诊断和鉴别诊断。Gd-DTPA 未见明显的不良反应,迄今未见严重的血液学毒不良反应,是较为安全的造影药。

(二)适用范围

1.适应证　中枢神经系统位置固定,不受呼吸、心跳、胃肠蠕动及大血管搏动的影响,运动伪影很少,而磁共振又无骨伪影的干扰,所以 MR 对脑和脊髓病变的效果最佳。中枢神经系统的器质性病变往往都有相应的磁共振特征,有的表现为形态学改变,有的表现为信号异常,有的形态与信号均有改变,因此均适合开展磁共振检查。

磁共振对软组织分辨力优于 CT,能直接显示血管结构,能显示铁质等顺磁性物质,能分辨脂质与含水的组织,这是它在体部脏器与骨关节肌肉系统得以推广应用的基本优势。附加呼吸门控与心电门控技术使磁共振可以用于心肺病变的检查,也可提高腹部脏器的分辨力。

2.禁忌证　采用高场强扫描成像时,为防止发生意外,下列情况视为禁忌证:带有心脏起搏器及神经刺激器者;曾做过动脉瘤手术颅内带有动脉瘤夹者;曾做过心脏手术带有人工心脏瓣膜者;有眼球内金属异物或内耳植入金属假体者。

下列情况检查应慎重对待:体内有各种金属植入物的患者、妊娠期妇女、需要使用生命保障系统的危重患者、癫痫患者和幽闭恐惧症患者。

二、磁共振特殊成像技术

(一)血管造影

1.原理　磁共振血管造影(magnetic resonance angiography,MRA)是显示血管和血流信号特征的一种技术。MKA 不但可对血管解剖腔简单描绘,而且可反映血流方式和速度等血管功能方面的信息。因此,人们又将磁共振血管成像称磁共振血流成像(magnetic resonance flow imaging)。血流在 MRI 的信号改变:血流 MR 信号可低(流空效应)、可高(流入性增强)。

(1)血流呈低信号的原因

①血管垂直(或近于垂直)切层面,不能接受 90°和 180°脉冲激励,不形成回波,不产生信号。

②血管平行于切层面,当血流受 90°脉冲激励去相位的质子群,由于血液流动后,去相位的质子群处于一个与原来磁场强度不同的位置,不能被 180°脉冲翻转产生回波,从而 MR 信号减弱。

③不均匀的流速引起去相位。血液在血管中以非等速运动,中间快,周边慢,出现层流,流速投影似抛物线。由于质子群相位移动不一致,引起相位弥散,而使信号减弱或者无信号。

④湍流可引起附加的相位移动,而形成流空。因流动的血液表现为低信号,当血管腔内有血栓、肿瘤、斑块等,在低信号血管中表现为高信号。

(2)血流呈现高信号的原因

①流入性增强效应:新流入的质子群已经充分弛豫,能量已完全释放,可充分接受新的 90°脉冲而出现高信号。

②舒张期伪门控制动脉高信号:动脉血流速度在心脏收缩期最快,舒张期最慢,使用心电门控时舒张期动脉血流信号强度增高。

③偶回波血流呈现高信号:在多回波成像时,平行于切层面的血管偶数回波信号比奇数回波信号强,这种现象被称为"偶回波相位回归性"信号增强。

④梯度回波序列血液呈现高信号:这是因为在该序列时,流动质子群的相位回归不需要 180°脉冲,如流动质子在表面线圈接收的范围内,即使质子已离开切层面,所有被激励的质子也形成 MR 信号。

2.检查方法

(1)时间飞越法(TOF):流动的血流在某一时间被射频脉冲激发,而其信号在另一时间被检出,在激发和检出之间的血流位置已有改变,故称为 TOF。TOF 法的基础是纵向弛豫的作用。TOF 法有三维成像(3DTOF)及二维成像(2DTOF)。

(2)相位对比法(PC):TOF 法的基础是纵向弛豫,而 PC 法的基础是流动质子的相位效应(phase effcct)。当流动质子受到梯度脉冲作用而发生相位移动,如果此时再施以宽度相同且极性相反的梯度脉冲,由第一次梯度脉冲引出的相位就会被第二次梯度脉冲全部取消,这一剩余相位变化是 PC 法 MRA 的基础。PC 法 MRA 有 2D、3D 及电影。

(3)增强磁共振血管造影(CE MRA):利用静脉内注射顺磁性对比剂,缩短血液的 T_1 值,使血液信号显著增高。

3.临床应用　MRA 对颅脑及颈部的大血管显示效果好,这是因为血流量大,没有呼吸运动伪影干扰,MRA 可检出 90%～95% 的颅内动脉瘤,但对<5mm 的动脉瘤易漏诊。MRA 可检出颅脑和颈部血管的硬化表现,但分辨率不及常规血管造影。动静脉畸形(arterial venous malformation,AVM)MRA 显示效果好。MRA 可单独显示颅内静脉,观察静脉瘤及肿

瘤对静脉的侵犯情况,显示静脉窦效果好。胸腹 MRA 以显示大血管效果为佳,夹层动脉瘤 MRI 也能显示,但 MRA 显示更清楚,电影 MRA 动态更能显示血流情况。MRA 还可显示动脉硬化、血栓及肾动脉狭窄等。MRA 不受肠气干扰,对门静脉显示清楚,还可测置门腔静脉分流量。MRA 对四肢较大血管阻塞有一定诊断价值,可用于经皮腔内血管成形术(percutaneous intraluminal angioplasty,PTA)及血管移植后的随访。肢体远端血管因血流慢、管腔小、信号弱,MRA 显示效果差。目前采用 MR 对比剂,对显示中小血管有很大改善。MRA 还可测定血流量。

（二）FLAIR 序列

1.原理 液体衰减反转恢复成像(fluid—attenuated inversion recovery,FLAIR)具有抑制在 T_2WI 表现为高信号的 CSF 的作用,避免 CSF 产生的部分容积效应及流动伪影的干扰,使脑表面、脑室旁及蛛网膜下隙等部位病灶能够清晰显示,而其他部位脑组织仍保持 T_2WI 的特点,而且 FLAIR 使用较常规 T_2WI 长得多的 TE,使病变与周围背景组织的反衬度显著提高,因而比 T_2WI 显示病灶有更高的敏感性,对小病灶的检出更有效。

2.临床应用 广泛应用于颅脑各类疾病包括缺血性病变、外伤、出血、肿瘤、白质病变的诊断。FLAIK 序列根据缺血时间长短有不同表现,早期缺血组织水肿呈高信号,FLAIR 较 T_2WI 更为敏感,陈旧性梗死则显示为不均匀的信号强度,伴有因胶质增生变性形成的高信号区及由于软化、囊变形成的低信号区。FLAIR 可鉴别脑缺血的不同时期,并可检出更多病灶,显示病灶范围与 T_2WI 相似,但病灶的轮廓更为清晰,内部结构与边缘情况均显示良好,病灶与正常脑组织的反衬度更高。FLAIR 对急性出血性脑梗死也很敏感。在显示脑组织深部皮质下、脑表面、半卵圆区、脑室旁病灶,FLAIR 较 TSE 更具优势,并且前者观察病变周围水肿极好。FLAIR 序列对脑梗死分期、定量、定性诊断均起到很大作用。由于 CSF 波动的影响,FLAIR 会使脑干梗死不能显示,在基底核区、颅后窝等处 FLAIR 亦不如 TSE 敏感。应用 FLAIR 序列还可鉴别腔隙灶与血管周围腔隙,后者为围绕血管壁与蛛网膜下隙相通的腔隙,通常较小<5mm,且双侧对称,主要位于基底核下 1/3 及半卵圆中心,由于血管周围腔隙所含为 CSF,故 FLAIR 序列表现为低信号,而 T_2WI 为高信号,属正常解剖结构。腔隙灶多较大且不对称,主要位于基底核上 2/3,与 CSF 信号不相等。

（三）磁共振弥散加权

1.原理 磁共振弥散加权成像(diffusion weighted imaging,DWI)利用 MRI 的特殊序列,观察活体组织中水分子的微观弥散运动的一种成像方法,是一种对水分子弥散运动敏感的现代成像技术。目前 DWI 进展到张量成像(diffusion tensor imaging,DTI),显示脑白质各个方向、弥漫性轴索损伤等。弥散快慢可用表观弥散系数图(apparent diffusion coefficient,ADC)和 DWI 图两种方式表示。ADC 图是直接反映组织弥散快慢的指标,如果弥散速度慢,ADC 值低,图像黑,反之亦然。DWI 图反映弥散信号强弱,如果组织弥散速度慢,其去相位时信号丢失少,信号高,呈白色。

2.临床应用 目前 DWI 多用于脑缺血、脑梗死、特别是急性脑梗死的早期诊断。此外还可以对 N—乙酰天冬氨酸(NAA)、肌醇(MI)、肌酸(Cr)、磷酸肌酸(PCr)等进行成像,即弥散波谱检查。

（四）磁共振灌注加权成像

1. 原理　磁共振灌注加权成像（perfusion weighted imaging,PWI）是用来反映组织微循环的分布及其血流灌注情况、评估局部组织的活力和功能的磁共振检查技术。PWI 基本原理是静脉内团注入顺磁性对比剂后，立即进行快速 MR 扫描，获得对比剂首次通过兴趣区血管床的图像。由于顺磁性对比剂使脑局部 T_2 时间缩短，导致信号降低，信号降低程度与局部对比剂浓度成正比。根据脑组织信号变化过程，可以绘制出信号强度—时间曲线，根据这个曲线变化可分析脑组织血流灌注情况。PWI 评价指标有：局部血容量（Rcbv）是容量指标；局部血流量（rCBF）是流量指标；平均通过时间（MTT）是血流通过组织的速度指标。其三者关系：rCBF＝rCBV/MTT。

2. 临床应用目前主要用于脑梗死的早期诊断和心脏、肝脏和肾脏功能灌注及肿瘤良恶性鉴别诊断方面。

（五）磁共振波谱

1. 原理　磁共振波谱（magnetic resonance spectroscopy,MRS）是利用磁共振现象及其化学位移或自旋耦合作用，进行特定原子核及其化合物分析的一种检测方法。它能提供活体上的定量化学信息，一般以数值或图谱来表达。波谱也可理解为不同频率的波在频率轴上的排列顺序。

2. 临床应用　目前原子领域中 MRS 检测常用原子核有：1H、31P、23Na、13C、19F 等，其中以 1H、31P 的应用为多。1HMRS 可用来检测体内许多微量代谢物，如肌酸（Cr）、胆碱（Cho）、y—氨基丁酸（GABA）、谷氨酸（Glu）、谷氨酰胺（GLn）、乳酸（Lac）和 N—乙酰天冬氨酸（NAA）等，分析组织代谢改变。正常脑的 1H MRS 所显示的最高波峰为 NAA，并常显示相对较低的 Cho 和 Cr 波。临床用于显示脑缺血所产生的细胞代谢变化（早期脑梗死 NAA 降低 Lac 升高）和对颅内肿瘤、癫痫等疾病检测。

（六）脑功能性 MRI 检查

1. 原理　脑功能性 MRI（functional MRI of the brain,fMRI）是一项 20 世纪 90 年代初才开展的以 MRI 研究活体脑神经细胞活动状态的新型检查技术。它主要借助快速或超快速MRI 扫描技术，测量人脑在思维、视、听觉，或肢体活动时，相应脑区脑组织的血容量、血流速度、血氧含量（oxygenation）以及局部灌注状态等的变化，并将这些变化显示在 MRI 图像上。脑 fMRI 检查主要有造影法、血氧水平依赖对比法（blood oxygen level dependent,BOLD）。实验证明，人脑对视觉、听觉的刺激，或局部肢体活动，可使相应脑功能区的血氧成分和血流量增加，静脉血中去氧血红蛋白数量亦增多。顺磁性的去氧血红蛋白可在血管周围产生"不均匀磁场"，使局部组织质子"相位分散"加速，可在梯度回波或 EPI 序列 T_2WI 或 T_2WI 图像上显示局部 MR 信号增强。这就是 BOLD 脑功能 MRI 检查的大致机制。

2. 临床应用　脑功能检查目前更多的仍在研究阶段，用以确定脑组织的功能部位。临床已用于脑部手术前计划的制定，如癫痫手术时，通过 fMRI 检查识别并保护功能区；了解卒中偏瘫患者脑的恢复能力的评估，以及精神疾病神经活动的研究等。

第四节　SPECT 显像

放射性核素脑显像是脑的功能性显像,可以探查到脑的血流灌注、代谢、神经受体等功能方面的变化。这些变化常在脑的结构性损伤之前出现,为疾病早期的病理生理异常表现;也可在经过治疗,脑的结构性损伤恢复正常后继续存在,并对后遗症的发生起重要作用;还有些脑病可能不出现脑组织的结构变化,CT、MRI 探查不到脑的异常改变,放射性核素脑显像却可提供有价值的信息,所以它对许多脑病的诊断,特别是早期诊断、预后和疗效观察有十分重要的意义。但目前放射性核素脑显像在国内开展尚不普遍,而在美国和其他发达国家则开展得很普遍。例如,在美国由交通事故所致的脑外伤患者很多,其中不少留有终生残疾,造成很大的社会和经济问题。通过用核素脑功能显像的随访研究发现,脑外伤患者经过治疗后 CT、MRI 已恢复正常。但如果患者病灶部位的脑血流或代谢仍异常,76％以上在数年内可能发生不同程度的后遗症。在有后遗症的患者中,96％复查脑功能显像仍为异常;但如果患者的脑功能显像也恢复正常,则 96％在随访中未出现神经学症状。因此,可将脑功能显像作为监测疗效的有效手段之一。

一、脑的血液供应、流量与代谢

（一）血液供应

脑的血液由颈动脉系统和椎－基底动脉系统供应。颈动脉系统主要通过颈内动脉的分支——大脑前动脉和大脑中动脉向大脑半球前 3/5 部分、基底核和丘脑前半部分供应血液。椎－基底动脉系统包括两侧椎动脉、基底动脉、小脑上动脉、小脑下前动脉、下后动脉和大脑后动脉供应大脑半球后 2/5 部分、丘脑后半部、脑干和小脑的血液。两侧大脑前动脉由短的交通动脉沟通,大脑中动脉和大脑后动脉由后交通动脉互相沟通,在脑底部形成 Willis 环或称脑基底动脉环。

（二）血流量与代谢的关系

正常成年人的脑血流量平均每分钟为 750～850ml,但其流量随年龄增长而渐减,一生中约减少 20％左右。脑内灰质的血流量为白质的 3～4 倍,以平均脑重量为 1500g 计算,健康成年人 24h 全脑血流量约为 1100L。脑组织占整个体重的 2％～3％,而所需的血液供应占心每搏输出量的 15％～20％(静态时);氧耗量占全身组织的 25％;葡萄糖消耗量 24h 约 115g,这与脑组织的较高代谢率相适应。同时,脑灰质组织中氧及葡萄糖的消耗量比脑白质中高。

脑内局部血流量的变化主要受代谢的控制,由脑细胞摄取放射性葡萄糖量所获得的“代谢”分布图和“血流量”分布图是一致的。这是因为任一区域的神经元活动增强,都伴有神经元代谢活动的增强。同时由此释出的代谢产物引起血管的扩张,因而血流量增加。

（三）脑血流的生理变化特点

1. 年龄　儿童 10 岁以前的脑血流量和脑氧消耗率为最高。到儿童发育期后很快锐减;至 50 岁以后又逐渐减少。

2. 脑功能状态

(1)各种感觉性刺激可增加相关脑皮质和皮质下灰质结构的脑血流量。

(2)精神情绪紧张或高度脑力劳动时,可引起整个脑血流量(CBF)或局部脑血流量(rCBF)增加;癫痫发作,致痫药物的应用可使脑血流量显著增加;而脑干损害、巴比妥类药物中毒、低温药物麻醉下脑血流均降低。

3. 脑血流量的调节　脑血流量的调节受很多因素的影响,相互间的关系错综复杂,最主要的因素大致为动脉压、动脉静脉压力差及脑血管阻力。

二、脑显像与血流灌注断层显像

(一)脑显像

1. 分类

①根据示踪剂的性质可分为普通脑显像(示踪剂不能自由通过完整的血-脑脊液屏障)和脑功能(断层)显像(示踪剂可以自由通过完整的血-脑脊液屏障)。后者又分为 SPECT(单光子)和 PET(正电子)显像。

②根据功能可分为脑代谢、血流或受体显像以及脑肿瘤阳性显像等。

③根据显像开始的时间和方法可分为动态和静态显像。

④根据仪器和图像特点可分为平面显像和断层显像,断层显像又可分为 PET 和 SPECT显像。

2. 优点　放射性核素脑显像与 CT 的区别是,将放射源(示踪剂)引入体内,用探头在体外探查核素在靶器官内的动态和(或)静态分布状况。这些示踪剂具有一定的生理生化特性,借此可了解脑的功能和生理生化方面的变化。绝大多数脑病在病程早期仅有生理和功能上的改变,有的脑病经治疗后结构上的变化恢复正常,但功能上的损伤仍然存在,此时 CT 和MRI 常阴性,而放射性核素脑显像却可为疾病的诊断、特别是早期诊断提供重要的信息。功能性显像也称分子显像,它可探查脑内细胞的存活和功能活动。

3. 缺点　SPECT 的最大缺点是不能定性。它所反应的是各种病理生理和解剖结构变化均可引起的局部血流和代谢的改变,必须结合临床加以分析。正常情况下脑内白质的血流和代谢明显低于灰质,故对于白质内小于 1cm 的轻度损伤常探查不到。

4. 适应证　广义地讲,各种脑病和脑不同生理状态都可以出现脑功能的不同程度的改变,引起脑功能显像阳性。尽管许多脑病通过非放射性核素的检查方法可得到明确的诊断,但功能性脑显像在中枢神经系统疾病的特征、病情变化和观察治疗反应等方面起着重要作用。其主要适用于中枢神经系统疾病的早期诊断和预测;功能性病灶的探查和定位;伴发于脑组织解剖结构性损伤的探查治疗方法的选择和疗效观察;病情监测和预后;正常状况和各种脑病的生理、病理、生物化学和受体的研究。

(二)脑血流灌注断层显像

1. 原理　^{99m}Tc-ECD(双半胱乙酯)为非极性、小分子的脂溶性化合物,能自由地穿过正常的血脑脊液屏障进入脑组织。在脑组织中的聚集量与血流量成正比,一旦进入脑组织后,即在脑内固定分布,在较长时间内无再分布现象。故可用 SPECT 进行数据采集和图像重建,以获得各种不同方向的断层图像,显示大小脑各个部位的局部血流灌注,并可对局部血流量进行定量分析。当脑内发生病变时,病灶部位的局部脑组织血供增加或减少,图像上可出现异常放射性浓聚或减低区,从而为疾病的诊断和治疗提供有价值的信息。

2.示踪剂 $^{99m}Tc-HMPAO$ 和 $^{99m}Tc-ECD$(双半胱乙酯)的许多特性都很相似,都可作为脑显像的示踪剂,但后者具有以下优点:标记率较高,达 94%;体外稳定性较好,标记后 6h 内使用,对显像结果没有影响;脑吸收快,0.4min 即达峰值,至 10min 仍保持峰值水平。

3.检查前准备 临床检查前半小时口服过氯酸钾 400mg,以封闭甲状腺和脉络丛。

4.显像方法 静脉注射 $^{99m}Tc-ECD$,剂量一般为 555～925MBq(15～25mCi),注射时患者静眼,不要谈话,避免各种突然发生的生理或环境刺激。注射后 20min～4h 进行 SPECT 显像。

5.负荷试验 通过增加脑负荷量以了解脑血流和代谢的反应性的显像方法,对许多脑病的诊断、治疗方法的选择和疗效观察起重要作用。其中最常用的是乙酰唑胺试验和 CO_2 吸入试验。

三、常见神经疾病及其显像特点

脑局部血流量(rCBF)测定和灌注显像在脑血管病的诊断和治疗中起着很大的作用。主要是由于 rCBF 在 CVD 中有着特别的意义。CVD 是最终累及到脑中的血流的病理过程,累及可发生在那些相对远侧的(颈内动脉)或脑内血管的各个部位。在许多脑血管病中,特别是急性梗死早期(发作后 1～2d 内)、TIA、偏头痛、脑动脉硬化和高血压脑病等,在症状出现前期或在慢性过程中,脑组织的结构尚未表现出异常时,就先有局部脑血流的异常。Hellman 和 Tikofsky 在论述 SPECT 对 CVD 的作用时概括地指出 SPECT rCBF 显像在 CVD 上的一些潜在的临床应用价值,首先是不完全梗死卒中患者的鉴别;其次是探查常伴发蛛网膜下隙出血的血管痉挛的远期反应;最后,在脑血管缺血后的亚急性期显像中,虽然不能预测短期的恢复,但可以预测 90d 后的恢复。

(一)脑梗死

1.临床表现 引起该病的根本原因是供应脑部血液的颅内动脉由于血栓形成、栓子、炎症和损伤等因素发生闭塞病变,而未能获得及时充分的侧支循环,使局部脑组织的代谢需要与可能得到的血液供应之间发生超过一定限度的供不应求现象,导致局部脑组织包括神经细胞、胶质细胞和血管发生恶性缺血而坏死,亦即缺血性卒中或卒中(stroke)。血液供应障碍的原因 主要有血管病变、血液成分和血流改变三大方面。多数患者有高血压、糖尿病、心脏病,甚或有短暂性局部缺血性发作或卒中的病史。通常急性起病,在数小时内发展达高峰。一部分患者于睡眠中发病,晨间醒后才发现异常。可有栓塞侧的头痛,但极少以剧烈头痛、呕吐起病。少数在起病 24h 后仍持续恶化,可能是由于病变大动脉内血栓的进行性扩展或栓塞区脑水肿向周围发展。

2.显像特点 在脑梗死发生后 SPECT 立即出现异常,表现为局部血流减少,此时 CT 常尚未发生形态改变。但当病变范围<1cm 时,像腔隙梗死,SPECT 常常漏诊,在这方面,CT 比 SPECT 更灵敏。在脑梗死的亚急性期和慢性期,由于梗死灶部位的脑组织多已发生形态结构上的改变,因而在这一时期,CT、MRI 和 SPECT 显像的阳性率基本上是一样的。但

SPECT 仍有其独特的优势,不仅探查到的损伤病灶比 CT、MRI 上所见的更多、范围也更大,而且可对疾病进展过程中的脑血流和代谢变化进行动态监测,观察到像过度灌注和灌注不足、交叉性小脑失联络现象等 CT、MRI 所观察不到的现象,对诊断、鉴别诊断、治疗方法的选择、疗效观察和预后起着重要作用。但亚急性期所出现的过度灌注现象可掩盖其真正的局部缺血病灶,这是必须引起注意的,关于交叉性小脑失联络的发生率,多数报道为 31.8% ～ 54%,其出现的频率与梗死灶的部位和大小、梗死后的时间及程度有关;梗死灶以额顶叶和基底核多发,梗死灶面积大、症状严重者更易发生交叉性小脑失联络现象。小脑梗死不常见,然而一旦发生后果严重。

（二）短暂性脑缺血发作

1.临床表现　TIA 是指局部脑功能短暂丧失的发作,为颈动脉或椎－基底动脉的短暂性血液供应不足所致。可由多种病因引起,以动脉粥样硬化最常见。特点是起病突然,历时短暂,症状多在 24h 内完全恢复,常呈反复发作。症状持续 24h 以上而经过一定时间消失者称可逆性缺血性神经功能障碍(reversible ischemic neurologic deficit,RIND)。

有 TIA 的患者,如未经适当治疗,则 1/3 在数年内有发生完全性脑梗死的可能,1/3 经历长期反复的发作而损害脑的功能,也有 1/3 可能出现自然的缓解。因此及早诊断和正确处理 TIA 已被普遍认为是一个关键性的重要环节。

2.显像特点　TIA 多因脑动脉一过性栓塞和(或)脑血管痉挛,引起暂时性的神经损害。脑组织多无异常改变,因而 CT、MRI 多是正常的,而脑功能和血流灌注显像却常能发现累及血管的供血区呈现代谢和(或)血流损害的征象。rCBF 显像的阳性率与累及血管的病变程度及检查的时机有很大的关系。为进一步提高对缺血病变的检出率,在上述定性检查的基础上加用半定量法,即用右/左的比值计算,使检出率比单纯肉眼分析提高了 18.1%。但半定量法仍不能提供血流变化的量值,将脑血流灌注显像与 CBF 和 rCBF 定量测定结合起来,可提高疾病诊断率,全面掌握病情和预后,对决定处理方针有重要意义。

乙酰唑胺(Acetazolamide. ACZ),又称醋唑磺胺(Diamox)是一种脑血管扩张药,给药后可使正常脑组织 rCBF 增长 20%,病变血管的反应不明显,从而使病变区 rCBF 减低表现更为明显,甚至一部分患者在未用 Diamox 时 rCBF 影像上未见异常,Diamox 负荷后出现减低区,据此了解脑血流灌注的储备及功能状态。

（三）偏头痛

1.临床表现　偏头痛是一类有家族发作倾向的周期性发作疾病。病因不清楚,约 50% 患者有家族史。

2.显像特点　脑血流灌注显像对 CT 和 MRI 不能探查的偏头痛有一定的价值。发病时常见局部放射性减低,有时在发作后 12～24h 可见短暂的血流增多相,而发作间期 rCBF 灌注恢复正常。

（四）癫痫

1.临床表现　癫痫是由多种病因引起的脑功能障碍综合征,是脑部兴奋性过高的某些神经元突然过度的高频放电引起的脑功能短暂异常。由于过度放电神经元的部位和放电扩散范围不同,临床表现也不同。据国内外调查显示,患病率约 0.5% 左右。

2.显像特点　大多数调查研究都发现,癫痫发作时血流增加,间歇期血流减少,其部位就在 EEG 证实的病灶部位。李小东等人认为,全身发作型癫痫的病灶分布特点是颞叶最多,其次分别为额叶、枕叶和顶叶。SPECT rCBF 显像与头皮 EEG 检查结合可使定位的灵敏度和准确性大为提高。据文献结果表明,在发作间期的功能性显像的定位能力上,SPECT 和 PET 之间没有实质区别,而发作时的显像灵敏度仅超过发作间期显像的 6%,这就使发作间期 SPECT 显像成为方便而有效的发作病灶的定位方法。何永生等观察发现,癫痫亚临床发作期显像可明显提高病灶定位阳性率、准确性和灵敏度,安全易行,且能呈现 rCBF 增加,反映出发作期的显像特征。

（五）痴呆

1.临床表现　由于大脑器质性或代谢性病变造成的进行性智能衰退。造成痴呆的疾病包括:

（1）以痴呆为突出症状的疾病:如弥漫性大脑萎缩症（Alzheimer 病）、脑叶萎缩病（Pick 病）、老年性痴呆。

（2）伴有其他神经系统征象的痴呆综合征:如慢性进行性舞蹈病（Huntington 舞蹈病）、肝豆状核变性。

（3）以及具有痴呆征象的全身性疾病:如代谢性和中毒性疾病。早期表现是思维的敏捷性与创造性的轻度减退,以后逐渐出现记忆障碍、思维和判断能力障碍,严重者长期卧床、丧失言语和行动能力,甚至昏睡和昏迷。

2.显像特点

（1）Alzheimer 病（AD）:是由痴呆引起的慢性、渐进性、退化性中枢神经系统疾病。通常在 50 岁以后发病,女性略高于男性。本病尚无特有的实验室征象,CT 和 MRI 不显示任何特异的结构改变。SPECT 显示 AD 患者多呈颞顶部对称地放射性减低区,当疾病进展时,这种示踪剂摄取减少可延伸到前颞叶和（或）额叶,这种延伸可以是不对称的,即使严重病例,初级感觉和运动皮质、初级视觉皮质、基底核和小脑都不受影响。

（2）多发性脑梗死性痴呆（MID）:由多次发作的脑梗死所致的脑组织累积性损害,故称为多发性梗死性痴呆（multi-infarct dementia,MID）。多在脑动脉硬化的基础上出现多次反复发生的脑梗死,或一次严重的卒中后发生,男性较多见。其血流灌注显像的典型表现为脑内散在、多发和不规则分布的灌注缺损区。以额叶多见,且比 MRI 显示的病灶更广泛。

（3）Pick 病又称额叶型痴呆:为一种罕见的原发性退行性痴呆,多于 45~60 岁发病,女性较多。临床上常以性格改变和行为障碍开始,逐渐导致痴呆。SPECT 以额叶血流受损为特点,易与 AD、MID 相鉴别。

（4）锥体外系疾病

①震颤麻痹又称帕金森病（Parkingscm disease,PD）:是发生于中年以上成年人的中枢神经系统变性疾病,主要病变在黑质和纹状体。高发年龄在 50~60 岁之间,男性多于女性,少数人有家族病史。其功能像特点是基底核、纹状体和内皮质的灌注异常。当伴有痴呆时,也可能出现双侧额顶部位对称受损的显像类型。

②慢性进行性舞蹈病（Huntington's Diseasa,HD）:是基底核和大脑皮质变性的一种典

型的常染色体显性遗传病,其特征为慢性进行性舞蹈样动作和痴呆。可于 20～50 岁间起病,病程平均 15 年。rCBF 显像所见与 PD 病基本相似,需密切结合临床和其他检查结果考虑。

(5)颅脑损伤:系头部受到外界暴力所造成的损伤,其发生率占全身各部位损伤总数的 20%,居第 2 位,而病死率却居首位,且并发症、后遗症严重。功能性脑显像可探查到 CT、MKI 探查不到的结构异常范围,这对头部创伤患者及时、恰当和充分的治疗,减少近期并发症、远期后遗症的发生都是特别重要的。综合国内外有关文献资料发现,脑创伤的严重性与 rCBF 异常的程度密切相关,而脑内低灌注的部位和范围又与患者的神经学症状密切相关。

(6)颅内肿瘤:指生长于颅腔内的新生物,简称脑瘤。分原发性和转移性颅内肿瘤两大类。各年龄组均有发病,以 20～40 岁者最多。原发性肿瘤的病因尚不清楚,临床常因它的占位性引起颅内压增高而发病,也可因它侵犯脑的局部而产生症状。rCBF 显像对脑肿瘤的诊断不能提供决定性意义的信息。但对鉴别脑瘤术后或放疗后是否复发有一定价值。复发性脑瘤多表现为 rCHF 增高,而瘢痕和水肿等则为 rCBF 降低。

(7)精神疾病或称精神障碍:大多数精神障碍用 CT、MRI 并不能观察到,而 SPECT 脑显像常可显示异常。有人发现精神分裂症患者中,以额叶 rCBF 下降最常见,其次是颞叶,此外还可见基底核代谢活性增高。然而这些变化对本病不是特异的。其他精神障碍也可表现 rCBF 减低,有待进一步研究。

(8)颅内感染性疾病:指各种病原体所致的脑膜炎、脑炎及脑脓肿等。脑血流灌注显像显示在病毒性脑炎的急性期可呈现病灶性的高摄取,经治疗临床症状缓解后,rCBF 可转为正常或减少,rCBF 转为减少与神经学的损伤相关。

(9)其他脑病和全身疾病的脑部表现

①神经系统艾滋病:表现为局限性 rCBF 减低,病变定位与体征相符。本法远比其他方法灵敏。可能是早期发现病损的好方法。

②脑性瘫痪:包括多种大脑病变所致的非进行性中枢性运动功能缺陷,多表现为自出生起即存在的双侧肌张力功能变化。大多数脑性瘫痪儿童中可见与累及肢体相关的部位的局部脑血流灌注减少。

③其他:一氧化碳中毒早期 rCBF 显像见全脑 CBF 减少,迟发痴呆期主要表现额叶皮质 rCBF 减少;脑震荡后出现慢性精神症状的患者中,绝大多数有 rCBF 下降,主要发生在额、颞叶;海马回和岛叶的边缘系统及颞叶、额叶的功能异常与儿童孤独症的发生及表现有关;糖尿病、甲状腺功能减退、肝性脑病、减压病等全身性疾病的脑血流灌注显像也有相应的异常改变。

附:脑池显像

1.原理　将某些放射性药物经腰穿引入脊椎蛛网膜下隙后,通过脑脊液循环依次进入各脑室。最后到达大脑凸面时被蛛网膜颗粒吸收而进入血循环。采用不同时相显像,可显示颅内蛛网膜下隙间隙及脑脊液的循环途径,反映脑脊液的动力学变化。

2.显像特点

(1)交通性脑积水:最适宜做脑池显像,其典型表现为:

①放射性示踪剂提前进入侧脑室且潴留长达 24～48h。

②上矢状窦 24～48h 未出现放射性。有时交通性脑积水的脑池扫描还可表现为仅脑脊液清除缓慢而无脑室充盈。也有的表现为仅脑室充盈而无脑脊液清除缓慢。

（2）脑脊液漏的诊断和定位：放射性核素脑脊液显像已被证实是灵敏和准确的脑脊液的检查方法。几乎所有脑脊液漏的患者都可以通过单独或联合使用不同的放射性核素显像技术而被明确诊断。

第五节　正电子发射断层扫描成像

正电子发射计算机断层扫描成像（positron emission tomography，PET）是近年来开始在临床应用的一种现代医学影像技术，它是将正电子发射体放射性核素引入人体进行局部或全身断层显像。实现 PET 显像必须具备两个基本条件：显像设备和显像药物；前者主要是 PET 扫描仪，后者为各种 PET 造影药。PET 显像中应用的正电子核素主要有^{11}C、^{13}N、^{15}O、^{18}F，其中 11C、^{13}N、^{15}O 的化学和生物学特性与天然 C、N、O 元素完全相同，而^{18}F 与 H 的性质近似。因此，当它们进入人体后，可参与体内生物分子代谢；同时发射高能 γ 射线，被 PET 扫描仪探测到并形成影像。正电子核素必须用回旋加速器生产，物理半衰期短（^{11}C 20min、^{13}N 10min、^{15}O 2min、^{18}F110min），安全性能好。

一、显像分类

1. 脑葡萄糖代谢显像　反映大脑皮质各叶、丘脑、小脑以及基底神经节等脑组织和神经核团的葡萄糖代谢状况，是最多用的方法，主要定量指标为全脑和局部葡萄糖代谢率（CMR-glc 和 rCMRglc）；半定量指标有左/右（或病变/正常）放射性计数比值以及大脑皮质与小脑放射性计数比值。

2. 脑蛋白质代谢显像　主要用于脑肿瘤氨基酸代谢及增殖率测定。

3. 脑血流和血容量显像　虽然显像技术复杂，但它不仅能够得到血流影像，更重要的是获得精确定量参数，包括全脑和局部脑血流量（CBF 和 rCBF）以及脑血容量（CBV 和 rCBV）。主要使用核素为^{15}O，其半衰期甚短，允许多次测定，尤其适合脑功能研究。

4. 脑氧代谢显像　多采用^{15}O 稳定状态持续吸入法检查，反映脑组织氧利用情况。主要定量指标有全脑和局部脑氧代谢率（CMRO$_2$ 和 rCMRO$_2$）以及氧提取分数（OEF 和 rOEF）。

5. 神经递质显像　利用^{18}F 等核素标记神经递质（如多巴胺的前体多巴），参与递质合成并显示其功能和代谢。

6. 神经受体显像　反映脑内神经受体分布、数量（密度）、亲和力（功能）以及对药物的反应，是近年 PET 显像的研究重点。

7. 突触前膜转运蛋白显像　利用^{11}C、^{18}F 制备的标记化合物对中枢多巴胺转运蛋白（DAT）进行显像和定量测定，提供 DAT 功能活动信息。此外，5－羟色胺转运蛋白（5－HTT）显像及去甲肾上腺素转运蛋白（NET）显像也都在研究中。

从上述显像类型可以看出，PET 显像的基本性质是代谢显像、功能显像、血流显像以及神经递质和受体显像,称之为功能代谢显像或分子显像;近年来又深入到基因显像及药理学研究。

二、脑造影药

实现 PET 脑显像必须具备相应的显像药物即脑造影药,部分常用造影药见表 5－2。

表 5－2　常用 PET 脑造影药

造影药	生物类似物	显像意义
^{18}F－氟代脱氧葡萄糖(^{18}F－FDG)	葡萄糖	葡萄糖代谢
^{18}F－氟代多巴(^{18}F－FDOPA)	多巴胺	多巴胺能神经元功能
^{15}氧－水($H_2^{15}O$)	水	脑血流
^{15}氧－一氧化碳($C^{15}O$)	一氧化碳	脑血容量
^{15}氧－氧气($^{15}o_2$)	氧	氧利用
^{11}碳－蛋氨酸($^{11}C－MET$)	蛋氨酸	氨基酸代谢
^{11}碳－氯甲基螺环哌啶酮($^{11}C－NMSP$)	螺环哌啶酮	多巴胺 D_2 受体状态
^{11}碳－可卡因($^{11}C－Cocaine$)	可卡因	多巴胺转运蛋白功能

三、显像原理

由于化学合成工艺已经十分成熟并能自动化制备,使得 ^{18}F－FDG 成为目前最常用的 PET 造影药,占临床应用 90％以上。它于静脉注射后呈全身分布,以脑、肝脏、心肌摄取最多,在脊椎骨、胃肠道中等聚集,肺脏、纵隔则吸收较少,最后经肾脏和尿路排泄。^{18}F－FDG 是天然葡萄糖的类似物,可被己糖激酶磷酸化变成 6－磷酸氟代脱氧葡萄糖($FDG－6－PO_4$),因此它参与了葡萄糖代谢。但是,$FDG－6－PO_4$ 与 6－磷酸葡萄糖不同,不能转变成为 6－磷酸果糖,故不能继续进行以后的反应;但又不能很快反向通过细胞膜离开,所以会在组织内滞留一段时间。利用 PET 扫描仪探测 ^{18}F－FDG 产生的 y 光子信号并经计算机处理便能获得反映人体葡萄糖代谢状态的放射性示踪分布影像。

四、大脑正常影像特征

已知大脑皮质血流量和葡萄糖代谢明显高于白质,两者相差约 4 倍;所以,正常人 ^{18}F－FDG 脑显像图的基本特征是脑皮质、基底核、丘脑和小脑的放射性摄取明显高于脑白质,且左右两侧对称。此外,反映脑葡萄糖代谢水平的高低顺序与反映局部脑血流灌注的高低基本匹配。

五、临床应用

1. 脑肿瘤

(1)肿瘤复发与放射性坏死:恶性胶质瘤多数具有复发倾向,肿瘤复发的原因或为残余肿瘤细胞增殖,或为手术过程中肿瘤细胞种植。放射治疗和动脉内化疗是治疗原发性恶性脑肿瘤的基本方法,可以单独使用或手术后应用以减少复发。这类治疗会造成局部组织坏死,但也可能在坏死组织内仍有肿瘤细胞残存并成为日后复发的隐患可能。因此,肿瘤复发或残存与放射性坏死的鉴别诊断是临床急需要解决的一个实际问题。CT、MRI 对于混杂在水肿坏死组织或手术瘢痕内的肿瘤细胞难以识别。从代谢角度看,一旦出现肿瘤复发,病灶内残余细胞便再度活跃起来,又进入异常高代谢增殖状态。采用^{18}F—FDG 或^{11}C—MET PET 显像可以从代谢水平发现肿瘤复发并与放射性坏死相鉴别,其表现是肿瘤复发区呈现局部放射性增高和摄取率增加,提示有异常高代谢;而水肿坏死区或手术瘢痕则为放射性减低,说明处于低代谢状态。

(2)转移瘤原发灶:某些病例以颅内转移瘤为首发表现,此时需要找到肿瘤原发灶。由于没有明确目标,以往多采用 X 线照相、超声、CT 等多种手段对体内重要脏器(如肺、肝、消化道等)进行撒网式逐一检查,这期间需要花费较长时间。^{18}F—FDG PET 全身断层显像为解决此问题提供了一种快捷、无创的新方法,其突出特点是一次显像即可包括胸腔、腹腔、盆腔及脑;加之^{18}F—FDG 是一种广谱肿瘤造影药,可使体内 20 多种肿瘤显影成像,因此绝大多数患者通过一次检查可以找到肿瘤原发灶,其灵敏度和准确度达 90％以上。PET 全身显像同时可了解肿瘤播散范围,为临床肿瘤分期提供依据。

2.癫痫　癫痫根据病因分为原发性和继发性两类。针对药物难治性原发性部分发作型癫痫患者,手术切除或 γ 刀损毁癫痫灶是有效的治疗方法,而成功的关键是术前准确定位。这类患者头皮脑电图(EEG)、CT、MRI 检查约半数以上难以发现明确病灶。^{18}F—FDG PET 研究表明,癫痫发作期病灶部位葡萄糖代谢增高,发作间期则代谢减低。依据此特征对癫痫灶进行定位诊断,尤其对结构显像阴性的颞叶癫痫可作出 60％～90％的正确判断。病理学观察显示,癫痫灶部位往往存在神经胶质增生、变性或神经细胞发育不良,但范围多小于 PET所见异常代谢区。近年研究发现,与癫痫发作有关的局灶性脑皮质发育不良在^{11}C—METPET 显像上呈放射性摄取增高。就手术决策而言,当 PET 结果与 EEG 或 MRI 相吻合时可依此进行病灶切除,勿需皮质深部电极脑电图(ECoG)检查;若 PET 不能提供明确定位灶,即使 EEG 异常,仍需用 EcoG 进行精确定位。就治疗效果而言,当 PET 所见示踪分布异常区为一个病灶时,手术治疗往往能够取得满意疗效;若为多个病灶则应对治疗效果进行更充分的评估。

3.痴呆　随着人口老龄化,老年期及阿尔茨海默病的研究、诊断和治疗越来越受到重视,其中老年性痴呆或称 Alzheimer 病(AD)占有重要地位。^{18}F—FDG PET 可用于 AD 早期诊断、鉴别诊断及病情评价。在 AD 早期,普通 CT 或 MRI 检查经常表现为非特异性脑萎缩,而^{18}F—FDG PET 却能发现具有一定特征的大脑皮质顶叶或颞顶叶放射性减低,且多呈双侧对称分布(见图 5—1)。

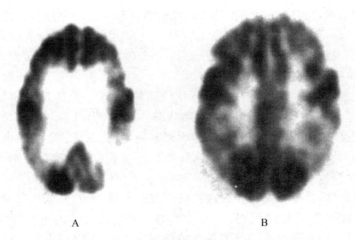

图 5-1　Alzheimer 病晚期和早期 PET 影像

A. 晚期 AD 见双侧顶叶,联叶,额叶葡萄糖代谢明显减低;B. 早期 AD 仅见双侧顶叶代谢减低

对于临床诊断痴呆的患者,经过 MRI 检查除外脑内出血灶、梗死灶、软化灶等结构损害病灶,而 PET 显像呈现双侧或单侧顶叶或颞顶叶代谢减低就可以确定为 Alzheimer 病。除葡萄糖代谢减低外,已有研究结果显示 AD 早期中颞叶氧代谢减低,这种损害早于局部血流减低。AD 患者出现代谢减低的原因与病变区葡萄糖磷酸化、葡萄糖转运和氧利用均减少有关。PET 还可用于不同类型痴呆鉴别诊断:血管性痴呆表现为多发性非对称性代谢减低;Pick 病痴呆以额叶受损为特点;Wilson 病痴呆主要受损部位在豆状核;而 Huntington 病痴呆无论早、晚期尾状核代谢始终减低。Parkinson 病伴痴呆(PDD)除颞顶叶代谢减低外,纹状体糖代谢异常,特别是初级视觉皮质 rCMRglc 明显减低,侧枕叶中度减低,中颞叶相对保留。PET 同样可用于痴呆的病情评价。从显像图上分析,随着病程进展,可见脑皮质内低代谢区数目增加,范围扩大。晚期患者,受累脑叶多波及额叶甚至还有小脑损害。痴呆患者的神经功能缺失症状往往与低代谢或低灌注区相吻合。有明显语言功能障碍或出现失语时,可见左额、颞、顶叶以及外侧裂区代谢明显减低;记忆缺失者,双侧中颞叶血流灌注减低且以右侧为著。对于小脑功能正常的患者,可以把小脑作为参照,然后将大脑皮质各叶所摄取的放射性与小脑比较,获得一个半定最参数,这种方法称比值法。研究表明,比值法可以分别将轻度 AD、中度 AD、重度 AD 与正常人区分开,加之此法简便易行,因此可供临床评价痴呆程度使用。

4. 帕金森病(PD)　主要病理改变是黑质和黑质纹状体通路发生变性,神经细胞功能丧失,导致多巴胺(DA)含量明显减少。PET 显像可从不同角度对 PD 进行研究并用于临床。[18]F-dopa 显像发现,PD 患者纹状体放射性摄取明显减少,提示 DA 含量减少。[18]F-FDOPA 显像表明壳核放射性摄取与肢体运动减少密切相关,尾状核则与记忆损害相关。当采用定量计算时,PET 结果可以准确评价 PD 进展程度。单侧 PD 早期,患肢对侧豆状核氧代谢和葡萄糖代谢相对增加;双侧 PD 则呈全脑 CMRglc 减低;伴发痴呆者尤以顶枕叶损害更明显。近年采用[18]F-FPCIT 行多巴胺转运蛋白显像发现,PD 早期患肢对侧壳核后部示踪摄取减少,中后期成为两侧受损。多巴胺受体显像在 PD 早期多为轻度增加或无明显改变,以后随病情加重而减少,提示调节功能减退。

5.脑血管病

(1)存活脑组织评价:近年来,急性脑梗死早期介入治疗引起重视,但要取得满意疗效必须准确判断梗死区脑组织是否存活。实际上,脑梗死发生后,一些血流低灌注部位,脑细胞因缺血已经死亡,便成为永久性梗死;另一些部位,虽然也表现为低灌注,但仍有脑细胞存活,并能存活数小时,一旦恢复足够的血流供应,这些脑细胞的功能就可以恢复正常。应用 PET 联合做局部脑血流显像(rCBF)、脑氧代谢显像(rCMRO$_2$)和脑葡萄糖代谢显像(rCMRglc)并进行定量分析,可以准确判断有无存活的脑细胞。当 rCBF 和 rCMRO$_2$ 呈现不匹配表现,即 rCBF 明显减少而 rCMRO$_2$ 保持正常或稍低,说明梗死区脑组织仍然存活。若局部还存在 FDG 摄取,也提示有存活脑组织。如果梗死区 rCBF 低于 12ml/(100g·min),rCMRO$_2$ 低于 65μmol/(100g·min),说明脑细胞死亡已不可避免。

(2)神经功能评价:脑梗死或脑出血时,PET 显像不仅能够显示病灶局部脑细胞功能受损,而且可以发现病灶附近甚至远隔区域脑组织的代谢损害。如伴随基底核梗死、丘脑梗死出现的脑皮质代谢减低,这对于解释某些临床表现以及制定治疗方案、观察治疗效果都有积极意义。另外,采用乙酰唑胺(ACZ)介入 PET 显像获得 CBF、OEF 及通过时间(TT)等功能指标,可用于闭塞性脑血管病外科治疗(如颅外~颅内旁路手术)前后血流动力学变化和储备功能的评价。而 H$_2$^{15}O 激发试验脑血流显像可为脑动静脉畸形(AVM)及其他脑外科手术提供帮助,此法能够清晰地显示病灶与正常脑功能区的关系。

6.理化生物因素脑损伤和颅内感染　PET 显像可用于探查一氧化碳中毒、酒精中毒造成的脑部损伤,主要表现是多发性代谢减低区和血流低灌注区,以额、颞、顶皮质和纹状体更明显。与 CT、MRI 比较,PET 能够更加正确地显示与患者临床症状密切相关的病灶所在,尤其对于迟发性脑病和智能障碍。一氧化碳中毒患者经过高压氧等系统治疗后复查 PET,根据脑内受损病灶的恢复情况可以评价最终疗效。对于电击伤后缺氧性脑病,当 CT、MRI 阴性时,PET 显像可以发现电击伤造成的脑组织代谢功能损害,对于明确诊断和指导治疗具有积极意义。

^{18}F—FDG PET 显像还可用于颅内艾滋病的早期诊断、鉴别诊断、病情评价和疗效观察。PET 发现这类患者脑皮质和皮质下灰质结构代谢异常,此时 MRI 可能阴性,甚至患者也尚未出现临床可见的痴呆症状。当艾滋病患者接受头颅 CT 或 MRI 检查,有时会发现环形增强的肿块影,进一步需要鉴别的是原发性中枢性淋巴瘤还是艾滋病患者最常见的中枢性感染—弓形虫病,两者的治疗和预后完全不同。以往由于缺乏有效的鉴别手段,临床处理采取抗弓形虫病药物治疗两周,然后根据治疗反应进行活检。近年采用^{18}F—FDG PET 显像能够对两者进行准确鉴别。与经过治疗的弓形虫病比较,淋巴瘤的脑部病变仍然表现为肉眼可见的放射性摄取增高,半定量分析也显示代谢率明显增高。PET 显像提供了一种非侵入性检查手段,它能够从葡萄糖代谢角度对药物治疗后患者进行分类并决定哪些患者确实需要进一步做活检。在轻度颅内艾滋病患者中,可见基底核和丘脑葡萄糖代谢增加;在更严重的痴呆患者,则有脑皮质葡萄糖代谢减少,且脑代谢的异常部位与临床局灶性神经损害表现相一致,并与尸检发现的病理改变分布相吻合。PET 还可用于 AIDS 痴呆患者的疗效观察,当治疗有效,可

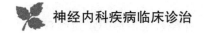

见皮质缺损消失或明显减轻,而这种功能代谢改变往往较 CT、MRI 的变化更敏感。

第六节 脑血管造影检查

脑血管造影是将碘造影药注入颈动脉或椎动脉,使脑血管系统显影,以了解脑血管的形态、病变的血供、病变与血管的关系、病变的性质,并对占位病变定位。数字减影血管造影(digital subtraction angiographies,DSA)是指将常规脑血管造影取得的影像学资料,传入计算机并转化为数字形式,经算法强化与减影处理,减去背景骨骼及其他软组织的数字信息,再还原成图像,并单独显示脑血管系统的影像检查方法和技术。

一、造影设备

1.X线设备 要求 X 线机一般为 500mA,150kV,摄影速度不低于 3 帧/s,同时能进行双向摄影,管球焦点一般为 0.6mm,0.3mm 以下焦点可用于放大摄影;同时有透视系统,血管造影床能做各个方向的移动。数字减影血管造影系统还包括影像增强器,磁带录像机,电影立体摄影等观察记录系统及处理图像的计算机系统(图 5-2)。

2.造影器械 一般包括穿刺针、导丝、扩张器、导管及血管造影器械包、股动脉导管,全脑血管造影常用 6.5F 猎狗头聚四氟乙烯导管,10 岁以下儿童常用 4F 导管,年龄较大、动脉硬化、主动脉弓纡曲者可用 HSH 或 Simmon 导管,即'大问号'导管;导丝是由动脉内穿刺针过渡到动脉内导管的重要工具,导丝要与导管配。

3.高压注射器和造影药 高压注射器可以保证在短时间内快速通过阻力很大的导管,向血管内注射造影药。选择注射压力大小时,应考虑导管与注射血管的射受能力,注射前还应注意排气,否则可将气体注入血管内,造成脑血管气体栓;进行脑血管造影药具备对比强、毒性小、代谢快和黏度低。常用的造影药有离子型和非离子型造影药两种,前者如 Conrav,后者如 OmiPaque 等。目前,临床上常用的是非离子型造影药。

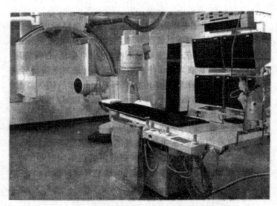

图 5-2 GE 双 C 形臂数字减影血管造彩机器

二、适应证

(1)颅内血管性病变:如动脉瘤、脑血管畸形的诊断和介入神经放射学治疗。

(2)脑内和蛛网膜下腔出血的病因检查。

(3)观察占位病变的血供与邻近血管的关系及某些肿瘤的定性,同时可进行血运丰富肿瘤的介入栓塞治疗。

三、禁忌证

(1)对造影药和麻醉剂过敏者。

(2)有严重出血倾向者。

(3)术前准备:患者术前需做碘过敏试验;穿刺部位备皮;检查患者出凝血时间,向患者解释造影时可能出现的反应,并叮嘱患者头部不能移动,对于不合作的患者应全身麻醉、术前还应检查 X 线机的工作状态,尽量避免出现术中故障。

四、操作方法

1. 股动脉导管脑血管造影术　股动脉导管脑血管造影术比颈部穿刺相对安全,并可进行全脑血管造影。

(1)股动脉穿刺时患者取仰卧位,术侧下肢略外展、外旋,常规消毒双侧下腹部及大腿根部,以备一侧穿刺失败及时穿刺另一侧、股动脉穿刺点选择在股动脉搏动最强点,穿刺点如偏上,出血进入小骨盆不易观察,偏下股动脉位置过深,分支也较多。

(2)在股动脉穿刺点下 1.5~2.0cm 处先用 1‰普鲁卡因做一个 0.5cm 左右的皮丘。然后在股动脉周围注射 4ml 普鲁卡因,可防止股动脉痉挛,便于穿刺。在皮丘上用手术刀尖刺长约 0.5cm 的小口,取穿刺针通过切口。针尖指向患者头侧,与皮肤成 45°~60°,刺入股动脉搏动最强点,穿刺针穿过股动脉后,可感觉进针阻力减少,拔出针芯,再缓慢边转动边拔出针管,直到有鲜血自针管内喷出,则证明针管已进入动脉腔内,否则穿刺失败,拔出穿刺针略微调整进针方向后再次穿刺。针管进入动脉腔后应迅速插入导丝 20~30cm。然后压迫穿刺点,并将穿刺针退出,退针时边退针边将导丝上血液擦净,取扩张器套入导丝尾端,送入并扩张动脉穿刺口,然后拔出扩张器,同时注意要压迫穿刺点止血,并擦净导丝,取造影用导管,套在导丝尾部逐渐顺导丝插到皮肤切口处,因导丝长于导管,当导丝尾端穿过导管暴露出来后,连同导管与导丝一同插入股动脉内,导管进入腹主动脉下端后,拔出导丝,在导管尾端抽回血,证实导管在动脉内,再注射 1∶1000 肝素液 20ml 冲洗导管,然后在透视下将导管送至主动脉弓。

造影结束导管拔出后,立即重压穿刺点止血 10~15min,术后还应监测足背动脉、穿刺点是否有血肿及双足的温差。一般术后 1h 内每 15min 观察 1 次,以后两小时每 30min 1 次,以后每小时 1 次,观察 6h,患者还应平伸术侧下肢,平躺 12h。

2. 经皮穿刺法颈动脉造影　由于开展了股动脉导管造影法,经皮穿刺法颈动脉造影应用已经大为减少、穿刺时患者取仰卧位,头过伸,常规消毒皮肤,局麻、选择颈动脉搏动最强点

（一般平甲状软骨）进针穿刺,注射造影药后不同时间摄片可获得不同时相的血管像,摄片常在 6s 之内完成。摄片后,湿片观察满意,即可拔出穿刺针,压迫穿刺处数分钟止血,术后患者应严密观察 2h。

3. 肱动脉逆行血管造影 右肱动脉造影可使右颈总动脉和右椎动脉同时显影,左肱动脉造影,可使左椎动脉显影、造影时患者取仰卧位,上肢外展,常规消毒,经皮直接穿刺肱动脉或从肘内侧部切开暴露肱动脉后穿刺肱动脉、这种方法可能引起正中神经分布区感觉障碍。

4. 经腋动脉脑血管造影 是股动脉导管法,脑血管造影失败时选择的替代方法之一。患者取仰卧位,术侧上肢外展,略旋后,腋下皮肤常规消毒,于腋动脉搏动最强点穿刺,穿刺入动脉腔内后,再送针约 1cm 经导丝将导管送入动脉腔内,再行左右颈总动脉造影。术后压迫穿刺点 20min,上臂稍上抬约 6h 以防血肿。这种方法最大的缺点是造成臂丛神经损害。

五、并发症

1. 局部合并症 穿刺部位可有局部血肿、感染、血管损伤、动脉血栓形成和罕见的麻醉药过敏。特大血肿处理不当,会产生假性动脉瘤,血管损伤可导致夹层动脉瘤。

2. 神经功能损害 造影后出现癫痫、失语、抽搐等。可由于造影药毒性刺激和患者特异性体质引起脑血管痉挛、血脑脊液屏障功能障碍和脑水肿所致,还可能产生脑栓塞、颅内出血。

六、正常脑血管造影表现。

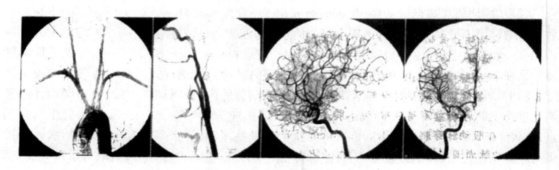

图 5—3 正常脑血管造影图像

A. 主动脉弓上血管造影;B. 颈总动脉造影;C. 颈内动脉造影侧位像;D. 颈内动脉造影正位像

1. 颈动脉造影

（1）颈内动脉:颈内动脉由颈总动脉分出后,沿咽侧壁平行上升至颅底,进入岩骨内颈动脉管后,转为水平向内行,入动脉腔后穿过硬膜外层上行到鞍底后部然后沿鞍底转向前行至前床突下方,此段为海绵窦段。在前床突下穿过硬膜内层,突然折向后上,直达后床突附近并进入蛛网膜下隙,然后转上行一小段后即分为大脑前、中动脉,颈内动脉在鞍旁连续的几个弯曲称为虹吸段,虹吸自上而下被分成颈$_{2~3}$五部分。颈内动脉大分支有眼动脉、脉络膜前动脉、后交通动脉、大脑前动脉和大脑中动脉。

（2）眼动脉：90％可显影，多起自颈$_2$前端或颈$_{2\sim3}$交界处，近端投影于蝶骨平台下，前行1～2cm后呈波浪状沿眶顶前行。

（3）脉络膜前动脉：自颈$_1$段发出，先向下行约5mm，后上行呈凹面向上的弯曲，继而又弯向下方，形成一凸面向上的弧线。

（4）后交通动脉：少数可显影，在脉络膜前动脉下方2～3mm处发出，常与大脑后动脉共同显影，但其管径较大脑后动脉略细，与大脑后动脉连接处多向上成角。当大脑后动脉粗大时，在其起始部可能发生漏斗状扩张，易被误诊为动脉瘤，如其直径不超过3mm应视为正常。

（5）大脑前动脉：可分为水平段和垂直段，水平段为大脑前动脉自颈内动脉发出后呈水平或略弯向下方向内侧行的部分，到达中线后经前交通动脉与对侧同名血管相连，然后转向上行后成为垂直部。前后位，可显示水平段向内行至中线，再沿正中矢状面转向上行为垂直段，垂直段下部可见多数小分支跨越中线两旁，上部有许多分支在中线部重叠绕行；侧位可见大脑前动脉上行，先分出眶额动脉和额极动脉，然后围绕胼胝体体部向上向后行，称为膝段，在胼胝体体部附近发出胼缘动脉、胼周动脉。胼缘动脉向后上走行，分出额前、中、后动脉以及旁中央动脉。

（6）大脑中动脉：自颈内动脉分出后，先向外走行即水平段，然后沿外侧裂向上行，在岛叶表面发出数支向上的分支。前后位像可见大脑中动脉水平段向外走行，可略弯曲，发出颞前动脉，眶额动脉和纤细的豆纹动脉，然后转向后上方，转折处称大脑中动脉跨部，膝部以后为大脑外侧裂段，此段大脑中动脉发出数支升支及颞中动脉，最后分成顶后动脉、角回动脉和颞后动脉。升支上行分布到大脑凸面，分成中央沟前动脉、中央动脉和中央沟后动脉三种。外侧裂段多是四面向外的多支相互重叠的血管，侧位水平段与X线束方向平行，此段显示不清，大脑中动脉侧裂动脉干分成数支，沿外侧裂走行，并在外侧裂发出分支沿岛叶上行形成"侧裂三角"，然后弯向下行，绕过岛叶下极到大脑表面，表现为波浪状起伏的小分支。

2. 椎动脉造影

（1）动脉期：椎动脉入枕骨大孔后，行向前、内侧，在桥延沟与对侧椎动脉汇合成基底动脉。侧位像椎动脉在枕大孔稍上发出小脑后下动脉，小脑后下动脉先下行，在小脑延髓之间折向上，形成一U形转弯称尾襻，相当于扁桃体下缘，上行至脑桥下极再转向下，形成一个倒U形转弯称头襻，相当于扁桃体上缘，然后分布到小脑的后下面；基底动脉沿斜坡后方上行到鞍背后上方，分成双侧大脑后动脉，大脑后动脉分出后先向后下，然后向后行，分出枕支和颞支，枕支位置较高，颞支位置稍低，以大脑后动脉发出后3～4cm处常可见向上、向前的弧形，为脉络膜后动脉；在大脑后动脉下方5cm处可见小脑上动脉自基底动脉发出。额枕位可见椎动脉行向内上方至中形成基底动脉，再沿中线上行，末端分成两侧大脑后动脉，绕中脑走向两侧然后折向上方，靠内侧为枕支，外侧为颞支，小脑上动脉在大脑后动脉下方外行后折到大脑后动脉内侧上行（见图5—4）。

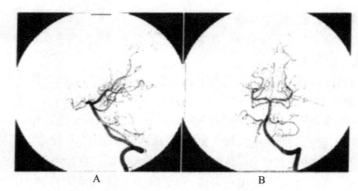

图5-4 正常椎动脉造影图像

A.椎动脉造影侧位像；B.椎动脉造影正位像

（2）静脉期：可见脑桥中脑前静脉位于鞍背后脑于前缘，可指示脑干前缘的位置；小脑中央前静脉，位于小脑上蚓部前，紧靠第四脑室顶的后方，引流入大脑大静脉；上蚓静脉和下蚓静脉可勾画出蚓部的轮廓，上蚓静脉引流入大脑大静脉，下蚓静脉引流入直窦。

3.颈动脉－基底动脉吻合　为少见先天变异，在血管造影时偶然发现。

（1）原始三叉动脉：相对常见，造影时可见粗大的血管起源于颈脉海绵外侧，绕过鞍背在斜坡上缘与基底动脉吻合，吻合远端基底动脉系统充盈良好，吻合近端基底动脉或椎动脉细小。

（2）永存舌下动脉：少见，造影可见颈内动脉在第二颈椎处分叉，前支为颈内动脉走行，后支为永存舌下动脉，上行经髁前孔与基底动脉在斜坡下缘吻合，椎动脉常发育不良或缺如。

（3）永存内听动脉：罕见，永存内听动脉发自颈内动脉岩骨段，向后行经过内听道，连接于基底动脉中段。

4.大脑的静脉

（1）浅静脉

①升静脉（大脑上静脉）：引流大脑凸面上部和内侧面血液入上矢状窦，有6～12支，其中央沟静脉也称Trolard静脉、大吻合静脉、上吻合静脉，是最大的浅静脉，并吻合大脑中静脉与大脑上静脉。

②侧裂静脉（大脑中浅静脉Sylvian静脉）：主干位于外侧裂内，汇入蝶顶窦或海绵窦。

③降静脉组（大脑下静脉）：引流大脑凸曲下方和脑底的血液，最大为颞枕静脉（Labbe静脉、下吻合胙脉）它可与中央沟静脉和侧裂静脉吻合，向后向下汇入横窦。

（2）深静脉：引流大脑深部结构血液，其位置较恒定，可作为定位诊断标志。每侧的隔静脉和丘级静脉汇合成大脑内静脉，两侧大脑内静脉与基底静脉在中线汇合，形成大脑大静脉再注入直窦。

①隔静脉：在透明隔下方呈直线或略弯曲后行，室间孔附近与丘纹静脉汇合，其长度可反映额角大小。

②丘纹静脉：沿侧脑室体底部的下外侧面走行于丘脑和尾状核之间的髓纹内，从后向前

行并稍向上凸,在室间孔附近与隔静脉汇合,它反映出丘脑与尾状核的边界,也同时反映出侧室体部的大小,正位从外上行自内向下至中线,呈牛角形,可反映脑室体部底的位置。

③大脑内静脉:起自室间孔后缘,由隔静脉和丘纹静脉汇合而成,两侧大脑内静脉在第3脑室脉络丛中近似平行走行,在胼胝体压部下方中线处汇合成大脑大静脉,侧位呈前段微上凸后段微下凹的弧形,正位显示为偏离中线 1cm 左右,因投影重叠,而呈短条状上、下走行。

④基底静脉:又称 Rosenthal 静脉,起于前穿质,由多支小静脉汇合而成,包括大脑前静脉、大脑中静脉、纹状体静脉等,向后上绕过中脑汇入大脑大静脉,正位时此静脉呈"蛙腿"状,自下外向内上走行;止于中线部,侧位基底静脉始于鞍上 1～1.5cm,向后向上注入大脑大静脉。

⑤大脑大静脉:又称 Galen 静脉,绕胼胝体压部,呈凹面向上的弧形,与下矢状窦成直角汇合后,注入直窦,侧位呈凹面向上的弧形,正位呈圆点状居于中线。

(3)静脉角:丘纹静脉在侧脑室体底部向前内行,在室间孔后与隔静脉汇合并成锐角转入大脑内静脉,这个角就是静脉角,其前缘相当于室间孔的后缘,是判断深静脉移位的重要标志。静脉角的测量方法:自鼻根至鞍结节做基线,过静脉角顶至此基线做垂线,静脉角应位于鞍结节后方 10～27mm,基线上方 34～46mm,由鞍结节到大脑大静脉切线作为基线,过静脉角到基线垂线,垂线的垂点应位于基线中点前 6.5mm,后 5mm 之间。静脉角在基线上方 23～40mm。

(4)静脉窦

①上矢状窦:位于脑内中线,起于鸡冠,止于窦汇,沿颅顶呈凸面向上的弧形,其前段较细,后段粗大,可单独延续为右横窦。

②下矢状窦:沿大脑镰下缘弧形上凸后行,注入直窦。

③直窦:由大脑大静脉和下矢状窦汇合而成,呈直线向后下斜行,止于窦汇,也可单独延续为左侧横窦。

④窦汇:直窦与上矢状窦汇合点,流向两侧横窦。

⑤横窦:常两侧不对称,右侧较大,在岩骨的基底部急转向下移行为乙状窦。

⑥乙状窦:最粗大的静脉窦呈 S 形向下流入颈内静脉。

⑦海绵窦:位于蝶鞍的两侧,与眼上、下静脉及大脑中静脉相连,经岩上窦与横窦相通,经岩下窦与颈内静脉相连。

七、异常脑血管造影表现

1. 脑血管病

(1)动脉瘤:1931 年,Dott 首次在术前诊断动脉瘤,其好发于脑底动脉环血管分叉处。造影可显示动脉瘤的大小、部位、形状。常为边缘清楚的圆形或椭圆形,除有血肿或瘤体体积很大外,一般动脉瘤不会引起邻近血管移位。如动脉瘤内血栓形成,有时可不显影或仅部分瘤腔显影。由于动脉瘤内血流较慢,故循环时间延长,称为滞流现象。梭形动脉瘤造影可见动脉管腔梭形扩张。摄片时应注意改变投照角度以显示出动脉瘤蒂。

(2)脑动静脉畸形(AVM):Steinleil 最早提出 AVM;1938 年,Hoffman 第一个临床诊断

了 AVM。动脉期造影可见畸形血管缠绕在一起，一般能见到一支或数支粗大的供血动脉，引流静脉明显增粗纤曲，并可出现动静脉短路，使引流静脉或静脉窦提前显影，这是诊断动静脉畸形的重要依据。除非脑动静脉畸形伴血肿，一般不引起正常脑血管移位。

（3）海绵窦动静脉瘘：造影时造影药在动脉早期就由颈内动脉进入海绵窦，使海绵窦、眼静脉、岩上窦等提前显影，循环时间缩短，并可见上述血管及颜面部静脉扩张，而瘘口远端的动脉则显示不佳。

（4）烟雾病（Moyamoya 病）：表现为单侧或双侧颈内动脉末端及大脑前、中动脉狭窄或闭塞，闭锁部位出现纤细的异常血管排列杂乱无章，呈烟雾状或网状。颅外血管和根基底动脉系统，向狭窄动脉的分布区供血，形成侧支循环。

（5）脑内血肿：脑内血肿表现为血肿周围血管移位，血肿局部出现无血管区。硬膜下血肿正位片表现为大脑前动脉向对侧移位，大脑中动脉被推向对侧，其小分支远离颅骨内板形成新月形无血管区。硬膜外血肿表现为梭形无血管区。

2.颅内占位病变的定位诊断　颅内肿瘤的血管造影表现包括：血管移位、血管形态改变、血循环改变、出现病理血管，前两者为定位诊断依据，后两者为定性诊断依据。

（1）额叶占位：正位像大脑前动脉向对侧移位，大脑前、中动脉水平段受压，巨大肿瘤可使大脑前、中动脉距离加大。侧位像虹吸部受压变扁，凸面病变使大脑中动脉主干和外侧裂段向后下移位，额顶升动脉伸直分散。占位在额叶内上方者，使大脑前动脉膝段、水平段下移，变平，分支伸直；额叶内下占位，使大脑前动脉垂直段后移；额极病变使大脑前动脉膝段和垂直段后移。

（2）顶叶占位：正位像大脑前动脉后部向对侧移位，顶内占位使大脑前动脉远端移位明显，顶外占位病变使大脑中动脉凸面分支向下挤，侧位像大脑中动脉主干向前弯曲增大，顶内占位使胼周、胼缘动脉呈弧形下移或受推挤，顶外占位使大脑中动脉侧裂后分支伸直、分开、推挤。大脑后动脉、脉络膜前动脉分支可向下移位。

（3）颞叶占位：正位像大脑前动脉向对侧移位，程度较轻，大脑中动脉主干抬高，略内移；颞前占位使大脑中动脉及侧裂段呈直线向内上移位；颞后占位使侧裂段弧形外凸，脉络膜前动脉、大脑后动脉均向内移位。侧位像大脑中动脉向上移位，主干拉直；颞前占位可使大脑中动脉主干明显上抬，而呈弧形或直线状，额顶升支被推挤向上，大脑中动脉侧段裂上移；颞后占位使侧动脉干远端和颞后、顶后、角回动脉向上移位，而无虹吸弯变形。

（4）枕叶占位：主要累及大脑后动脉和大脑中动脉的末端，正位像可见大脑前动脉向对侧移，但较轻，大脑后动脉向内移位，分支伸直。侧位像可见大脑后动脉分支伸直，向前上方移位、伸长，大脑中动脉凸面血管向前、向上略移位。

（5）鞍区占位：病变局限于鞍内不引起血管移位，当向周围生长时即可出现血管改变，主要累及虹吸弯、大脑前、中动脉起始段、后交通动脉。正位像，病变向鞍旁生长时，可见颈内动脉海绵窦段向外移位；鞍上占位使大脑前动脉水平段伴拉直外移。侧位像，鞍内病变向鞍旁生长时，可使虹吸弯开口增大，后交通动脉、脉络膜前动脉向上移位。

（6）颅后窝占位病变

①小脑占位病变：额枕位可见同侧小脑后下动脉伸直和小脑上动脉变直上凸，均可向对

侧移位,侧位可见基底动脉前移,小脑后下动脉可因扁桃体下疝而移至枕骨大孔以下。

②脑桥小脑角占位:额枕位示小脑上动脉、大脑后动脉的近端向内、上移位,小脑后下动脉和基底动脉可向对侧移位,侧位像小脑上动脉、大脑后动脉的近端扁平或上移,基底动脉后移。

③脑干占位病变:侧位上基底动脉前移,贴近斜坡,两侧小脑上动脉和大脑后动脉均可上移。

④鞍背斜坡占位:可见基底动脉后移。

3. 颅内占位的定性诊断 血管造影定性论断的主要依据是:肿瘤血管的形态及分布范围,肿瘤的循环速度及血供的来源和引流静脉,脑血管的移位和变形。同时还应结合 CT、MRI 等影像学检查及其他临床检查方法,全面分析。

(1)脑膜瘤:半数以上脑膜瘤的瘤体可出现血管染色,肿瘤的供血血管主要来自颈外动脉系统,造影时供血动脉可提前充盈、纤曲、增粗,并在肿瘤与颅骨内板附着处进入肿瘤。向肿瘤内呈星芒状分布,同时肿瘤周围的颈内动脉系统血管也参与向肿瘤供血,但以颈外动脉系统为主。这种双重血供是脑膜瘤的特点之一。脑膜瘤多为脑外良性肿瘤,质地较硬,常压迫邻近动脉,使其呈弧形包绕肿瘤,并能勾出肿瘤的形态。肿瘤血管排列整齐,粗细均匀,循环时间延长,静脉窦期仍可见肿瘤染色。引流静脉粗大,并在肿瘤周围出现粗大纤曲的静脉,不同部位的脑膜瘤常引起邻近的脑膜血管扩张、增粗。

(2)胶质母细胞瘤:供血血管来自颈内动脉系统或椎动脉系统,仅个别侵及脑膜者偶见颈外动脉系统供血。病理血管较弥散,多无明显边界,血管被牵拉而伸直分开,但移位相对不明显,肿瘤周围无血管包绕。因肿瘤生长迅速,病理血管分化不成熟,表现为大小不一、排列不整、数量可多可少,血管模糊不清,大中血管因肿瘤浸润、包埋而表现为管腔粗细不均,血管轮廓毛糙不清,可呈粟粒状动脉瘤样,似串珠排列。肿瘤生长迅速而又呈破坏性者,常使不同管径的动静脉连接在一起形成窦状血管间隙,使动静脉直接交通,局部循环加速,动脉期即出现引流静脉,如肿瘤囊变或坏死也可出现无血管区。

(3)转移瘤:脑内转移瘤多为颈内动脉系统大脑中动脉供血,供血动脉一般不增大,仅肿瘤附近处略增粗。肿瘤血管呈小圆形,密度均匀的阴影。直径多为 1~3cm,常发生于脑动脉分支的末梢处。肿瘤血管也可呈团状,但密度不均,可见许多粗细不一的小血管,中央因肿瘤中心坏死而为透光区。肿瘤附近皮质动脉可呈局限性弧形移位。肿瘤的循环时间也快于或等于脑循环,有些病例局部浅静脉在动脉期内充盈,但增粗不明显。如肿瘤为多发,则更有诊断意义。

(4)脑积水

①前后位:可见大脑前动脉平直地靠近中线,但无侧移位,大脑中动脉亦变平直,侧裂段外移,豆纹动脉也向外扩展。静脉期丘纹静脉变平或呈向下凸的弧形并向外侧伸长。丘纹静脉可反映出侧脑室扩大的程度。

②侧位:大脑前动脉呈圆弧形上移,膝段圆钝。胼周、胼缘动脉上移,呈弧形隆起。大脑中动脉呈直线上抬,侧裂段向前上方聚集。扩大的第 3 脑室可使虹吸弯开口增大或减少,后交通动脉大脑后动脉和脉络膜前动脉变平或稍向下移位。静脉期大脑内静脉下移变平,大脑

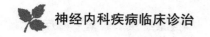

大静脉弧度增宽。

第七节　超声检查

超声波检查作为一项无创性检测技术已广泛应用于临床医疗的各个领域,特别是对于脑血管病变产生的颅内、外血流动力学的变化。颈动脉彩色多普勒影像(color Doppler flow imaging,CDFI)超声和经颅多普勒超声(transcranial Doppler,TCD)已作为常规的检查筛选手段。

颈动脉超声是近20年来发展起来的一项检测,评价颈动脉病变的无创性技术手段。在20世纪90年代初期CraVEN(1990)和Salonen(1991)先后发表了应用CDFI对颈动脉缺血性病变的检测文献。目前,此技术主要应用于由颈动脉病变造成的缺血性脑血管病。

颈动脉超声检测的血管包括双侧颈总动脉、颈内动脉、颈外动脉、锁骨下动脉、椎动脉(颈段、椎间隙段和枕段)。通过对检测血管(包括管径和血管内膜、中膜及外壁)的解剖结构及局部血流动力学的评价对颈动脉病变作出判断。常见颈动脉病变检测包括颈动脉硬化早期病理改变即内膜增厚、颈动脉硬化斑块的形成、血管狭窄或闭塞以及颈动脉周围病变导致的形态学和血流动力学的改变。

经颅多普勒超声(TCD)是20世纪80年代初开展的无创性检测颅底动脉环(Willis环)血流动力学的技术。TCD与脑瞄血管造影、CT、磁共振成像技术不同,它可以提供这些影像学检查所不能得到的重要血流动力学资料。它们之间不能互相取代,而是互补结合以达到病变检测的更高的准确性。近年来,TCD技术已广泛应用于神经外科、神经内科、手术室麻醉科、重症监护室、心血管外科等。

一、颅脑多普勒超声

TCD是应用超声多普勒原理实现其检测功能的。多普勒超声起源于多普勒效应。1943年奥地利物理学家Ch. Doppler的研究发现,当声源与接收器存在相对运动时发射出的声波的频率与接收到的物体反射回的频率不同,两者之间产生了频率改变称之为频移即声源与接受器之间存在相对运动(彼此靠近)则频率增加,反之则下降(相背运动),这一物理学现象被称之为多普勒效应。

(一)基本原理　多普勒原理阐述了声波与运动物体之间的相互关系。利用这一物理学原理人们对血管内流动的血细胞进行了流体动力学的重要研究,从而获得了不同部位动、静脉血管内红细胞(血液中主要的血细胞为红细胞)运动速度,对血流速度有了量化分析结果。计算血流速度的公式是应用经典的多普勒方程:

$$F_d = \frac{2F_o V\cos\theta}{C} \text{ 因此 } V = \frac{F_d C}{2F_o \cos\theta}$$

F_d 频移值(发射频率与接受到频率的差值)

F_o 超声波原始发射频率

v 血流速度

C 超声波在人体内的传播速度

cosθ 超声波与血流之间夹角的余弦值

应用这一公式可以直接获得血流速度测值。但流速的高低与声波和血流之间的夹角直接相关，cos0°值等于1为最大，cos90°值为0。角度越大流速越低。了解这一基本的原理对于检测血流的准确性非常重要，特别是 TCD 的检测为盲探过程，对每一支动脉的检测应当多角度、多方向探测，以获得最佳的血流动力学参数。

（二）检测功能

1. TCD 常规检测功能

（1）检测深度（depth）：是指探头从体表与取样容积所在血管部位之间的距离。它是通过脉冲多普勒的深度聚焦功能完成的，可根据颅内血管的解剖位置决定血管的正常检测深度范围。

（2）血流方向（direction of flow）：TCD 仪器具备鉴别血流方向的功能。以基线作为血流方向的分布分类，对血细胞朝向探头运动所获得的血流频谱确定为正向，位于基线上方，反之背向探头运动为负向血流频谱位于基线下方。当血流方向改变时往往提示颅内或颅外动脉病变的存在。例如，一侧颈内动脉颅外段狭窄或闭塞，可导致同侧大脑前动脉血流方向逆转，说明颅内侧支循环开放的血流动力学变化。

（3）血流速度（velocity of flow）：它包括峰值流速（peak velocity, VP）、均值流速（mean velocity, VM）、舒张期末流速（end of diastolic velocity, EDV）。VP 是心脏收缩期脑动脉达到的最高血流速度。EDV 是心脏舒张末期的最低血流速度。VM 是对血流频谱的 VP 与 EDV 作几何面积法所获得的血流均值，它可通过较为简便的公式计算：Vm＝（VP－EDV/3）＋EDV。VM 较 VP 和 EDV 是相对稳定的血流参数。

血流速度的高低变化是反应检测血管功能的重要指标。不同年龄组血管功能状态不同，血流速度不同。不同机型、不同操作者所测结果均有一定的差异。

（4）血管搏动指数（pulsatility index, PI）和阻力指数（resistance index, RI）：

$$血管搏动指数\ PI = \frac{峰值流速（VP）－舒张末流速（EDV）}{平均血流速度（VM）}$$

$$血管阻力指数\ RI = \frac{峰值流速（VP）－舒张末流速（EDV）}{峰值流速（VP）}$$

当血管收缩阻力增加时，PI 和 RI 均升高，并且心率和心脏节律的变化也可引起 PI 和 RI 的改变。Lindergard 等（1985）对 A、B 两组受试者 MCA 的 PI 值的检测结果分别为 0.71±0.10 和 0.94±0.14。分析结果发现 B 组受试者心率明.低于 A 组，说明心率对 PI 值的影响。在无病理生理改变时，双侧半球动脉的 PI 值、不同的时间所测的 PI 值、不同性别间 PI 值不存在明显的差异。但是随着患者年龄的增加，血管顺应性下降，周围血管阻力升高，PI 值相对增高。正常 PI 值为 0.65～1.10。正常 RI 值为 0.55～0.85。当 PI 或 RI 值明显升高时，提示脑血管阻力增加，脑灌注压下降，脑血流量减低等脑血管病理生理改变。当血管阻力减低，动静脉之间短路形成。脑血流出现高容量改变时，以及脑血管病变引起过度灌注等病理改变时，PI 值或 RI 值相对降低。

2. TCD 的监测功能　这些功能包括脑自动调节、脑血管舒缩功能的监测、血管外科手术中脑血流及微栓子信号的监测、蛛网膜下隙出血血管痉挛的发生、发展、缓解过程的监测、重症脑血管病变或其他脑部病变致颅内压升高脑血流的监测等,TCD的监测功能对于临床医疗起到非常重要的作用。

3.TCD检测血管 在临床上,TCD检测血管包括:

(1)颈部血管:颈总动脉(common carotid artery,CCA)、颈外动脉(external carotid artery,ECA)、颈内动脉颈外段(internal carotid artery,ICA)。

(2)颈内动脉虹吸部(carotid siphon,CS)各段,包括海绵窦段或称水平段(parasellar portion或颈4段)、膝部(genu portion或颈3段)、床突上段(supraclinoid portion或C2段),眼动脉(ophthalmic artery,OA)。

(3)大脑半球血管有:大脑中动脉(middle cerebral artery,MCA),大脑前动脉交通前段(anterior cerebral artery,ACA)、大脑后动脉的交通前、后段(posterior cerebral artery,PCA)、颈内动脉终末段(CAJ、前、后交通动脉(AcoA、PcoA)。

(4)椎—基底动脉系血管:双侧椎动脉(vertebral artery,VA)、小脑后下动脉(posterior inferior cerebellar artery,PICA)、基底动脉(basilar artery,BA)。

(5)颅内深静脉和窦内血流:大脑深中静脉(deep middle cerebral venous,DMCV)、基底静脉(BVR)、直窦(SS)。

(三)检测方法

1.检测声窗 TCD是通过人类颅骨相对薄弱的部位声窗,完成对脑血管的血流动力学检测。根据检测的部位分为颞窗、眼窗、枕窗和下颌下窗。

(1)颞窗:颞窗位于颞骨鳞部颧弓的上方外耳道的前方。此处颅骨较薄,骨质密度低易于声波穿透。通过颞窗可以检测双侧半球的MCA、ACA、PCA、ICA,BA的末端(双侧PCA分支处)、DMCV、BVR。

(2)眼窗:是超声波通过前额颅骨较薄的眼眶骨板视神经管穿透到达颅内,从而检测到颈内动脉虹吸弯各段和OA的血流信号。

(3)枕窗:是通过人类枕部的自然开放的枕骨大孔完成对颅内段VA、BA、PICA和SS血流检测。VA从锁骨下动脉分出后经颈椎横突孔、枕骨大孔进入颅内,TCD所检测的VA血流信号是颅内段VA,通过颅内段VA的血流频谱形态和血流指数,分析评价颅外段VA可能存在的病变。

(4)下颌下声窗:采用脉冲波或连续波多普勒探头检测CCA、颅外段ICA和ECA的血流。这里需要指出的是,通过脉冲波探头的深度聚焦功能(多普勒探头的取样容积的位置可随检测深度的改变或加深或变浅)可检测ICA颅外段全程的血流动力学变化。

2.血流频谱分析

(1)正常血流频谱:正常颅内动脉血流频谱为近似直角三角形特征,以心脏收缩后产生的流速最高并形成频谱的收缩峰。也称之为S1峰。继心脏收缩之后,血流由左心室进入主动脉,对血管产生一定压力,致动脉反应性收缩搏动改变,形成血管搏动波,即S2峰。随着左心室压力的减低,血流速度逐渐下降,但在心脏舒张早期动脉内压力较高,因而频谱中可观察到舒张早期波峰,我们称之 D 峰。血流速度从收缩开始到达到最高峰所需的时间,称之为收缩峰时或称血流加速度时间。正常血流加速度时间为 0.10±0.02(首都医科大学宣武医院,1996)。

(2)异常血流频谱:血流频谱形态的异常是反应血流动力学改变的重要标志之一。常见的异常血流频谱包括:

①峰时延长型频谱改变:多见于血管顺应性降低,血液黏性增加,广泛脑动脉硬化,大动脉炎,近端血管狭窄或闭塞、远端供血障碍,颅内血管阻力增加血管弹性减低等病变。这些病变均可直接影响血流加速度,导致血流达到最高峰值的时间延长,频谱形态表现为峰形圆钝。加速度时间延长,通常大于 0.12s。

②高阻力型频谱改变:常见于颅内小动脉广泛性硬化导致的血管阻力增加、颅内压升高、各种原因引起的脑灌注压下降等原因,导致脑血流速度减低,特别是舒张期流速的减低产生颅内动脉广泛性 PI 值或 RI 值增加,出现收缩与舒张期血流不对称的血流频谱即高阻力型血流频谱,峰型可为尖锐型或峰时延长型。

③低阻力型血流频谱:有高阻力型就有低阻力型频谱。其原因不同于高阻力型血流动力学改变,通常由于动脉、静脉之间的直接短路,动脉阻力下降,血流频谱表现为舒张期流速明显升高,PI 和 RI 明显减低。

④振荡型血流频谱:为双向单峰脉冲波型血流频谱。收缩期血流位于基线上方,舒张期血流位于基线下方,可见于头臂动脉硬化引起的颅内盗血,也可见于脑循环停止脑死亡血流改变,但两者有其不同的特征及脑血管病理基础,可参考锁骨下动脉盗血和脑死亡病变的TCD 检测特征。

⑤涡流和湍流频谱:正常脑血流为层流。当流动形式发生改变时可导致涡流出现。根据涡流的出现部位及延续时间的长短可分为生理性和病理性二种。生理性涡流多见于主干血管的分支水平,其特征是血流速度正常,涡流信号出现在频谱收缩罕期,为低振幅持续时间短,无粗糙血流声频,分布于基线水平的多普勒血流信号。此种血流改变如同流动的主干河流在其分为支流时形成的漩涡一样,无病理意义。当血管内膜损害造成血管内径狭窄时,狭窄前后血管内压力的变化。使血细胞通过狭窄管径时产生加速度,正常层流状态部分破坏,使血细胞流动曲线改变,形成紊乱的血流即病理性涡流。其特征为血流速度异常升高。涡流出现在频谱的收缩期并可延续至舒张甲期。为宽带型对称分布于基线上下方的低频率高强度伴粗糙血流声频的多普勒信号。

当血管狭窄进一步加重时,血流通过狭窄处,流体被明显压缩形成高速运动,加上病理性涡流的存在,此种流体运动即为湍流。其特征为较涡流频谱频率及强度更高,仅分布于收缩期,声频粗糙非对称性分布于基线水平,与主频血流一致的多普勒血流信号。

3.血流声频分析　正常脑动脉具有清晰柔和的多普勒声频。当正常的流体动力学因各种病因发生改变时,不但频谱形态异常,血流声频也发生变化。例如动脉内出现涡流或湍流时,多普勒声频表现为紊乱伴低钝粗糙的音频信号,甚至出现哮鸣音样血管杂音,通常称之为"乐性血管杂音"(Music Murmurs)。此类病理性血流声频多见于重度脑动脉硬化、脑血管痉挛等病因造成的重度脑血管狭窄,其特征为血流速度异常升高,在频谱收缩期对称分布于基线上下方的线条样高强度多普勒信号。

4. TCD对颅内动脉鉴别的方法　TCD在临床医疗中的作用检测结果的准确性,在很大程度上取决于操作者的手法及对脑血管解剖、脑血流动力学的正确分析。因此,我们总结如下七个方面判断血管的综合性分析方法。

(1)检测声窗的不同:不同的动脉采用不同的检测声窗。例如颞窗常规探测双侧半球动脉血流,眼窗通常检测OA和颈内动脉虹吸弯各段血流信号,枕窗是检测VA、PICA和BA的唯一声窗。声窗的位置是鉴别血管的基本要素。

(2)检测血管的深度:颅内动脉的解剖位置不同,TCD检测到各个动脉的深度也不同,因此检测深度是判断不同检测动脉的重要标志。

(3)血流方向:颅内动脉的解剖走向不同,决定了不同动脉与探头之间产生的多普勒频移不同,血流的方向也不同。当血流方向发生改变时,往往提示颅内血流动力学的异常。例如ACA的血流方向由负向逆转为正向,通常提示颈内动脉颅外段狭窄或闭塞,导致前交通动脉的开放,是颅内侧支循环建立的标志。另外,ACA血流方向的逆转,同时伴随同侧MCA的异常高流速和低搏动性血流动力学改变,往往说明额顶部的巨大动静脉畸形产生的颅内盗血征。

(4)血流速度的对称性:正常脑血液供应系统分为颈内动脉系和椎-基底动脉系两部分,前者供血量占脑血流量70%,后者占30%。双侧同名动脉的血流速度应该是对称的,双侧相差 不大于20%～30%。颈内动脉和椎-基底动脉血流速度的高低排列顺序为:MCA＞ACA＞PCA≧BA＞VA≧PICA,MCA≧ICA_1。

(5)动脉之间的解剖结构关系:利用动脉分支特征对检测血管加以鉴别。如ICA_1是分出ACA与MCA解剖标志。当沿MCA主干向纵深检测时出现双向血流频谱,即可判定此处为ICA_1其反向的血流信号即为ACA,正向的血流信号为MCA起始段。当调整探头角度使ACA血流信号基本消失时,检测到的正向血流信号为ICA_1。

(6)CCA压迫试验:通过同侧或对侧CCA压迫试验,对双侧半球动脉血流信号及侧支循环功能状态进行评价。例如检测右侧半球血流迫右侧CCA时,MCA流速明显减低,PCA血流不变或代偿性升高,ACA血流方向逆转,由此说明检测血管的准确性及前、后交通支功能的存在。CCA压迫试验不仅是用来识别正常的检测动脉的方法,同时也是鉴别颅内血流动力学异常的重要手段。

(7)特殊功能试验:颅内各动脉所供血的部位不同,血流动力学特征也不同。如PCA支配视觉中枢,通过光觉刺激可以观察到PCA血流改变,从而来确定PCA检测的准确性。

(四)临床应用

1. 脑动脉粥样硬化　脑动脉硬化是全身动脉硬化的一部分。包括粥样硬化和原发性高血压性动脉硬化,两者的发病原因不甚相同,动脉硬化的病理及产生的血流动力学改变各有不同,TCD检测到多普勒血流频谱及相关参数也各有不同。

(1)早期动脉硬化的TCD检测特征:在脑动脉硬化早期阶段,血管腔无明显狭窄,但由于动脉血管内膜不均匀性增厚,血管弹性减低,可造成血流加速度时间较正常相对延迟,即血流速度达到最高峰所需时间延长,因而出现频谱峰形改变,频窗显示相对减小,但仍可分辨出层流的血流特征。血流速度可基本正常或与同年龄组比较相对减低。此类血流动力学改变的原因,通常与患者的血脂、血液黏稠性升高、血压升高等因素相关,通过对症治疗后一部分患者可以恢复正常血流频谱形态。

（2）颅内动脉狭窄或闭塞:由于各种原因致动脉硬化的病理改变加重,造成血管内径减小,血流通过受阻,甚至造成血流信号的消失,即形成了颅内血管的狭窄或闭塞。

①颅内动脉狭窄血流速度变化:颅内动脉狭窄的表现首先是血流速度的增加,因为管腔截面积减小,为保证脑血流量的相对稳定,必然会产生加速度。根据血流速度的高低,可以对血管狭窄的程度作出判断。当血管造影显示血管内径减小在20％～30％（或＜50％）时,TCD检测特征表现为血流速度相对升高,平均流速在（Vm）90～120cm/s,或双侧同名动脉流速不对称＞30％（必须除外检测手法产生的误差或生理变异产生的不对称性血流改变）。对于较长的动脉（MCA、BA、VA及颅外段ICA）可通过探测深度的增加,探查发现阶段性血流速度改变。当血管内径进一步减小在50％～69％时为中度狭窄,当管径减小＞70％时为重度狭窄。动脉狭窄达到中、重度时,病变血管的血流速度明显升高。中度狭窄时Vm达120～150cm/s,重度狭窄Vm＞150cm/s,峰值流速＞200cm/s,出现阶段性血流速度改变,即狭窄段流速明显升高,狭窄近、远端流速减低,特别是狭窄远端血流减低伴相对低搏动性特征改变（PI减低）。采用不同的血流速度标准,TCD检测颅内动脉狭窄的准确性不同。Felberg等（2002）通过TCD对颅内动脉狭窄检测研究指出,采用不同平均流速标准评价＞50％的颅内动脉狭窄与DSA结果比较准确性和敏感性不同。通过对136例TIA和卒中的患者颅内动脉血流检测观察,TCD发现40例狭窄（假阳性9例）,96例正常（2例假阴性）,TCD的敏感性为93.9％,特异性91.2％,PPV77.5％,NPV97.9％。以MCA的平均流速为限定范围,不同的流速标准获得MCA狭窄病变＞50％的准确率如下:MCA的MFV＞80cm/s,敏感性为100％,特异性96.9％,PPV84％,NPV100％。MCA的MFV＞100cm/s,敏感性100％,特异性97.9％,PPV88.8％,NPV94.9％。MCA的MFV≧120cm/s,敏感性为68.7％,特异性100％,PPV100％,NPV94.9％。假阳性的原因通常见于ICA近段血管狭窄后颅内侧支循环形成,造成血流速度的代偿性升高,对于此类血流动力学的变化可以采用狭窄段流速与狭窄近段流速比值＞2∶1的附加条件达到诊断的准确性。

②颅内动脉狭窄血流频谱和声频的变化:轻度血管狭窄时流速升高的同时不一定伴随血流频谱形态的改变。中、重度血管狭窄时,血流速度明显升高的同时,频谱形态均改变,峰时延长,收缩期频谱内部出现宽带的涡流或高振幅的湍流血流信号。声频粗糙甚至出现高调的血管杂音伴随索条状高频血流信号,分布在频谱内部的基线上下方。

③大脑中动脉闭塞血流动力学改变:MCA是颅内动脉硬化血栓形成或栓子脱落栓塞的好发部位。当MCA主干闭塞时,在颞部声窗穿透良好的前提下,TCD检测到的血流动力学改变包括:a. MCA主干血流信号消失。沿MCA主干深度45～60mm,个别双顶径较大的患者深度达65mm未探测到血流信号。同时要通过对侧颞窗探测深度达80～100mm也未获得MCA血流信号。需要进一步强调的问题是,对于MCA血流信号消失必须除外声窗的不穿透和透声不良、角度过大的影响,同时应结合患者的临床症状和体征综合分析。b. 病变侧ACA、PCA血流特征变化。病变同侧ACA、PCA血流信号良好,流速较健侧相对升高（20％

～30％）。c. MCA(M2)水平闭塞。在 MCA 近端(ACA/MCA 分叉)可测得微弱信号,呈短小尖峰型,无舒张期血流。这是由于远端血管闭塞近端阻力升高所致。

某些 MCA 的闭塞是由于栓塞引起。经过治疗后,血栓吸收 MCA 可再通。TCD 对 MCA 栓塞后再通血流检测具有很好特异性。Scot Burgin 等(2000)利用 TCD 对 MCA 系统的急性缺血性脑血管病经静脉纤溶药物治疗后,MCA 再通血流特征与脑血管造影结果对比分析,提出:a. MCA 完全闭塞的特征为病变侧 MCA 血流信号消失(一个或多个深度探测);b. MCA 部分闭塞的特征为一种圆钝型血流信号,收缩期加速度时间延长(>0.2s),Vm<30cm/s,另一种为衰减型血流信号,具有正常加速度的搏动性血流信号,但 Vm 较对侧(正常侧)减低>30％,舒张末流速尚存在;c. 再通血流特征为部分再通时局限性流速升高伴远段低阻型血流特征(阶段性 IM 管狭窄表现),有时可表现为过度充血型血流改变(舒张期流速相对升高完全再通时 MCA 血流表现为血管阻力稍低与正常侧血流速度比较无明显不同。

④大脑前动脉闭塞血流动力学改变:TCD 对 ACA 闭塞的诊断有一定的局限性,特别是 ACA1 时且 ACoA 功能完善,出现一侧 ACA1 血流信号消失,对侧 ACA1 较 MCA、PCA 速相对升高,此种情况下无法与一侧 ACA1 发育不全一生理性变异相鉴别。只有在 ACA 整支动脉闭塞,血流信号消失,健侧 ACA 血流速度高于 MCA 流速 30％以上,同时经眼窗检测,对侧 ACA 也未获得血流信号时,结合患者临床出现的 ACA 闭塞综合征的特征,可以确定 ACA 闭塞的 TCD 检测结果的准确性。

⑤颈内动脉终末段闭塞血流动力学改变:当 ICA1 闭塞时可影响同侧的 ACA、MCA 供血。通常 ICA1 闭塞往往由 ICA 颅外段闭塞的血栓形成并向上蔓延所致。其闭塞部位在 ACA/MCA 水平时则 ACA 和 MCA 血流信号均消失(颞窗穿透良好的情况下),经健侧颞窗向患侧交叉检测均未探测到病变侧 MCA、ACA 血流信号。病变侧 PCA 流速明显升高并高于对侧的 MCA、ACA。健侧 MCA、ACA 流速相对升高(代偿)。

(3)颅外段颈动脉狭窄或闭塞血流动力学改变:对于颈动脉狭窄性病变,特别是狭窄>70％的颈动脉病变的早期诊断,为临床选择手术或介入治疗,提供客观的血流动力学依据具有重要的临床意义。此处主要介绍颈动脉狭窄>70％或闭塞时 TCD 检测到的血流动力学特征。

①血流速度的变化:颈动脉狭窄时,颅外段动脉血流速度明显升高,可探测到阶段血流速度改变的特征。双侧半球血流速度不对称,患侧半球 MCA、ACA、ICA1 流速明显减低,患侧 PCA、健侧 ACA 流速相对升高。

②血流频谱的变化:双侧半球频谱形态不同,患侧 MCA、ICA1、ACA 的峰时延长,峰形圆钝。健侧 MCA、ACA、ICA1,患侧 PCA 的血流频谱内部出现涡流特征(侧支循环开放形成的血流加速度效应)。

③血管搏动指数的变化:双侧半球的同名动脉的 PI 值不对称。患侧动脉的 PI 值较健侧减低,形成低搏动性血流特征。

④前交通支开放的特征:a. 患侧 ACA 血流方向逆转(由负向转为正向);b. 健侧 ACA 血流速度代偿性升高;c. 检查患侧 MCA 或 ACA 的同时,压迫健侧的 CCA,患侧 MCA 或 ACA 血流速度明显减低,说明患侧血流来自于健侧颈内动脉系;3 种特征血流的检出可以判断前交

通支开放的血流动力学变化。

⑤后交通支开放的特征：a. 患侧 PCA 流速升高（与患侧 MCA、ACA 和 ICA₁ 比较）；b. 患侧 PCA 的 PI 值高于同侧 MCA、ACA，但较健侧的 PCA 相对减低；c. 压迫健侧的 CCA，患侧 PCA 的流速相对升高，进一步说明后循环开放的代偿能力。

⑥颈内、外侧支循环开放的特征：颈内动脉颅外病变时，通过颈外动脉分支与眼动脉分支之间的吻合，向颈内动脉远端供血。判断颈内、外侧支开放的特征包括：a. 患侧眼动脉血流变化。患侧眼动脉流速升高，血管搏动指数明显减低，血流频谱形态为低阻力型改变；b. 患侧眼动脉血流方向逆转，由正向转变为负向；c. 颈外动脉流速升高，PI 值较健侧相对减低。

2. 椎－基底动脉供血不足（VBI）　VBI 是临床上引起脑缺血病变的常见原因之一，TCD 对诊断有一定的意义。

（1）颈椎病型

①血流速度变化：当颈椎间隙因骨质增生或其他原因造成狭窄时，对 VA 会产生机械性压迫，致使 VA 血流相对受阻。TCD 结果显示，双侧颅内段 VA 和 BA 流速减低。若双侧病变程度不同，往往血流为不对称性改变，与双侧 VA 管径发育不对称型引起的血流异常鉴别困难；此时，采用颈部旋转试验是有效的鉴别方法。

②血流频谱形态：通常颈椎病引起的 VBI，血管的顺应性（弹性）基本无改变，血流频谱形态尚正常。

③旋颈试验：旋颈试验是 TCD 鉴别颈椎病型 VBI 的重要手段。当颈椎病变椎间隙狭窄时，左右旋颈试验可观察到 BA 血流信号减低，流速下降。

（2）动脉硬化型

①血流速度减低：VA 和 BA 流速均低于正常，频谱形态改变，峰形圆钝，声频信号低顿。此类血流改变的原因多见于 VA、BA 粥样硬化，另外 VA 颅外段狭窄时也可造成颅内段 VA 流速减低，但是患侧 VA 呈现明显的低搏动性改变。

②血流速度升高：当 VA 或 BA 因动脉粥样硬化引起血管狭窄时，可以检测到 VA、BA 的流速异常升高，并出现阶段性血流速度改变，同时伴随血流频谱形态和声频异常。

（3）锁骨下动脉盗血型：由于锁骨下动脉病变或无名动脉病变引起的 VBI 综合征，称之为锁骨下动脉盗血综合征。

①病变侧 VA 血流异常：无论左侧或右侧锁骨下动脉病变导致 VA 供血障碍，则患侧的 VA 通过双侧 VA 汇合为 BA 的交界处，由健侧分流部分血液向患侧供血，因而出现双侧 VA 的血流方向不同，健侧 VA 为负向血流（正常血流方向），患侧 VA 为正向血流（血流方向逆转）。

由于锁骨下动脉病变的程度不同，患侧 VA 血流逆转的形式可分为隐匿型、部分逆转和完全逆转型，也可以将锁骨下动脉盗血的程度分为：a. 隐匿型：锁骨下动脉狭窄程度较轻（通常＜50％），临床症状不典型。TCD 检测发现，患侧 VA 流速相对减低，收缩早期可探及非常尖锐的小切迹波形，活动患侧上肢时，切迹加深甚至出现短时尖锐的逆转血流信号。b. 部分盗血型：当锁骨下动脉狭窄＞50％未达到闭塞时，患侧 VA 出现部分血流逆转的特征。TCD 检测出双向"振荡型"血流特征，表现为收缩期（正向）逆转血流信号为主，舒张期（负向）血流为辅的血流的改变。c.完全盗血型：当锁骨下动脉完全闭塞时，患侧VA出现血流方向完全逆转 的单峰脉冲形血流信号，舒张期流速为零。

②患侧桡动脉血流异常：当锁骨下动脉狭窄或闭塞时，患侧上肢的血流途径是通过健侧的VA到达患侧VA，经狭窄或闭塞病变的远端锁骨下动脉再向患侧上肢供血。因而患侧桡动脉的血流失去正常外周阻力型血管的血流特征，出现低搏动性低流速改变（与颅内动脉血流频谱相似）。

③BA和健侧VA的血流变化：当患者健侧VA血流代偿良好，则BA的血流影响较小，VBI临床症状不明显。反之BA的血流下降，患者临床症状重，药物治疗效果不理想，最好实施外科手术或介入治疗。

3.脑动静脉畸形　AVM是颅内形成的异常血管团，血流动力学的病理基础在于病变处出现动、静脉之间形成短路，动脉血流未经毛细血管直接进入静脉循环，因而出现高血流量低搏动性改变的血流动力学变化。

（1）血流速度异常：AVM的病理改变为动静脉的直接相通，血管阻力减低，因而单位时间内通过畸形血管团的血流最明显增加，血循环加速，供血动脉血流速度异常升高，通常高于正常的2倍、3倍或更多。收缩期与舒张期流速均增加，为非对称性升高，即舒张期血流增加与收缩期不成比例，收缩期与舒张期流速比值小于2∶1（正常为2～2.4∶1）。

（2）血管搏动指数异常：由于AVM的血管阻力非常低，血流速度出现非对称升高，舒张期流速的增加，使平均流速也增加，PI值相对减低（$PI = V_P - Vd/Vm$）。正常动脉的PI值为0.65～1.10，AVM供血动脉的PI通常<0.65。

（3）血流频谱分布异常：正常类似直角三角形的TCD血流频谱形态消失。出现频谱增宽（因舒张期流速升高），舒张期血流下降无平滑线形下降的特征，呈"毛刺样"改变。

（4）血流声频异常：由于AVM为动静脉混合血流，流速的异常升高，涡流、湍流的出现，因而血流声频紊乱粗糙，收缩、舒张分期不明显，伴随高调的血管杂音，AVM的血流声频如同"机器房样"混乱嘈杂。

（5）颅内动脉盗血征：随AVM体积不断扩大，供血量不断增加，不仅同侧半球的动脉均参与供血，对侧半球经开放的ACoA也参与AVM供血，ACA_1血流方向逆转导致正常额叶脑组织的缺血。另外，AVM阻力的下降，血流量不断增加。早期周围脑组织为维持有效的灌注，通过自动调节功能也会出现血管扩张，导致灌注压下降。长此以往，将引起脑组织缺血，这些均可形成颅内动脉盗血征。

（6）自动调节功能减退或消失：正常状态下，血压在一定范围内变化，脑血管通过自动调节功能可以维持正常的脑血流。AVM导致血管扩张，血管壁变薄失去正常血管弹性，血流随血压的微弱改变就出现升降明显波动。通过TCD检测，采用同侧CCA压迫试验前后MCA血流速度的变化，可以观察AVM供血动脉的自动调节功能状态。正常脑动脉在CCA压迫前后流速变化在20%～30%或更高，但是AVM的供血动脉于CCA压迫前后无明显的血流速度变化，从而证实AVM供血动脉的自动调节功能的减退后消失。

（7）AVM供血动脉的血管舒缩功能异常：正常脑动脉的另一调节功能—血管舒缩功能，是受血液中二氧化碳浓度的影响。血液二氧化碳浓度在一定范围内升高，可使脑血管扩张，脑血流量增加,血流速度升高。由于 AVM 血管团内动、静脉血液混流,局部血管内二氧化碳浓度为高水平状态,加上血管壁舒缩能力的减退或消失,再增加血中二氧化碳浓度,脑血流无明显改变。TCD 检测时可观察到患者屏气(增加二氧化碳浓度)、过度换气(减低二氧化碳浓度)的方法观察试验前后供血动脉的血流速度无明显改变,从而提示 AVM 供血动脉的血管舒缩功能异常。

4.蛛网膜下腔出血(subarachnoid hemorrhage,SAH)是一种临床上常见的出血性脑血管病。SAH 后继发脑血管痉挛是颅内动脉瘤破裂后产生的最常见的并发症。TCD 可动态观察脑血管痉挛的发生、发展过程。

(1)脑血管痉挛的 TCD 监测:由于 SAH 后血管痉挛随时间的延长,出现动态血流变化过程,TCD 监测可采用连续性或间断性血流监测法。前者适用于危重患者,血流变化不稳定,意识不清,探头可固定的患者。后者用于清醒的患者,血流变化相对稳定,探头不易长时间固定。可采用每日 1 或 2 次,检测相对固定在同一时间内进行。可根据患者的病情及前次结果,适当增加检测的次数,目的是要注意有无脑血流的动态改变。

(2)监测动脉的确立:Aaslid 等在 1984 年、1986 年先后发表了对 TCD 对 SAH 后血管痉挛的脑血流监测。检测血管以双侧 MCA 为最佳选择。因为 MCA 是 ICA 的最大的终末分支,无明显交通支构成的侧支循环,不同于 ACA、PCA(后两者存在管径大小变异,双侧发育不对称等情况),并且 MCA 通常走行较平直,主干较长,利用探测角度的调整和检测深度的选择。颅外血管要对 ICA 近段血流检测,计算 MCA 与 ICA 的比值,是评价血管痉挛的重要标准之一。另外在我们的实际工作中也发现,不同部位的动脉瘤破裂,颅内动脉血流速度的变化也不同。因此单纯 MCA 的流速变化不能完全说明血管痉挛的程度,我们主张应双侧半球血流综合分析,才能获得相对准确的血管痉挛程度的评价指标。

(3)SAH 后血管痉挛的血流速度变化的时间过程:TCD 血流速度的升高与血管痉挛导致管腔狭窄呈负相关关系。因此,血流速度升高的时间过程与血管造影显示的血管痉挛发生的时限是一致的。血管造影显示血管痉挛发生在 SAH 后 4~12d。SAH 术前、术后血管痉挛的发生、发展的时间过程有一定的区别。我们从 1993—1995 年对 46 例动脉瘤破裂出血手术治疗的患者,进行了术前、术后脑血流的动态监测。经研究发现,术前血管痉挛时间过程与国内外的文献报道基本一致,70% 的患者在 SAH 后 4~8d 内,TCD 显示广泛的脑血流速度升高,通常血管痉挛流速增加的高峰期持续 1~2 周,3~4 周内血流逐渐恢复。判断术后痉挛的发生。无论术前血管痉挛是否缓解,均应在术前 1d 检测双侧半球血流指数(流速、PI 值、MCA/ICA_{颅外段}比值),作为基础测值用以术后与术前血流速度比较的客观依据。若术后流速较术前升高 20%~30% 以上,MCA:ICA>3:1,就可判断血管痉挛的发生,并通过流速升高的幅度评价血管痉挛的程度。

5.颅内压增高和脑死亡说　颅内压的生理调节主要依靠脑脊液、脑血流量、脑血管的自动调节功能等。当各种原因导致 ICP 升高时,脑灌注压(CCP)相对减低,脑血流下降将导致脑缺血发生。传统检测颅内压的方法是通过腰椎穿刺、脑室内或硬膜下插管测压或监测脑脊液的压力,鉴于这些检测手段的有创性,同时在 ICP 升高的情况下,腰椎穿刺可能导致脑疝的危险,不可能反复检测。采用一种无创性监测 ICP 的动态变化,在临床上具有重要的意义。

1982 年 Aaslid 等首先报道了采用 TCD 技术监测颅内压的方法,并从理论上评价了多普勒频谱形态和血流动力学指数与 CCP 之间的相关关系。KlingelhSer 等(1991)采用 TCD 对 13 例可疑颅内压升高处于昏睡状态的患者的脑血流检测发现,RI 指数与 ICP 的变化密切相关,ICP 升高 RI 指数增加。1992 年 Chan 等通过临床研究 PI 与 CCP 的关系,指出 PI 指数的变化较 RI 指数的变化更能反应 CPP 的异常改变。当 CCP 降低至 70mmHg 后,PI 值呈进行性增加。Homburg 等(1993)观察到 PI 与 ICP 呈正相关关系,即 ICP 随 H 值的增加而升高。Hidemasa 等(1997)通过动物模型研究发现,ICP 增加,CBF(脑血流量)减低,PI 值升高。当 PI>3.0 时,CBF<20%,当 PI>4.0 时,CBF<10%。

(1)颅内高压的 TCD 特征:①血流速度的变化:ICP 的增加可导致颅内动脉血流速度的减低。在 ICP 升高早期,以舒张末流速下降为主,平均流速相对减低,随着 ICP 的不断增加,收缩期流速也下降。②血管搏动指数的变化:随 ICP 的升高,IM 值进行性增加。③血流频谱的变化:TCD 血流频谱的变化是 ICP 增加时可直接观察到的典型特征。从典型的"二峰形"频谱到收缩峰高尖 S_1 和 S_2 峰融合,舒张期前切迹加深,搏动性增加。当颅内压与舒张压接近时,舒张期血流信号消失。

(2)脑死亡的 TCD 特征:随着 ICP 的持续升高,并高于 CCP 时,患者的脑血管内无有效血流灌注,则进入脑死亡阶段,TCD 频谱形态可分为 4~5 个阶段:①当 ICP 等于平均动脉血压时,TCD 显示为单一收缩期出现的脉冲尖锐峰波形。②当 ICP 高于平均动脉血压,血流频谱呈收缩期尖锐形低振幅,舒张期折返于基线下方,形成震荡型血流频谱。③正负血流信号比值(DFI=1-R/F)<0.8。R 为负向血流速度值,F 为正向血流速度值。④负向血流信号消失,呈单一微弱的尖锐波钉子波。⑤血流信号完全消失。

6. 颅内静脉与静脉窦血栓形成 1991 年 Aaslid 和 Newell 等,首先报道了通过 TCD 获得直窦血流信号的检测方法。1994 年 Joanna 等、1995 年 Valdueza 等,先后报道了 1 例和 3 例静脉窦血栓形成的 TCD 脑静脉血流检测特征。从而揭示了 TCD 评价脑静脉和静脉窦血流的临床应用价值。1996 年首都医科大学宣武医院 TCD 技术人员,首先在检测技术上进行了尝试。并于 1998 年,首先发表了对 160 例健康自愿者及无神经系统疾病的就诊者,关于大脑中深静脉、基底静脉和直窦血流的正常检测结果分析。

(1)正常静脉血流检测:①大脑中深静脉(DMCV):该静脉主干与 MCA 走行接近,正常 DMCV 流速在 5~8(9.1±2.9)cm/s。②基底静脉(BVR):正常 BVR 流速为 4~19(9.2±2.7)cm/s。③直窦(SS):正常流速为 6~35cm/s。

(2)静脉窦血栓的 TCD 检测:以矢状窦血栓为例,由于血栓的形成,使间流入矢状窦的静脉血流受阻,通过静脉之间的侧支循环经 DMCV 注入 BVR,因而造成双侧 DMCV 和 BVR 的血流量增加,DMCV、BVR 流速升高。由于 TCD 对静脉窦血栓形成的脑静脉血流检测还处于探索阶段,未形成系统的研究结果。因此,相关的脑静脉和静脉窦血流特征有待进一步探讨。

7. TCD 对微栓子的检测 随着 TCD 技术在临床应用的推广,特别是对于缺血性脑血管病患者颅外段血管病变的深入研究发现,很多脑缺血患者的病因与颈动脉硬化性斑块脱落形成的栓子有关。因为,颈动脉狭窄粥样硬化斑块表面不光滑、溃疡、斑块内出血等病变,随时有可能形成新的血栓凝集,随血流的冲击脱落形成微栓子进入颅内。通过患侧 MCA 的监测(1～2h)可以获得微栓子的发生率。Spenccr(1997)对 500 例 CEA 患者术前 TCD 监测结果分析,5min 内发现 1 或 2 个微栓子的占 16%,持续 5min 以上发现率在 19%。其中颈动脉狭窄造成缺血性脑血管病变组 20 例微栓子发生频率为 0.043 个/min,未造成脑血管病变 423 例微栓子发生频率为 0.029 个/min,两组结果说明了颈动脉狭窄性斑块与颅内动脉产生的微栓子的数量相关性。

(1)微栓子的 TCD 检测特征:对于微栓子的监测,可以采用单通道或双通道多深度 TCD 监护仪。单通道仅观察一侧半球,双通道可以对双侧半球脑血流同步监测,对于微栓子的判断标准如下:①短暂性高强度连续或间断出现的,分布于频谱内部的多普勒信号,持续时间不超过 300ms。②微栓子信号的声频强度高于频谱背景信号 3db 以上,与主频多普勒血流方向一致,为单向性频谱信号,随心动周期分布。③声频信号高尖,似“鸟鸣音”、“吱吱声”或“哨鸣音”。

(2)TCD 监测微栓子的意义:在国外医学领域,TCD 已广泛应用于研究颈动脉病变患者的微栓子发生与缺血性卒中的危险性之间的相关性。通过对微栓子数量的评价,研究微栓子与颅内动脉栓塞的关系,特别是进展型卒中患者的微栓子监测,对于临床治疗和患者的预后具有重要临床意义。

微栓子的发生不仅见于颅外段颈动脉狭窄性病变,颅内动脉的狭窄同样可引起微栓子的形成。Droste(2002)等通过 TCD 发现 33 例颅内动脉狭窄患者,其中有 5 例 8d 内出现脑缺血症状,并且狭窄段的流速均>210cm/s,微栓子的发生率为 3～25 个/h,CT 和 MRI 结果提示脑栓塞的特征。他们的研究还发现,无症状的颅内动脉狭窄的患者峰值流速>160cm/s 但<210cm/s。近期发生的症状型颅内动脉狭窄,若峰值流速多≥210cm/s,抗凝治疗将不能完全抑制微栓子的形成。

二、颈动脉超声检查

(一)正常颈部动脉特点　正常颈动脉超声检测包括血管壁结构(内膜层、中膜平滑肌层和外膜纤维结缔组织层)、血管内径和血流动力学指数。检测的动脉有双侧 CCA、ICA、ECA、VA 和 SA。

1.颈总动脉　正常 CCA 的检测包括 IMT 和血管内径。测量的位置通常位于颈总动脉远端颈内外动脉分叉水平下方 1.0～1.5cm 范围内。内膜厚度是指动脉后壁内—中之间的厚度,管腔内径是动脉前壁内膜下缘与动脉后壁内膜上缘之间的垂直距离,双侧 CCA 管径应基本对称,正常为 0.6～0.8cm,随年龄增加相对增宽,但不应超过 1.1cm。若管径>1.1cm 时,双侧管径不对称相差 3.0mm 以上,应视为动脉扩张。CCA 内膜厚度是评价颈动脉硬化早期改变的重要指标,正常 CCA 的内膜厚度<1.0mm。

2.颈内动脉　通常 ICA 颅外段检测范围应达到 4.0～6.0cm 测量包括球部管径和 IMT,颈内、外分叉上方 1.0～1.5cm 范围内相对平直的 ICA 管径和 IMT,正常 ICA 管径为 0.45～0.65cm。IMT<1.0mm。

3.颈外动脉　正常 ECA 从 CCA 分支后在颈部向前内侧上行向颜面部组织供血,与颅内的血流动力学关系不大,只有在 ICA 病变时,ECA 作为侧支开放的供血动脉,ECA 的血管结构和血流动力学的变化才具有临床意义。

4.椎动脉　双侧椎动脉的检测,是颈动脉超声检测的重要组成部分。正常椎动脉检测应包括椎动脉的颈段、椎间隙段和枕段。正常椎动脉的解剖内径为 0.3～0.35cm。双侧椎动脉管径并非完全对称。正常人群有 43% 为管径不对称型,双侧椎动脉血流量也不对称。因此观察椎动脉是否存在病理性血管狭窄,不能单纯观察椎间隙段管径或流速,应以椎动脉颅外段全程(颈段、椎间隙段、枕段)观察结果综合判断。当一侧椎动脉全程管径和流速均匀性低于对侧椎动脉,血管壁回声正常,无内膜增厚,应视为双侧椎动脉发育不对称型,并非病理性血管狭窄。椎动脉是颅内供血动脉,具有低阻力血流特征,血流频谱与 ICA 接近,但流速明显低于 ICA。

5.锁骨下动脉　双侧锁骨下动脉既是上肢动脉也是双侧椎动脉的供血动脉。锁骨下动脉病变不仅引起上肢血流异常,同时可导致椎－基底动脉供血障碍,诱发缺血性脑血管病的发生。正常锁骨下动脉血流频谱为外周血管型,由于外周血管阻力的影响,可表现为窄带型,频谱内部无充填的三相波形或四相波形。当流速升高、频谱充填、波形改变时,意味着锁骨下动脉病变的存在。

(二)颈部动脉病变特点　颈动脉超声检测的常见病变包括动脉粥样硬化引起的内膜增厚、斑块形成、动脉狭窄或闭塞,先天性颈内动脉肌纤维发育不良,非特异性动脉内膜炎,颈动脉周围病变,颈动脉夹层等。

1.颈动脉内膜增厚　近年来,国内外许多文献报道有关 IMT 增厚,是评价动脉粥样硬化内膜损害的重要标志。目前判断 IMT 增厚的标准国内外标准不一。Bond 等(1989)认为正常 IMT<1.2mm,若 IMT>1.3mm 为增厚,日本人 Toshifumi 等(1997)通过研究无症状型颈动脉硬化患者的内膜厚度与心血管病危险因素之间的相关性指出,IMT>1.1mm 为异常。意大利学者 Patrizio 对正常人群动脉硬化的流行病学研究表明具有病理学意义,是早期动脉硬化的表现。我们通过多年的临床实践并与临床疝状、血液生化指标及术中结果分析确定 1.0mm<IMT<1.5mm,说明存在内膜增厚动脉硬化的早期改变。IMT 厚度不同,病变范围不同,声波特征不同。

(1)早期内膜损害:表现为动脉内膜回声不均,线形回声基本存在,或出现阶段性内膜增厚和阶段性回声异常。

(2)弥漫性内膜增厚:颈动脉 IMT 广泛增加,内－中膜融合,正常中层平滑肌的暗带回声消失,但是增厚的 IMT<1.5mm,突向管腔不明显。

2.动脉硬化斑块形成　对于动脉硬化斑块形成的判断标准是:动脉内膜局限性增厚>1.5mm,并突出于管腔,内膜表面不光滑,与周围的内膜连续性中断。动脉硬化斑块与内膜增厚的概念不同,但斑块是在 IMT 的基础上发展的病理改变。

临床研究表明症状性和非症状性颈动脉硬化斑块的病理结构是不同的。症状性斑块表面的纤维帽较薄,容易破裂。Sitzer 等(1995)研究表明,斑块组织结构与 TCD 在大脑中动脉检测到异常栓子信号的频率密切相关,指出纤维帽不完整的斑块容易破裂出血,形成溃疡并且形成新鲜的血栓脱落后进入颅内,因此,大脑中动脉微栓子信号的检出率明显增加,从而说明斑块破裂是缺血性卒中发生的重要病理基础。

(1)斑块的形态学分类:根据斑块表面纤维帽的完整性、表面光滑性等形态学特征将硬化斑块区分为:①规则型。以扁平型多见,表面光滑呈弧线形突出于管腔。表面纤维帽呈细线状中等水平回声。②不规则型:斑块形态不规则,表面不光滑,纤维帽不完整,表面内膜回声不连续。③溃疡型:斑块表面纤维帽破裂,局部组织缺损,出现"火山口"样,彩色血流影像表现为血流向斑块内灌注的特征。

(2)斑块的声学特征分类:根据斑块对声波吸收和反射所表现出的声学特征进行分类。①均质回声型:斑块内部回声均匀,表现为均匀的低回声、中等水平回声或强回声。其中低回声斑块,内部脂质成分较多,为不稳定性斑块。②不均质回声型:斑块内部是不同水平回声相间,或称混合性回声斑块。此类斑块的不稳定性突出,当出现不规则性不均回声斑块造成血管严重狭窄时,斑块表面受血流切应力的作用,容易脱落形成微栓子造成颅内动脉的栓塞。

3. 颈动脉狭窄或闭塞　颈动脉狭窄或闭塞是颈动脉硬化病变发展的严重阶段。颈动脉超声检测的目的在于早期发现筛选出颈动脉病变的患者,使其得到及时有效的治疗,减少颈动脉缺血性脑血管病的发病率。

(1)颈动脉狭窄的超声特征:颈动脉狭窄包括 CCA、ICA 和 ECA。CCA 或 ICA 狭窄>50%将有可能造成颅内血流动力学的变化,若狭窄>70%将发生颅内动脉缺血性病变。因此,狭窄程度不同超声检测特征不同:

①当血管狭窄<50%,灰阶图像显示局部斑块形成,管径相对减小血流速度无明显变化。

②中度狭窄(狭窄率 50%～69%)时管腔内径明显减小,通过彩色或能量多普勒影像,可以观察到狭窄处残余管腔,狭窄段血流出现加速度,狭窄段病理性涡流形成。

③重度狭窄(狭窄率 70%～99%)时,通常残余管径<1.5mm,狭窄段流速进一步升高,狭窄近段流速相对减低,狭窄以远段出现涡流和湍流混杂的血流信号,狭窄后末段动脉血流速度明显减低,并呈低搏动性多普勒频谱特征改变。ECA 管腔扩张,流速代偿性升高。若狭窄病变位于颈内、外动脉分支下方的 CCA,则 CCA 狭窄处出现血流加速度,但 ICA、ECA 血流速 度均明显减低,并出现低阻力型多普勒血流动力学特征。血管狭窄的程度,可通过超声波显示的血管长、短轴切面采用残余管径和残余面积法进行计算,同时结合血流加速度测量,综合判断出准确的血管狭窄率。

(2)颈动脉闭塞:当颈动脉狭窄进一步加重,造成血流信号消失,患侧颈动脉向颅内动脉供血阻断时,即形成颈动脉闭塞。根据患者病变的部位不同,产生的声像图和血流动力学改变也不同。

①颈总动脉闭塞:颈总动脉管腔内充填血栓或动脉硬化斑块,彩色或能量多普勒影像显示血流信号消失。若 CCA 闭塞是由近心端向远端缓慢形成,ICA 和 ECA 管腔尚通畅,可出现血流从颅内向颅外端逆流的特征。若病变累及 ECA 和 ICA,则病变侧 CCA、ICA 和 ECA 血流信号均消失管腔内可探测到均质或不均质回声的斑块。

②颈内动脉闭塞:各种原因造成颈内动脉管腔内无血流通过,即为颈内动脉闭塞。超声特征表现有:a. 颈内动脉管腔内斑块或血栓充填:灰阶图像显示颈内动脉,从球部水平向上至少观察到 1.0cm 范围的管腔内充填均质或不均质回声斑块或血栓,但血管壁、管腔结构显示

清晰;b.彩色和能量多普勒影像异常:无论纵断或横断切面,颈内动脉管腔内无血流信号,颈总动脉远端出现血流信号折返现象;c.多普勒频谱异常:颈内动脉管腔内无多普勒频谱,而颈总动脉远端或球部可探测到高阻力型收缩与舒张期血流信号不连续的双向单峰频谱特征;d.颈外动脉扩张代偿特征:这是由于颈内、外动脉侧支开放后的继发性血流动力学改变产生的颈外动脉管腔结构的变化,同时颈外动脉血流速度相对升高;e.椎动脉管径和流速的变化:由于颈内动脉的闭塞,颅内动脉侧支开放(后交通支开放)的需要,促使椎动脉扩张血流速度升高。

4.颈内动脉肌纤维发育不良　颈内动脉病变的原因除动脉硬化外,肌纤维发育不良也可造成脑供血异常,本病以青壮年多发。

(1)一侧或双侧的颈内动脉动脉管径不均匀性缩窄,动脉内膜－中膜结构显示不清,无正常中膜平滑肌特有的低回声暗带。

(2)彩色血流显示无正常动脉血流之中心层流所形成的亮带特征。虽然血管狭窄,但是由于动脉中层弹力纤维结构异常,因此无典型节段性血流加速度改变,多表现为低流速高阻力血流频谱特征。

(3)采用低频率凸阵探头选择能量多普勒影像功能,显示出病变侧颈内动脉颅外段全程管腔内血流充盈不均呈"串珠样"改变,远段血流信号低弱。

5.颈动脉瘤　根据动脉瘤形成的病理基础及结构特征可分为:

(1)真性动脉瘤:动脉瘤是由局部管腔扩张形成,动脉瘤壁结构完整。局部管腔内径＞1.6cm。

(2)假性动脉瘤:动脉瘤是由于动脉壁内膜、中膜或内－中膜或外膜均损伤后,血液进入中膜下或周围组织形成。瘤壁由动脉血管外膜或周围结缔组织构成。瘤体内有新鲜的凝血也可能存在混合性血栓。瘤腔与供血动脉相通。

(3)夹层动脉瘤:各种原因引起动脉内膜或中膜撕裂后,血流冲击使中膜层分离,血液注入形成积血。内膜远端出现破裂口时,血液可通过夹层假腔返回到真正的动脉管腔内。

6.大动脉炎　颈动脉超声检测可以发现颈动脉大动脉炎性病变的存在。颈动脉内膜相对均匀性增厚,呈"被褥状"样,血管壁明显增厚,动脉内－中膜结构融合,外膜回声也明显增强,动脉内径均匀性缩小,血流速度异常可以表现为加速度型或缓慢型,取决于病变造成管腔狭窄的程度。

7.颈内动脉周围病变　颈内动脉周围病变的压迫可引起颈内动脉管腔受压,血流受阻,影响颅内动脉供血。常见的原因有颈动脉体瘤、颈部肿瘤等。其中颈动脉体瘤是发生于颈内外动脉分叉处,血管夹壁之间的软组织肿瘤,以海绵状血管瘤、神经血管瘤多见。彩色多普勒超声可以观察到颈内外动脉分叉距离加大,血管外壁之间可检测到实性肿物,伴有丰富的网状血流影像,边界清楚。颈动脉体瘤性病变在颈动脉超声检测中不多见,当发现颈内外动脉分叉增宽,应注意观察有无颈内动脉周围病变、颈动脉体瘤的可能,但并非颈内外动脉分叉增宽就一定有病变的出现。另外颈部肿瘤或肿大淋巴结的压迫有可能造成血管腔受压,出现血管狭窄的表现,应注意与颈部软组织的超声检测加以区别。

8.锁骨下动脉盗血　可导致脑缺血的发作,在临床上并非罕见。

（1）锁骨下动脉狭窄：通过灰阶或彩色血流影像可以观察到患侧锁骨下动脉起始段管腔狭窄或充填（斑块）。前者表现为局部流速异常升高，后者为近段血流信号中断，远段可探测到从椎动脉逆流的低阻力型血流信号。

（2）患侧椎动脉血流方向异常：患侧椎动脉血流颜色与同侧的颈总动脉相反。正常椎动脉与颈总动脉的血流方向一致颜色相同。当锁骨下动脉狭窄或闭塞时，患侧的椎动脉血流来自对侧的椎动脉，因此，血流方向发生改变，颜色与颈总动脉不一致，即 CCA 为蓝色，椎动脉为红色血流影像—典型的锁骨下动脉盗血的超声特征。

（3）患侧上肢动脉血流检测异常：由于锁骨下动脉病变，患侧上肢的血液来自颅内椎动脉因而通过对桡动脉的检测可以发现双侧桡动脉血流速度和多普勒频谱形态的不同，患侧桡动脉呈现低流速低搏动性颅内动脉血流特征。

第八节　神经心理学检查

神经心理学是神经科学与心理学结合产生的一门交叉学科，系统研究脑与行为的关系。神经心理学以人为研究对象，重点研究大脑高级功能患者的诊断、分型、鉴别诊断、病因诊断、预后和治疗，服务于临床即为临床神经心理学。通过神经心理学检查评定患者认知、知觉、记忆、思维、注意、情绪、个性等方面的心理能力，能对损害部位的确定提供有价值的线索，使高级神经功能障碍的定位诊断更精确，从而为神经科医师提供更精确的疾病定位、定性诊断依据。虽然神经心理学检查和临床神经病学家的传统的行为评价的目的是相同的，都涉及患者的行为，但其应用的方法不同于临床评价，它比一般的神经病学对行为评价的检查更为精确，检查的范围更大。

随着中国人口的老龄化，老年期痴呆患病率越来越高。国内的流行病学显示，在 60 岁以上的老年人中，痴呆患病率为 $0.75\%\sim4.69\%$，临床表现以智能损害为主。要对患者症状进行客观的检查和评定，就要借助神经心理量表检查。神经心理量表检查具有规范化和数字化的特点，顺应循证医学的发展趋势，在国内外发展迅速，且已成为认知障碍领域不可或缺的重要辅助检查，受到了广泛重视。

一、检查目的

1. 提供大脑损伤的定位诊断依据　在神经影像学尚未充分发展以前，神经心理学检查的主要作用是大脑病变的定位。近年来，由于神经影像技术的发展，其在诊断和定位中的作用有所减弱。

2. 提供病因诊断和鉴别诊断依据　特别是在不同类型、不同程度认知障碍的鉴别诊断、在老年患者中抑郁和痴呆的鉴别中，神经心理学检查能提供重要的依据。

3. 提供疾病严重程度的依据　运用相应神经心理量表，可以对疾病严重程度进行量化分级。

4. 提供疗效判定和预后评定标准　神经心理学测验较为准确，有可能较敏感地测出脑损害患者心理功能的变化,可作为外科或药物治疗提供疗效评定。神经心理检查还能对退行性病变患者心理功能减退程度和质量等预测。

5.提供制定康复治疗程序和康复措施的依据只有通过神经心理学评定,才可能准确把握脑损害患者心理受损的性质和程度,才可能有的放矢地制定康复程序,采取康复措施,以提高疗效。

6.其他测查方法本身也是一种康复训练作业。

二、信度和效度

神经心理检查主要使用心理测验的方法。心理测验是一种心理学技术,用于对人的带有个体差异的心理与行为进行客观的标准化测定。进行心理测验的时候必须注意选择合适的测验材料,且要在信度和效度两方面达到一定的要求。所谓信度(reliability)是指测验多次重复时,所测量的结果是否一致,即该测验的稳定性如何。重复性大说明此测验的 性能稳定,可靠性大。所谓效度(validity)是指该测验是否准确测量了准备要测验的东西,测验所得结果是否符合测验的目的。例如,测验的目的是测查智力,那么,测验所得的结果一定是要代表智力,而不是其他,这时才认为此测验的效度是高的。

测验必须标准化。所谓标准化是指经过大量取样和提炼后获得的比较可靠和可用的测验过程。标准化的测验一定要有固定的实施方法,标准的指导语,标准的答案,统一的记分方法,还要有一个常模。常模是用来比较的标准,以此标准来解释测验的结果。因此,制定常模时所用的被试者必须是大量的和有代表性的。

三、选择原则

用于检查不同认知功能的量表有数百种之多,而且每年还不断有新的测量方法发表并用于实践。为了在众多的测验中选择适当的测验,必须对不同的测验有一个大概的了解,并遵循一定的原则进行选择。量表有很多种,有专门为神经心理学研究而设定的成套测验,也有专门为测量某一种或几种心理功能而设计的。从实践的角度,可分为两大类:一类是简要的量表,可以很容易地在诊室或床边应用,也不需要特别的设备或训练;另一类更精细的量表,需要购买测验材料,操作者预先需要接受一定训练。

1.量表选择　可以根据患者病史、神经病学检查和神经心理学知识来选择恰当的量表。选择原则是:选用那些能最大限度地暴露大脑损伤患者的脑功能缺陷,又能够提供有助于探讨大脑认知的研究和疾病诊断的可靠信息的量表。

2.选择途径　有两个途径:一种先进行能全面检查脑损害患者心理功能的测验,必要时根据检查结果再选择适当的单项测验进行进一步检查。优点是全面性,可防止遗漏一些重要心理功能损害;缺点是操作费时,容易使患者疲乏而影响测验结果。另一种途径是根据患者病变的性质和部位选择适当的测验。优点是可避免与诊断无关的检查项目,可节约时间,减轻患者负担,并可在相对较短的时间内较深入地测量某一方面心理功能障碍的情况;缺点是根据神经心理学家的经验选择量表难免会遗漏一些应该测量的功能,在解释结果时也容易发生一些偏见。

四、注意事项

若检查的目的是获得对大脑功能的总体了解,可选择韦氏成人智力量表(Wechsler adult intelligence scale,WAIS)、韦氏记忆量表(Wechsler memory scale,WMS)和国内学者编制的临床记忆量表。若仅为得到有关定位信息,可根据两侧大脑半球和不同脑区的功能选择不同量表。如使用各种类型的言语测验和语文作业考察左侧大脑半球的功能;应用各种与空间知觉和定向有关的测验,及与非言语材料的感知和记忆有关测验如无意义图形再认、触摸操作测验等考察右侧大脑半球功能。又如使用威斯康星卡片分类测验、言语流畅性测验、伦敦塔测验测查额叶功能。

五、对量表的评价

神经心理学检查由于其在反映认知损害方面的不可替代作用,已在神经科得到广泛应用,并成为测量痴呆的有力工具。它除了简便、易行、省时、易推广等优点外,还有规范化和数量化两个最大优点。由于严格要求规范化,使测试结果更精确,有利于资料的交流和比较,对于临床教学和研究都是很有用的工具。量表的数量化,不但可以作出患者有无或是否痴呆的定性诊断,还可以作出定量诊断,有助于诊断痴呆的严重程度,并可作治疗前后的疗效判断。

神经心理学检查量表虽有很多优点,但应用起来也有其局限性,需要注意和克服。目前还没有(也不可能有)敏感性和特异性均达100%的量表。另外,单一某项检查只能侧重于智能的某一方面或某几方面,如言语性或操作性,认知功能或社会生活功能,都不能反映智能的全貌。至今任何神经心理检查都不能全面满足痴呆诊断的要求,因此,需要根据临床或研究的不同目的来选择不同的量表,或两个或多个量表配合使用,如言语性与操作性智能测验结合使用最好。如患者已不能接受检查,则使用知情人的观察测评类量表;如需鉴别 AD 抑或多发脑梗死性痴呆(MID),则应使用 Hachinski 缺血积分表等。

神经心理检查会受到受试者年龄、教育、性别的影响,躯体状况不佳、情绪障碍、意识不清、受试者不配合等都可以影响检查结果,在分析结果时要综合考虑。另外,需要注意的是,神经心理量表和其他辅助检查一样,绝不能代替临床思维。要以临床为核心,同时参照脑影像学、电生理学、生化学检查结果,综合判断量表检查结果的意义。

六、常用量表及其检查方法

目前,用于检查不同认知功能的量表有数百种之多,而且每年还不断有新的测量方法发表,归纳起来可分为认知功能检查量表、生活能力检查量表、程度和分级量表和情感人格行为症状量表,共四类。另外,尚有主要用于鉴别诊断的量表等。西方国家最广泛使用的认知测验有简易精神状态量表(MMSE)、Mattis 痴呆评定量表(DRS)、阿尔茨海默病评估量表(ADAS)和阿尔茨海默病登记建立协议(CERAD)成套神经心理测验等四种。

1.认知功能检查量表

(1)简明精神状态量表(MMSE):MMSE 一直是国内外最普及、最常用的痴呆筛查量表。它包括时间与地点定向、语言、心算、即刻与短时听觉词语记忆、结构模仿等项目,满分30分,费时 5～10min。它的时间重测信度为 0.80～0.99,评定者重测信度 0.95～1.00,筛查的敏感性大多在 80%～90%,特异性大多在 70%～80%。它作为筛查痴呆的工具,具有短小、敏感性好的特点。但是毕竟过于简单,对于筛查后的诊断、纵向评价病情、观察药物疗效等几个方面存在明显缺点:①容易受到受试者教育程度影响,对于文化程度较高的老人有可能出现假阴性,而对于低教育者有可能出现假阳性。②注意、记忆、结构模仿等项目并不足以反映相应的认知领域表现,代表性比较差。③此量表强调语言功能,夸大了左半球病变所致认知功能缺陷,而对右半球病变所引起的认知功能障碍不够敏感。④记忆检查缺乏再认项目,命名项目过于简单。⑤对皮质性功能紊乱比对皮质下功能紊乱更敏感。⑥作为认知功能减退的随访工具不够敏感。故深入研究认知损害往往采用多个更特异的测验工具搭配使用。虽然MMSE 量表存在着上述缺点,但是由于此量表简单、易操作,在痴呆症的临床和科研工作中仍得到广泛应用。

(2)常识－记忆－注意测验(IMCT):IMCT 是 1968 年由 Blessed 等编制的,是一种常用的筛查认知功能缺损的短小工具,主要检查近时记忆、远时记忆和注意力,这些能力在痴呆早期即常受累,因此,测验的敏感度较好。IMCT 原来是三个单独的量表,综合成一个测验以后形成测查项目多,查得透彻的特点,减少了仅用一个问题即对某方面能力进行判断,从而发生错误判断的可能性。本测验总分 36 分,国内于 1994 年修订。常识部分包括本人姓名,时间定向;记忆包括个人经历,其他常识,即刻记忆;注意用倒背一句话和正数和倒数数字考察。

(3)扩充的痴呆量表(ESD):ESD 是由 Hersch 于 1979 年在 Mattis 痴呆量表的基础上修改、扩充而成,目的是用于鉴别痴呆与非痴呆、评定病情严重程度和病程进展。它测验的内容包括学习、注意、记忆、定向计算、抽象思维、语言能力和空间结构等 8 个方面,每个方面含有多个题目,可以计算 8 个分测验分数。全套测验 23 个题目,总分为 250 分。国内修订版的界限值按照文盲至大学,分别为 154、192、208、217 分。ESD 分半信度系数达 0.9,内部一致性系数 0.69～0.78,患者的正确划分率 ESD 得分在轻、中、重三组患者中明显不同。ESD 对轻度痴呆较其他量表敏感性要高,与临床诊断的符合程度达 85.4%。测验成绩能反映痴呆病情发展变化,但是在老年性痴呆症和血管性痴呆症等不同病因组之间无明显差别。它可作为全面评价智能状况的工具,而对病因鉴别的帮助不大。

(4)长谷川痴呆量表(HDS):HDS 由 Hasegawa 于 1974 年编制,1991 年修订。它包含时间和地点定向、命名、心算、即刻和短时听觉词语记忆,与 MMSE 相似,但是无复述、理解指令、结构模仿 3 项,增加了倒背数字、类聚流畅性、实物回忆 3 项,满分 30 分。在类聚流畅性测验,从语义类别中列举例子比从词形、语音类别中列举例子更困难。由于汉语的音、形、义分离,同音字较多,方言繁杂,文盲和低教育老人比较难完成听觉词语记忆。HDS 中文修订版采用视觉实物记忆更易为国内受试者接受、更少受教育程度影响,但缺点是不能作记忆策略和机制分析。它的优点是适合于东方人使用,敏感性和特异性比较高,但是 MMSE 的上述缺点,HDS 也同样存在。

(5)韦氏智力量表(WAIS)和韦氏记忆量表(WMS):中国修订成人韦氏智力量表(WAIS)由龚耀先于 1982 年主持修订。包含 11 个分测验,分为文字和非文字两部分。总分以离差智商表示,可以计算言语智商、操作智商和总智商。它有中国人群的常模,各个分量表也可以单独成用。它是检查多种能力的综合智力测验，痴呆症研究中应用更多的是韦氏记忆量表（WMS）.它是国际上常用的成套记忆量表，原来的版本包含 7 个分测验，1987 年修订后增加了 6 个测验。中文版在 7 项版本的基础上增加了 3 项分测验修订而成，包括：常识、定向力、精神控制能力、逻辑记忆、数字记忆、视觉记忆、成对联想学习、图形记忆、图形再认和触摸记忆，它的评分最后换算成记忆商，方法和智商相似。WMS 对阿尔茨海默病的早期诊断和鉴别诊断相当敏感。

（6）剑桥认知功能检查（CAMCOG），剑桥老年人精神疾病检查法（CAMDEX）由英国人 Roth 等于 1986 年编制，目的是提供一个标准化的诊断工具。将临床诊断过程中的所有资料表格化和量表化，它包括现病史、查体等 8 个部分，剑桥认知功能检查（CAMCOG）是其中的认知功能检查部分。CAMCOG 包括 MMSE 所有题目，并对测验的能力和测验的详细程度有所增加。它测定的功能有定向、言语、记忆、运用、注意、抽象和感知能力。CAMCOG 对早期痴呆患者的认知损害比较敏感，不易产生天花板效应。此量表信度和效度均较高，可以将轻度认知功能障碍与正常人区别开来，其包含的认知领域更为广泛；但其在一定程度上仍受年龄、教育文化程度的影响。其侧重点仍是 AD 及皮质功能等。目前很多研究者已将其应用于卒中后认知功能障碍的筛查及早期诊断，证明 CAMCOG 较 MMSE 敏感性和特异性均高，着重于局部认知功能障碍的评价，用于评价血管性痴呆是可行的。

（7）七分钟测验：Solomon 在众多认知功能检查项目中筛选出 4 个敏感的测验组成一个简短量表，包括：提示回忆试验、定向力测验、语言流畅性测验、画钟测验。它的平均检查时间为 7min42s，由此得名"七分钟测验"。其优点包括：①敏感性和特异性高，分别达到 92% 和 96%。②重测信度好，时间重测信度 0.91，评定员重测信度 0.92。③不受年龄、性别、教育水平影响。④对极轻、轻度、中度患者有很高的敏感性和特异性。它需要较少的培训和临床经验，占用时间短，是简洁、有效的早期痴呆筛查工具。

（8）认知能力筛查量表（CASI）：由美国加州大学李眉教授编制，包括定向、注意、心算、远时记忆、新近记忆、结构模仿、语言、类聚流畅性和概念判断等 9 个因子，共 20 题，检查时间 15～20min。CASI 总分 100 分，得分可换算为 MMSE、HDS 的分数。有中、英、日、西班牙等不同语言版本，可用于不同文化背景的比较，已在美国、日本和我国香港、台湾、上海等地得到应用。结果显示，该测验在评定员之间的 Kappa 一致性为 0.86，信度系数 Cronbachα＝0.90。测验总分与简易智能速检量表的相关系数为 0.87，与痴呆简易筛查量表的相关系数为 0.89。作者将时间定向、类聚流畅性、即刻与短时听觉词语记忆组成 CASI 简式，其敏感性和特异性高于 MMSE 和 HDS。CASI 具有良好的信度与效度，通用性强，值得在临床及流行病学调查中推广应用。

2.生活能力检查量表

（1）日常生活活动能力量表（ADL）：ADL 是国外常用的评定躯体功能状况的指标。特别是对认知障碍痴呆症患者进行 ADL 评定具有实际意义和可行性。首先，大脑功能障碍以致造成生活能力下降是痴呆症诊断标准之一。其次，痴呆症的进展多以生活能力的逐步下降为特征，而生活能力的恢复与改善可以作为治疗与干预手段的效果观察的指标；最后，极重度的痴呆患者任何认知测验均不能完成时，只有以 ADL 的评定才能反映病变的严重程度。ADL

可分为基本生活能力(ADL)和操作性能力(IADL)两组不同功能。ADL 的评定简单易行,无须受试者的配合,可由亲属、照料者等知情人提供信息,特别适用于被检者因躯体健康原因难于配合的情况。ADL 的评定条目有吃饭、穿衣、洗漱、上下床、室内走动、上厕所、大小便控制和洗澡。IADL 的评定条目包括购物、做饭、一般轻家务、较重家务、洗衣服、剪脚指甲、服药、管理个人钱财、使用电话、乘公共汽车、去住地附近活动、独自在家。评定方法是每项活动分为完全自理(0 分)、有困难需帮助(1 分)和需人完全照顾(2 分)三个等级。

(2)社会功能活动调查(FAQ):FAQ 评定的主要是一些需要比较复杂的认知能力参与的社会性功能,因此,与认知功能的水平相关较好。FAQ 的评定项目有:①每月平衡收支的能力,算账的能力。②工作能力,能否写出简单记录。③能否到商店买衣服,杂货和家庭用品。④有无爱好,会不会下棋和打扑克会不会做简单的家务,如点炉子、泡茶、准备饭菜。⑥能否了解发生的近事,并参加讨论和了解电视、书、杂志。⑦能否记住约会时间、家庭节日、吃药等。⑧能否拜访邻居,自己乘公共汽车等。评分标准与 ADL 类似,为 0~2 分的三级评定,总分最高 30 分。

3.程度和分级量表

(1)临床痴呆评定量表(CDR):CDR 于 1982 年由 Hughes 等首先发表。1993 年,Morris 等进一步规范了其评分方法。其编制目的是为临床提供一个简便的工具,从与患者和亲属交谈中获得信息,完成对痴呆易受损功能的完好程度做出评估,继而快速评定病情严重程度。CDR一般由医师完成,评定的领域包括记忆,定向能力,判断与解决问题的能力,工作和社会交往能力,家庭生活和个人业余爱好,独立生活自理能力。以上六项功能的每一方面分别做出从无损害到重度损害五级评估,但每项功能的得分不叠加,而是根据总的评分标准将六项能力的评定综合成一个总分,其结果以 0、0.5、1、2、3 分表示,分别判定为正常、可疑、轻、中、重等五级。CDR 的评分与患者的死亡、预后高度相关,表明 CDR 的效度亦较高,是目前西方使用较多的对痴呆程度进行评定的量表。

(2)全面衰退量表(GDS):GDS 利用临床分期体系评估认知损害严重程度,GDS 共分 7 期,时期越高,诊断越差。第 1 期为无认知衰退,第 7 期为极重度认知衰退。GDS 分期与MMSE 的结果相关,处于 GDS 第 4 期的患者,MMSE 积分在 16~23 分;GDS 时期越高,相应地 MMSE 积分越低。因此,GDS 对认知障碍疾病的预后具有重要价值。

(3)Mattis 痴呆程度量表(Mattis DRS):内容由注意、启动与保持、概念形成、结构、记忆等 5 个因子构成。有 37 道题目,费时 15~30min,总分 144 分。其优点为题量较大但每组题目由难到易排列,能完成较难的就不再做该项目中较易的题目,这样可以节约测试时间,故健康老人只要 15min 即可完成;其次,有 5 个因子分,可用于绘制个体认知轮廓图;另外,有的题目非常简单,很少"地板效应",故常用来判断痴呆患者认知损害的严重度,且对额叶和额叶一皮质下功能失调敏感。缺点为对临床前痴呆或 MCI 的检测敏感性和特异性并未改善。

4.情感人格行为症状量表

(1)神经精神调查量表(NPI):对痴呆患者的评价,除认知功能检查以外,还包括对非认知功能即精神和行为症状的评价。研究者们注意到痴呆患者常常伴随躁动、不合作等症状,就逐渐发展了定量评价方法。NPI 评价 10 个方面的行为障碍,其特点除了相对简易之外,还对症状的频率和严重程度分别进行评价,有助于对不同原因痴呆之间的鉴别。此表具有良好的信度和效度,是 AD 临床研究或疗法试验推荐用于疗效观察的量表。每个测定大项为 4 分。频率、严重程度、总合(频率 X 严重程度)及照料者的负担。最大总合为 144(如最大频率 4×严重程度 3×12 个领域)。本表与改变有关,通常以患者测试前 4 周情况为准。

(2)阿尔茨海默病行为症状量表(BAHAVE－AD):BAHAVE－AD 是为评价 AD 患者的行为障碍而设计的临床量表。分为两部分,一为症状学,包括偏执和错觉思维、幻觉、活动障碍、攻击性、节律紊乱、情感障碍、焦虑和恐惧症表现,共七方面;二为总体评价,即根据症状程度评价上述症状有无对照量者构成烦扰或对患者本人造成危险及其程度。估计测试耗时 20min。

5. 鉴别诊断量表 因为痴呆鉴别诊断需要综合参考患者所有的临床资料,单纯凭神经心理检查鉴别痴呆类型,其能力有限。所以目前鉴别诊断量表非常少,主要用于鉴别 AD 和 VD。这类量表是以长期大量的临床观察为基础,根据不同病因痴呆的临床特点编制而成。

(1)Hachinski 缺血记分法(HIS):HIS 是由 Hachinski 于 1975 年编制的,目的是鉴别多发脑梗死性痴呆和 AD。包括起病及病程、高血压史、卒中史、动脉硬化的证据、局灶神经系统症状和体征。评分越高,多发脑梗死性痴呆可能性越大。总分 ≥ 7 分为多发脑梗死性痴呆,5～6 分为混合性痴呆,≤ 4 分为 AD。Rosen 研究显示,它鉴别多发脑梗死性痴呆与阿尔茨海默病的敏感性和特异性均>70%。但是对其他病因所致的痴呆难以鉴别。它不能区分血管性痴呆的主要亚型,特别是不能区别没有梗死灶的慢性缺血所致的痴呆。

(2)阿尔茨海默型痴呆临床特征调查表(IDCF－DAT):IDCF－DAT 由 Cummings 于 1986 年设计,目的是为了区分 AD 和其他原因导致的痴呆。他认为,典型的 AD 有明显的遗忘、失语、认知、视空间和人格障碍,晚期才出现运动障碍,以这一理论为基础编制了 IDCF－DAT。该调查表含有 10 个项目,5 个测定智力,5 个测定运动功能,每项评定为 0、1、2 分。评分越高说明越具有典型 AD 的特征,评分越低与 AD 偏离越大。以 14 分为分界值,可以识别100% 的 AD 患者和 94% 的非 AD 患者。此表适于已确定有中度痴呆,对原因尚不明确者可作鉴别诊断用,对不典型的 AD 和混合性痴呆有局限性。上述量表对于确定痴呆的病因方面作用有限。以后应该深入研究不同类型痴呆各自的神经心理学特点,以便设计出更为有效的鉴别诊断量表。

第六章　脑电图检查

第一节　脑电图

一、概念

脑电图(EEG)是通过在患者的头皮上安放电极引出并经脑电图机放大记录下来的脑细胞群的自发性、节律性电活动。也就是说脑波是大脑皮层细胞活动产生出来的脑生物电波。脑波的产生说法颇多,大多数学者认为脑生物电主要是突触后电位。脑电图是对大脑皮层的一项功能检查,根据临床资料,通过对大脑皮层功能变化的观察,非创性地间接地诊断颅内各种疾病。主要用于癫痫、颅内占位病变(颅内肿瘤,颅内血肿)、颅内炎症,脑外伤、脑血管病、电解质紊乱、内分泌疾病、脑死亡等等。

发展简史如下。

1875年,英国学者Caton氏首先发现动物大脑皮层电活动。

1924年法国人Hans Berger发现人的脑皮层电活动,并首次成功地记录下人的脑电图。

1936年脑电图技术开始广泛应用于临床与科研。

1947年成立了"国际脑电图学会",并在会议上交流经验统一术语。

1947年,我国的南京精神病医院有了第一台脑电图机,但到1950年才正式使用。解放后在上海、北京、天津、广州等地也相继建立了脑电图室,1958年上海医疗仪器厂开始生产脑电图机。

近年来脑电图技术发展很快,如遥测脑电图录像系统(TEEOVR)(宇航员飞行员用)、脑电地形图、动态脑电图、视频脑电图和测谎仪等。

二、原理和方法

(一)脑电图机组成

脑电图机是由8~128个(或以上)的导程组成。每个导程都有各自独立的前级放大器、滤波线路和功率放大器,引至独立的记录单位。

(二)电极放置

电极放置的方法在世界上绝大多数脑电图实验室采用的是国际10~20系统电极放置法:每个电极与邻近电极离开10%或20%的距离。电极有各自的名称:位于左侧的是奇数,右侧的为偶数。接近中线的用较小的数字,较外侧的用较大的数字。电极的名称还包括所在头部分区的第一个字母。

（三）导联组合

导联组合是指用不同的导联方式连接电极和参考电极（如耳、鼻、下巴等）间的电位差，双极导联记录两个头皮电极间的电位差。

第二节　脑电图的分析

一、基本特征

脑电图的基本特征是指周期、频率、振幅、波形和位相。

（一）周期

周期是一个波从它离开基线到返回基线所需的时间（见图6—1），也称周波，计算单位以 ms 表示。

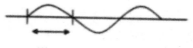

图6—1　脑电波周期波

（二）频率

频率是每秒出现的周期数，以周/秒（C/S）表示（见图6—2）。

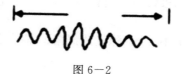

图6—2

（三）振幅（波幅）

振幅是由波峰到两个波谷连线的垂直线（见图6—3）。

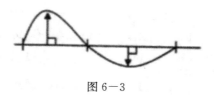

图6—3

低波幅：<25μV（微伏）

中波幅：25～75μV

高波幅：75～100μV

极高波幅：>100μV

（四）波形

波形是波的形状。

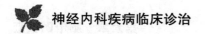
（五）位相

位相是波峰的方向性。一个波由基线向上、下偏转便产生位相。向上为负相,向下为正相(见图6—4)。

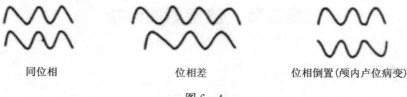

同位相　　　　　　　　位相差　　　　　　　位相倒置(颅内卢位病变)

图6—4

二、脑电图的成分

（一）波
波是单个电位差,即单个波。如α波、β波等。

（二）活动
活动是连续出现的波。

（三）节律
节律是指单个波的周期,位相均相同。波幅呈现有规律的变化。如Alpha节律的波幅从低到高,又逐渐变低形成梭状,两极(组)之间有静息期,这种现象为节律。

（四）背景活动
背景活动是指在脑电图描记中,除了阵发或局限的显著变动部分外,其余表现为占优势的广泛和持续的活动。

（五）常见脑波（见图6—5）

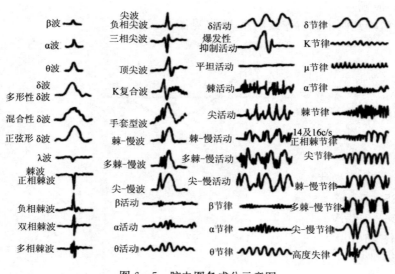

图6—5　脑电图各成分示意图

常见脑波有以下几种。

1. α波

频率 8～13c/s，10～100μV。α节律是脑波的基本节律。当人安静闭目时，枕区的 Alpha 节律明显。常在声、光刺激及思考时抑制（如睁闭眼试验、心算等）。

2. β波

频率 14～30c/s，5～20μV。当 β 活动占优势时，波幅可稍高，但不应大于 50μV。多见于额、颞、中央区或介于两组 α 之间。当患者精神紧张或服用安眠镇静药物时，β 活动增多。β 波可受光线影响，但机体活动时 β 波抑制。

3. θ波

频率 4～7c/s，波幅 10～200μV 或更高。波形变化多，常为多形性的。多数学者认为 θ 波起源于海马回。当听觉和嗅觉受刺激时，就可引起海马回发作，此时呈现大量 θ 波。一般散在出现＞10％为异常。

4. δ波

频率 0.5～3c/s，波幅 10～200μV 或更高。

5. γ波

频率 33～45c/s，波幅 25μV，多见于额、中央区，临床意义未明。

6. μ波

亦称弓状波，频率 7～11c/s，波幅 50μV 左右，波形似希腊字母 μ，机体痛觉刺激或握拳时受抑制，睁眼不消失。

7. λ波

频率 3～5c/s，波幅 10～40μV。眼球运动时 λ 波消失。

8. κ波

频率 6～10c/s，于机体思考时出现于额颞区。

9. 尖波

其又称锐波或慢棘波或峰波。时限 80～200ms，波幅多大于 100μV，12c/s 左右。波的升降支光滑。有的学者称升支陡直，降支缓慢下降。负相尖波多见于癫痫症。也可见于颅内炎症、颅内肿瘤等。

10. 棘波

其又称针状波。时限＜80ms，多 20～60ms。波幅多 100～150μV。波顶尖锐，升降支光滑陡直，升支直上，降支下降时多与升支重叠 1/3。6～14c/s 的正相棘波常见于间脑发作。棘波是癫痫症的特异性、发作性放电现象之一。但棘波不是癫痫症的同义词，它可见于颅内肿瘤，脱髓鞘疾病等。

11. 尖慢波

尖慢波由一个尖波与一个慢波复合而成。多见于癫痫症小发作或局限性癫痫症。

12. 棘慢波

棘慢波由棘波和慢波组合而成，多 2～3c/s，往往以不规则的持续性或爆发性出现。是癫痫症小发作的典型病理波。

13. 复合波

复合波是在一个慢波上附有许多小波或切迹或载波而形成一个变形波。这些载波可在波峰或升、降支的上段或下段,载波可是 α 波或 β 波。

14. 顶尖波

顶尖波是一种睡眠波。一般在浅睡时出现,在顶区。波幅高达 $300\mu V$。多为负相波,成对后的顶尖波称驼峰波。常见于儿童期浅睡期。

15. δ 节律

δ 节律又称睡梭或纺锤波。为 14c/s 的节律,多见于中睡期(非快速眼动期,睡眠第Ⅲ期)。

16. κ—综合波

κ—综合波是一种在睡眠时经听觉刺激所诱发的高幅慢波,后随着出现不同高度的快波(12~16c/s)的 综合波。有时该综合波也可在睡眠时不经任何刺激而出现。这是一种正常的睡眠波,常出现在中睡期。

17. 手套型波

手套型波是一种异常睡眠复合波,也可见于 30％的正常人,波形与手掌、指相似(如手套形状)。

18. 平坦活动

平坦活动又称电沉默现象,为脑死亡的波形。为各种频率电活动都有不同程度的抑制,常见于大脑严重损害或各种原因引起的极度(深)昏迷者。

(六)脑波的出现形式

脑波的出现形式从时间顺序上可以是单个的、散在的、短程的(1~3 秒)、长程的(3~10秒)、持续的(＞10 秒)、阵发的、杂乱的。从空间分布上可以是弥漫的(又称普遍的或广泛的,出现于头部所有区域,即各个区域都有改变,且两侧不对称)、弥散的(出现于头部大片区域而位置较恒定)、不对称的、一侧的、局限的等等。

三、脑波的测量

分析脑波有两种方法,一种是用频率自动分析器,另一种是视觉分析法。临床上采用的是后者。分析脑波要注意频率的出现率、波幅、波形、位相及各种因素对它们的影响。如年龄、意识状态、精神活动、睁闭眼、过度换气、声光刺激、药物等对频率与波幅都有影响。病理波出现的部位,程度与临床征象是否符合,与描记时各项条件的关系。

(一)频率的测量

频率的测量用一特制的透明脑电图尺进行。

(二)波幅的测量

波幅测量一般测量单导联的波幅,因其基线较稳定。

低波幅:$<25\mu V$

中波幅:$25\sim75\mu V$

高波幅:$75\sim100\mu V$

极高波幅:>100μV

（三）量慢波

量慢波要注意慢波的波形周期,出现的区域,出现的形式(阵发,爆发,散在性或弥漫性,是否杂乱等)。

四、儿童正常脑电图

新生儿的脑电图通常由不规则的低幅δ波及重叠在其上面的7~30c/s极低幅快波和半节律性的α波组成。出生后2个月,不规则的慢波逐渐增加其频率,并常带有一定的节律性(3~5c/s),这种节律性首先出现于顶、中央区,然后扩大到枕区。出生3~5个月,δ波开始减少,3~5c/s节律波出现于全部导联,但以顶、枕区为著(第一次组织化)。生后6~11个月,4~7c/s节律波在枕区占优势,并开始出现左右对称性。枕区θ波对光刺激呈现反应(第二次组织化)。

1岁,较稳定并较有规则的5~8c/s高幅波出现于全部导联,以枕区为著。此时开始出现脑电图的个体差异,频率可以每年增加。

3~5岁,δ波急剧减少,波幅开始降低,逐渐过渡到θ波,顶、枕区可出现8~10c/s的α活动,其连续性将增加。但以顶区为主的4~6c/s的θ波尚较多,还可有散在性高幅δ波。3岁是精神发育的第一个里程碑(见图6-6)。

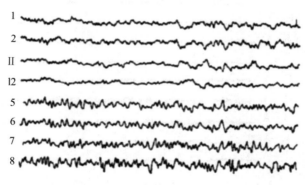

图6-6　正常儿,男,3岁,清醒。正常范围脑电图

6~8岁,θ波急剧减少,8~12c/s的α波(活动)增加,逐渐成为α优势。δ波很少,波幅也低,β波亦少。6岁为精神发育的第二个里程碑。

9~10岁,α优势已完成并较稳定,接近于成人的脑电图。枕区α活动主要为10~12c/s,额、顶区尚可有7~8c/s节律波,也可见广泛性散在性θ波,δ波出现率在12岁以下。10岁前α的波幅一般较高,超出150μV者不一定异常。

11~17岁,基本上为成人脑电图,但尚不稳定,额、顶区出现少量θ波或δ波。

五、儿童异常脑电图

(1)出现棘波、尖波病理复合波或爆发抑制,平坦活动等。

（2）有局限性改变。

（3）两侧显著不对称。

（4）4 岁以上枕部背景活动＜6c/s，大于 6 岁还有中等量 4c/s 的波，大于 7 岁还有 2c/s 的波，9 岁以上枕部背景活动＜8c/s 的波，大于 10 岁还有中等量 4～8c/s 的波。

（5）睡眠脑电图中没有睡眠波。

六、成人正常脑电图

（一）α 脑电图

α 脑电图为 α 节律占优势，特别是枕、顶部的。节律占优势，频宽＞1.5c/s，额区或各区可有少量低幅 β 活动，θ 波不明显（散见）（占正常成人的 79％，见图 6—7）。

（二）β 脑电图

β 脑电图为 β 活动占优势，波幅一般 20～30μV，有时可达 50μV。在 β 活动中间有低至中幅 β 波或节律（占正常成人 4％）。

（三）低波幅脑电图

低波幅脑电图为 α 波稀少且振幅低，不超过 20μV，β 波少而难于计算，结果致低幅 θ 波反而明显。视反应及过度换气后常出现 α 节律（占正常成人 7％）。

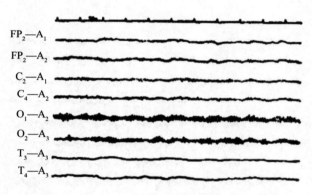

图 6—7　女，42 岁，觉醒。正常 α 型脑电图

（四）不规则型脑电图

不规则型脑电图为 α 节律不规则，在额部的 α 波的振幅较高，低副 β 活动较多（占正常成人 10％）。

七、成人异常脑电图

（一）成人轻度异常脑电图

成人轻度异常脑电图是：

（1）α 波形欠整，杂乱或 α 波泛化、前移。波幅调节差，基线不稳，α 波频率差别显著。

频率——
$$\begin{cases} \text{同一导联} > 1c/s \\ \text{不同导联} > 2 \text{ 或 } 2.5c/s \\ \text{双侧对应部位} > 0.5c/s \end{cases}$$

α波幅 $> 150\mu V$，枕部双侧波幅差 $> 50\%$。

(2)额区或各区出现高波幅β活动，β波波幅 $> 50\mu V$。

(3)额区散在慢波数量超过正常范围(θ波指数 $> 10\sim15\%$)，波幅为中至高波幅。

(4)自发或诱发出现少量的，单发的或偶见的不典型尖波、棘波、尖波、棘—慢波、尖—慢波。

(5)视反应α节律不抑制。

(二)成人中度异常脑电图

(1)θ活动占优势，以θ波为基本节律。

(2)慢波有局限性，两侧经常有显著不对称的活动。

(3)自发或诱发尖波，棘波或尖—慢波，棘—慢波。

(4)过度换气时出现高波幅慢波，且在过度换气停止10秒后仍未消失。

(5)中幅δ波成串或成群出现。

(三)成人高度异常脑电图

(1)δ波占优势。

(2)有明显的局限性。

(3)出现自发或诱发的尖波节律，棘波节律或病理复合波节律。

(4)出现爆发抑制或平坦活动(波幅 $< 10\mu V$)。

见于严重颅内病变，颅内高压晚期，脑炎极期，严重脑外伤，肝昏迷，尿毒症，心搏骤停复苏，脑死亡等。

八、睡眠脑波

(一)思睡期

思睡期α波消失或中间出现，代以低波幅快活动及θ波，节律不规则，当外界刺激时，波可迅速恢复。

(二)浅睡期

浅睡期可出现睡眠纺锤，称睡梭，又称δ节律。

(三)中睡期

中睡期主要波率为δ波(3c/s)，呈现不规则，常间以顶尖波及散在之睡眠纺锤及κ—综合波(12~16c/s)。

(四)深睡期

深睡期出现弥漫性高波幅不规则之δ波，波幅可高达 $300\sim600\mu V$，两侧对称。同时混有4~7c/s的θ波，慢波上重叠有快波。睡眠纺锤消失。

九、诱发试验

(一)睁闭眼试验(视反应)

睁闭眼试验是被检者睁眼时,顶枕区 α 波受抑制,而代之以 β 活动这种反应称视反应。视反应可作为大脑发育进程的指标,在生理情况下,α 节律抑制随年龄的增长而增高,表现为 α 节律从部分抑制逐渐向完全抑制过渡。在定位诊断上,视反应时病理波不抑制,表示病灶位于皮质浅部或电极附近;如病理波抑制,则表示病灶在皮质深部或远离电极部位。

(二)过度换气(HV)

过度换气是使肺泡内大量 CO_2 呼出,血液 CO_2 浓度下降,血 pH 值上升而出现的碱中毒状态,引起脑毛细血管收缩,皮质缺氧,使脑皮质神经细胞代谢的环境发生变化,提高皮层的兴奋性,在此状态下,提高病理波的阳性率。

(三)睡眠

睡眠时癫痫病者易出现或加强癫痫样放电。颞叶癫痫病者觉醒时脑电图只有 30% 可发现病灶,而睡眠时则可有 80% 以上发现病灶,局限性癫痫病者睡眠时阳性率可提高 2/3,除出现局限性异常外,还可有病侧睡眠波减弱或消失。

(四)闪光刺激

闪光刺激对癫痫小发作病者多数可诱发棘—慢节律。对肌阵挛性癫痫病者可诱发多棘—慢波。对其他类型癫痫,闪光刺激诱发的脑电图异常。主要为弥漫性快活动或慢活动,棘—慢波,额和中央区棘波伴有肌阵挛。值得指出的是,有些癫痫病者在其他诱发试验阴性时,通过闪光刺激可获得阳性结果。

(五)美解眠或戊四氮

美解眠易诱发局限性放电,戊四氮易诱发弥漫性放电。一般认为美解眠的副作用比戊四氮少,引起脑电图改变的剂量和抽搐剂量距离较大,易排出并易被苯巴比妥中和,故比较戊四氮安全。此外还可采用光—美解眠或光—戊四氮诱发,可减少药物用量和副作角,并减少临床发作和提高阳性率。由于上述原因,故多采用光—美解眠诱发试验,其阳性率接近 90%。光—美解眠诱发的脑电图异常,主要为阵发性两侧同步性高波幅慢活动、棘波、棘—慢波或局限性异常放电。

(六)声音刺激

声音刺激对声源性癫痫病者可诱发癫痫样放电与临床发作。对其他癫痫病者诱发阳性率不高,故较少用。此外还有鼻咽电极、蝶骨电极、颈动脉窦压迫法、低血糖诱发、低 O_2 诱发、水诱发、药物诱发以及合并方法光—戊四氮诱发等。

第三节　脑电图的临床应用

一、癫痫

(一)癫痫大发作

癫痫大发作发作期典型图形的爆发性高波幅的棘波群。发作间歇期,可见散在的棘波、尖波、棘慢波、尖慢波,或两侧同步的阵发性 δ 波与 θ 波(见图 6—8)。

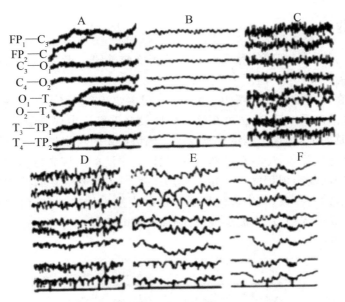

A. 发作前:为 11c/s 广泛性 α 波;B. 先兆期:为 5c/s 之 θ 节律;C. 完全强直期:为 20～30c/s 棘节律;D. 不完全强直期:棘节律频率较前减慢;E. 阵挛期:阵发性节律性慢波和多棘波;F. 恢复期:开始为平坦坡,后为中等波幅慢波并 14c/s 之睡眠纺锤波。

图 6—8　某女,28 岁,癫痫大发作(发作期)脑电图

(二)癫痫小发作

癫痫小发作发作期两侧同步的典型的 3c/s 的棘—慢综合波,呈现小于 2c/s 的棘慢综合波称为小发作变异型。肌阵挛性小发作常呈多棘—慢综合波。

(三)局限性癫痫

局限性癫痫表现为单一的或多发的棘波或棘慢波,多局限于病灶周围,有时可扩散至全脑。

(四)间脑癫痫

间脑癫痫发作期出现 6c/s 和 14c/s 的正性棘波,常在颞区,枕区出现。

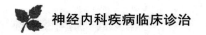

（五）精神运动性发作

精神运动性发作出现中至高幅 4～6c/s 平顶波或高波幅 3c/s S 波，也可出现棘波、尖波。常大脑两侧不对称。

二、颅内占位病变

颅内占位性病变（包括脑肿瘤、脑脓肿、脑寄生虫病等）往往引起不同程度的脑电图改变，但也可表现正常者（如生长较慢的脑膜瘤对脑细胞影响较小，未能引起脑电图发生改变的缘故）。脑电图对大脑半球肿瘤的正确定位率一般为 50～90％。颅后凹肿瘤的脑电图一般无局限性或一侧性改变，只有弥漫性变化或正常，应用枕下电极做小脑电图检查对颅后凹肿瘤常可作出准确的定位诊断。

三、颅内炎症

颅内常见炎症是病毒、细菌等感染引起的脑实质或脑膜弥漫性损害，患者脑电图的改变对本病的诊断和治疗有一定价值。

病毒性脑炎：在病情较清或疾病的早期，脑电图主要表现为 θ 活动。病情较重时则表现为弥漫性高波幅 δ 活动及 θ 活动，也可在脑部病变最严重部位出现局限性慢活动。若重复检查时，慢活动越来越明显，则提示病情继续发展。病情极重时可出现爆发性抑制或平坦活动。

脑炎病者若有意识障碍，慢活动必然出现，意识完全清醒的病者慢活动也可存在，但一般较轻，意识障碍和慢活动出现程度不一定有相应关系。在脑炎急性期抽搐是常见症状之一，尤其在儿童较多见，约占半数，其中以病因不明的脑炎发生抽搐较多，而在腮腺炎脑炎较少。抽搐病者的脑电图易出现棘波、尖波等癫痫样放电，脑电图异常程度也增加，出现后遗症的可能性较多（见图 6—9）。

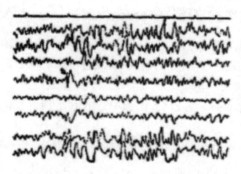

图 6—9　某男，16 岁，病毒性脑膜炎继发癫痫
觉醒以 5～6c/s 节律为基本节律，伴有阵发性高波幅（最高 350μV）
2～3c/s 及 4～6c/sδ 和 θ 节律、棘波和尖波发放，偶见棘—慢波（↓）

随着病情好转，发热和急性期的症状消退，数天或数周后，弥漫性和局限性慢活动可逐渐消退，α 节律逐渐恢复，病者可能迅速痊愈。部分病者残留有棘波、尖波等癫痫样放电，提示有

可能产生后遗症。通常临床症状好转较脑电图恢复正常稍快,因此临床症状消失而脑电图仍有明显异常者,患者仍须继续治疗,以免症状复发。

四、颅脑外伤

轻度脑震荡时脑电图可正常。重度脑震荡可出现一过性高波幅快活动或散在性 θ 波增多。

轻型脑挫伤:弥散高波幅 θ 活动和少数 δ 活动,α 节律减弱。

重型脑挫伤:广泛性高幅 δ 活动和少数 θ 活动,α 波几乎消失。

颅内血肿:局限性慢活动(θ 或 δ),局限性低波幅,局限性 α 波减弱。

五、电击伤

脑电图的异常程度与电击伤的严重性有关。轻度电击伤患者主要是 α 节律变慢和波幅降低。严重的电击伤患者脑电图 α 节律消失,出现大量慢活动。

六、神经官能症

神经衰弱:多为正常脑电图,一般以低波幅快活动为主,间以少量低波幅 α 节律。

癔病:α 节律指数和波幅增高,以不规则脑电图较多见。

七、精神病

从脑电图应用于临床起,学者就企图利用脑电图的资料为精神病的临床提供一些客观的依据。但是机体的精神活动,特别是病态的精神活动比较复杂,因此在这方面的研究进展比较慢。

精神分裂症:精神分裂症的脑电图异常率约 20%～60%,平均为 30%,有家族病史的患者,脑电图异常的可能性更大些。在精神分裂症病者中可能有下列或一种以上的脑电图改变:

(一)α 节律

α 节律减弱,对视觉刺激、情绪变化和思维活动的反应性减低。紧张性精神分裂症病者 α 节律可以增强,成为弥漫性 α 节律。

(二)快活动

快活动可减少、消失,或表现为低波幅快活动。

(三)慢活动

慢活动可出现在各导程,可为散在性或阵发性慢活动。紧张型精神分裂症病者可出现 2～6c/s 低波幅慢活动。

(四)癫痫样放电

癫痫样放电在精神分裂症有 20%～25% 脑电图出现。

(五)诱发试验

诱发试验在有明显症状的精神分裂症病者中有 64% 对光－戊四氮诱发阈较正常人为低。

八、精神发育不全

1. 白痴

枕区 α 节律几乎或完全消失,而 θ 活动与 δ 活动在各区出现较多。对单次光刺激不引起 α 节律抑制。闪光刺激无节律同化现象,即对一切外界刺激均缺乏反应。

2. 痴愚

枕区出现 α 节律或以 α 节律为主,但颞区与顶区出现 θ 活动的机会较多。

3. 愚鲁

枕区 α 节律大部分正常,仅颞区偶有 θ 活动。

九、儿童多动症(脑功能轻度障碍)

出现与儿童年龄不符的慢波率。时有不典型尖波或阵发慢波。

十、脑死亡

患者的脑电图表现为平坦活动。

第四节 24 小时动态脑电图

24 小时动态脑电图是指记录时间达到或超过 24 小时的便携式脑电图系统(AEEG)。受检者在日常生活环境中使用,完成 24 小时甚至更长时间的脑电活动记录,然后由电脑对记录数据进行处理,使偶发的一过性脑瞬间障碍的脑电活动得以再现,以确定发作与环境、时间、诱因和个人状态的关系。

一、检查方法

24 小时动态脑电图是将 8,16,24 导联或以上脑电信号泛录于随身携带记录盒的磁盘上,连续记录 24 小时。开始记录时同常规记录脑电图一样,然后受检者便可携带记录盒进行日常活动、休息及睡眠。受检者需要详细记录日常各项活动及所患疾病临床发作的时间,供分析时参考。

二、动态脑电图的适应证

为了证实癫痫痫性发作和发作性神经功能缺失,确定假性癫痫痫性发作类型,癫痫灶定位,观察药物 疗效,癫痫预后判断及与其它发作性疾病的鉴别,需要进行动态脑电图检查。

三、异常动态脑电图表现

(1)慢波:包括间歇性和连续性慢波。

(2)局灶性慢波:常提示该部位的局灶性损害。

（3）广泛性的慢波：出现于癫痫发作后期，代谢改变和药物影响等。

（4）癫痫性放电的特征改变：发作期的棘波，棘－慢综合波。

（5）爆发性节律。

（6）周期性的节律改变。

（7）两侧半球或脑叶间波形不对称。

四、动态脑电图的优势与不足

（一）优势

（1）脑电图属于脑功能状态的检测。

（2）动态脑电图是计算机X线断层扫描（CT）、磁共振成家（MRI）解剖结构观察的有差补充。

（3）提供了癫痫患者痫性放电的直接证据。

（4）在某种程度上是诊断癫痫的唯一技术手段。

（5）检查费用低、可以重复检查。

（6）患者可以携带检查装置，随便走动，不影响日常活动。

（二）不足

（1）存在着电极接触不良、电压不稳引起的伪差。

（2）咬牙、吞咽，咳嗽、肢体活动等引起的伪差。

（3）易受机体状态和药物的影响。

（4）受采集脑电图时间段的限制。

五、动态脑电图检查的临床意义

1.对癫痫检测的阳性率高于常规脑电图

动态脑电图检查诊断癫痫的作用非常重要。在常规脑电图检查中正常的癫痫患者中，再通过动态脑电图检查，发现痫样放电的几率大大提高。

2.鉴别假性癫痫

许多发作性意识丧失疾病的表现与癫痫相类似，但发病机制不同。动态脑电图可用于晕厥和癫痫的鉴别。文献报道通过动态脑电图检查仅有1‰～5‰表现晕厥的患者有痫性放电。

3.术前癫痫患者的评估

对于局灶性癫痫和顽固性癫痫需要考虑手术切除病灶的患者。术前进行动态脑电图等监测，可进一步确定痫性发作病灶的局限性和痫性放电的顽固性，为手术切除范围提供的参考依据。

4.新生儿的痫性发作监测

由于窒息引起的新生儿癫痫发作和亚临床癫痫发作在临床上十分常见，据报道动态监测25例，发现痫性放电20例，其中11例有临床发作，痫性放电多发生在出生后5天，动态脑电图监测可为早期诊断提供帮助。

5.发作性睡病与癫痫

发作性睡病是一种快速眼动睡眠障碍的原发性疾病,表现为不可抗拒的睡眠、猝倒症,入睡前幻觉及睡眠瘫痪。发作性睡病的猝倒发作易与失张力性癫痫发作相混淆,50%的发作性睡病有持续几秒钟到 10 分钟的自动症和遗忘,事后不能回忆,易误诊为复杂部分性发作。动态脑电图监测对鉴别诊断极有帮助,发作性睡病在白天的睡眠中,甚至只持续 10 分钟的睡眠,也有快速眼动睡眠出现,而癫痫患者的快速眼动睡眠期,多在睡眠后 90 分钟才会出现。

6.梦游症与癫痫

梦游症是一种非快速眼动睡眠紊乱,典型表现是开始睡眠后的 1～2 小时内患者突然坐起,表情淡漠,双目无神,稍后出现一些复杂,似有目的的反复活动,如起床、进食、走步,持续 10～30 分钟,然后又入睡,事后不能回忆。有时与复杂部分性发作相似,动态脑电图检查梦游症在睡眠第 3 或 4 期能被唤醒。脑电图为超同步、单节律,而癫痫患者则在脑电图上有痫性放电。

7.夜惊与癫痫

夜惊多发于儿童,表现为睡眠中异常惊醒、叫喊,表现惊恐不安、意识模糊。如当时促其觉醒,部分患者能说出梦到令人恐怖的活动情节,第 2 天患者常常不能对夜间发生的行为进行回忆。精神刺激、过度疲劳、极度兴奋等常可诱发,是一种发生在非快速动眼睡眠中的睡眠紊乱。动态脑电图检查夜惊发生在睡眠阶段的 3～ 4 期,主要表现为普遍和局部的阵发性慢波,棘－慢、尖－慢综合波。

六、动态脑电图

判定需要注意的问题异常脑电图,仅说明一种脑功能状态,一种异常脑电图可见于多种疾病,所以脑电图不能作病因诊断。脑电图反映的是神经元受损后电位变化,不能显示病变本身,所以定位范围较解剖、CT 或 MRI 范围大。但是,脑电图目前仍为其它方法不能代替的最敏感的脑功能监测方法。脑电图在癫痫的诊断中具有特殊重要作用。晕厥、短暂性脑缺血发作、癔病性发作、猝倒症、发作性睡病和过度换气综合征等许多临床上的发作性疾病,需要通过动态脑电图的检查加以鉴别。以上疾病在神经功能丧失的表现上有与癫痫相似的表现,但致病原因不同,没有大脑皮层神经元的异常放电,因而脑电图在鉴别诊断上有不可取代的特殊作用。脑电图反映了大脑功能状态,提供了痫性发作时脑功能异常的直接证据,是 CT、MRI 等影像技术所不能比拟的,这也是动态脑电图与其它检查技术比较的优势所在。

第五节　视频脑电图

一、概述

1936 年脑电图开始用于临床,但脑电图是一种非线形、随机信号,时刻都不一样,异常信号也不是时刻都能记录到。随着计算机技术和信息处理技术的发展,脑电图记录技术又有了新的发展,其目标是最大限度提高发现异常脑电现象的机会。录像脑电图(又称视频脑电图,Video—EEG)就是在常规记录技术基础上发展起来的、临床常用的脑电图记录技术。经过20余年的发展,这项技术发展到了现在的全数字化技术时代。视频脑电图不仅可以长时间地描记脑电图,而且具有临床发作表现录像,故更有利于癫痫的诊断和鉴别诊断。Kolar对66例患者进行视—听脑电图监测,23例可确诊为癫痫,17例确诊为假性癫痫发作,53例由于脑电图的结果而修改了临床诊断和治疗意见。

二、检查方法

用摄像机对准患者的面部和全身,患者可以卧床休息,坐在椅子上吃饭、读书、闲谈,以便发作时记录下任何部位的抽搐动作,用贴在头上的电极记录患者的脑电,这样患者发作时的面部情况,抽搐的形象以及发作时的脑电便可以通过一个画面,同时显示在显示器上,并且可以存储在硬盘和光盘上,脑电图和人像可以随机回放(可以很容易选定回放任何时刻的记录供专业人员反复研究,以便找到诊断和处理所需要的答案,以便对癫痫的诊断,分类、致病灶定位作出正确的结论和正确的处理方法。

三、视频脑电图分析

视频脑电图最主要作用是对癫痫的诊断和鉴别诊断。癫痫有发作期和发作间期,有时两者脑电图是不一样的。癫痫发作间期常见的癫痫证据是癫痫样波,如棘(尖)波、棘(尖)—慢复合波等。发作间期与发作期脑电图有时相同,如肌阵挛发作,发作间期和发作期都可能表现为多棘—慢复合波。发作间期和发作期脑电图也可能表现完全不一样,如强直性发作,发作间期可能有或没有癫痫样波,而发作期主要表现为电压抑制或波幅逐渐增高的快波。婴儿痉挛症发作期间的脑电图特点为高峰节律紊乱,发作期则表现为大慢波,高峰节律紊乱消失;有的患者,发作间期脑电图记录不到异常现象,只有记录到发作期才能确诊。用视频脑电图鉴别发作性疾病是否为癫痫发作,主要是看发作时脑电图与发作前后的背景是否不同。另外还要全面分析、密切结合患者的临床表现,并排除夜惊等疾病。

四、视频脑电图对癫痫诊断和鉴别诊断的价值及意义

(一)提高发现癫痫样放电的阳性率

由于癫痫发作具有突发性、间歇性,因此目前常规脑电图描记30分钟的阳性率仅达30%左右,再加上睡眠描记,阳性率可增加至50%以上。而视频脑电图可以长时间描记,使痫样放电阳性率提高到95%以上。并且可捕捉到临床发作时的痫样放电,Old Ani等报道夜间额叶发作23例,清醒常规脑电图检查均为阴性;剥夺睡眠后白天作视频脑电图检查阳性率增至52.2%;而夜间视频脑电图记录阳性率为87%(见图6—10)。

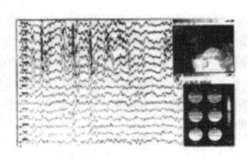

图 6—10　视频脑电图

某女,6 岁,临床诊断:原发性癫痫

注:视频脑电图检查见临床发作伴尖波发放

（二）区别非癫痫发作与癫痫发作

非癫痫发作在人群中占 5％～20％,非癫痫发作中有相当部分患者被错误诊断为"难治性癫痫"。非癫痫发作与癫痫发作的鉴别要点是非癫痫发作发作期同步脑电图阴性,发作后症状少见。

（三）帮助确定癫痫发作类型,识别轻微发作

视频脑电图更有利于认识和区别癫痫发作的类型,特别对新生儿发作,婴儿期癫痫发作,额颞叶癫痫、失神发作等,视频脑电图的应用更具有重要意义。部分患者在出现脑电癫痫样放电时,临床可表现出轻微的、和正常行为难以鉴别的发作性症状,通过视频脑电图也可识别,如一过性认知损伤,表现谈话或阅读中断、反应迟钝等。上述表现如与癫痫样放电重复同步出现,可看作是一种轻微发作。

1.婴儿期癫痫

婴儿期癫痫发作在识别和分类上都比较困难,视频脑电图监测同步分析将有助于婴儿癫痫发作的准确观察与分类。Hamer 等报道婴儿癫痫 76 例,296 例次发作期视频脑电图,观察临床发作类型,痉挛发作占 24％,阵挛性发作占 20％,强直性发作占 17％,运动不能占 20％,其余为肌阵挛发作和失张力性发作。临床表现为全身性发作的 51 例中的 19 例脑电图上以局灶放电开始,占 37％。国内刘晓燕等报道 45 例婴儿 106 次癫痫发作的视频脑电图结果,全身性发作的 21 例中全身性粗大肌阵挛发作 8 例,共 32 次,散发游走性肌阵挛发作 3 例,而不能分类的发作 3 例,共 5 次。

2.额叶癫痫

患者表现为短暂的意识障碍,躯干的扭动和四肢的不规则动作,伴固定模式的叫喊,同时脑电图表现为一侧或双侧额部的爆发性活动,如爆发性快波节律、爆发性慢波节律、爆发性棘波、尖波或棘—慢波综合。

3.失神发作

失神发作通过视频脑电图检查可进一步分型,如单纯性失神、失神伴眼肌阵挛、失神伴面肌阵挛、失神伴失张力、失神伴强直发作、失神伴自动症、失神伴全身性肌阵挛、失神伴大发作等等。

4.癫痫持续状态

癫痫患者如出现发作频率显著增加或不能解释的意识朦胧、萎靡不振、痴呆或共济失调症状,应警惕癫痫持续状态的发生并及时进行视频脑电图检查以确诊。

(四)修正癫痫的诊断和提高疗效

癫痫诊断有时不是一次就能确诊并进行分类。治疗效果不好或出现新的临床表现时,应重新检查诊断和分类是否准确。通过视频脑电图检查,能明确癫痫灶的部位,癫痫发作控制率可得到提高。

(五)癫痫患者手术前准备(癫痫发作的准确分类和定位)

对于经过系统正规抗癫痫药物治疗仍然不能控制发作的难治性癫痫病例,可试用手术治疗。手术治疗成功与否的关键是癫痫电生理定位是否准确。手术治疗癫痫,不是简单的病灶切除,因为有时并没有解剖上的病灶;有解剖上的病灶,也不一定与电生理病灶完全一致。癫痫发作分类和定位难以确定时,一般要在视频脑电图帮助下诱发患者 10 次左右有特征性的癫痫发作,有时还要用硬膜下电极或其他脑深部电极帮助分类和定位,再确定是否合适手术及合适什么样的手术方式。

第七章　神经系统疾病症状学

神经系统疾病由于受损害部位的病理改变,产生相应的症状,称之为神经系统疾病症状学。可以是运动、感觉、自主神经以及高级中枢机能障碍。

第一节　意识障碍

意识(consciousness)的内容即高级的皮质活动,包括思维、情感、记忆、定向,通过感觉器官、语言、技巧性运动及复杂反应与外界环境保持联系的能力。实际上包括觉醒状态和意识内容这两方面。前者指人脑的一种生理过程,与睡眠周期交替的清醒状态。后者是非常复杂的生理活动,是大脑高级中枢皮质活动,包括思维、情感、知觉、记忆、定向、行为、意志活动等,通过感觉器官、语言、技巧 性运动及复杂反应与外界环境保持联系的能力。

一、定义

意识障碍:中枢神经系统(高级皮质活动中枢)对机体内外环境的刺激所做的应答反应能力的减退或消失。

二、分类

临床上按意识障碍的严重程度、意识障碍涉及的范围以及脑干的反射,把意识障碍分为三大类(见图7-1)。

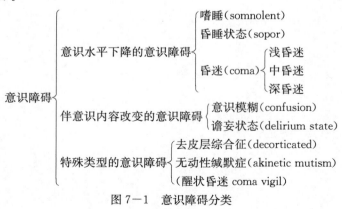

图7-1　意识障碍分类

三、诊断

意识障碍是危重急诊,应尽快诊断及时治疗。所以必须详细了解病史,做细致全身检查。

1. 嗜睡 意识处于清晰度降低的状态,呈睡眠状,精神萎靡,易被唤醒,有一定的定向力,注意力不集中,对答问题不连续,很快又进入睡眠。

2. 昏睡状态 深睡状,强刺激大声的语言呼唤可唤醒,作简单的模糊回答,即刻又处于熟睡状态。

3. 昏迷 患者对外界刺激无应答反应,意识丧失,根据意识障碍的程度分为:

(1)浅昏迷:对较强刺激(如痛刺激)可出现痛苦表情及躲避反应。可以有较少的无意识的肢体活动。角膜反射、瞳孔对光反射、咳嗽反射、腱反射以及生命体征无明显改变。

(2)中度昏迷:对强烈刺激(如压眶上神经沟)可有很微弱的反应,无意识的、自发性肢体活动很少,瞳孔对光反射迟钝,腱反射减弱或消失,生命体征轻度异常。

(3)深昏迷:对外界任何刺激均无反应。无自发性肢体活动,角膜反射、瞳孔对光反射、腱反射均消失,病理反射呈阳性,生命体征常有明显改变。

(4)过度昏迷:也称"不可逆昏迷"、"脑死亡",是深昏迷的进一步发展。此时患者濒临死亡状态,赖以人工辅助呼吸和药物维持生命体征。表现为中枢神经活动消失,全身肌张力低下,眼球固定,双侧瞳孔散大、固定,体温低下或不稳。目前对脑死亡的判断有 7 项标准。

①在深昏迷基础上,发展到自主呼吸停止,呼吸必须靠人工辅助呼吸,关闭呼吸机后 3 分钟仍无自主呼吸。

②各种反射均消失(如瞳孔对光反射、角膜反射、吞咽反射、防御反射、各种深浅反射。

③心电活动消失,血压赖以药物维持也不能达到正常。

④血氧饱和度下降。

⑤脑电图无脑电活动,呈一直线。

⑥脑血管造影时不能被充盈。

发现过度昏迷患者时一定要与药物中毒、低温和内分泌代谢疾病相鉴别。

如有过度昏迷的表现,如反射消失、血压及其他生命体征不稳,但是有去大脑强直或去皮层状态,说明脑干仍有功能,此时脑干诱发电位可引出波形,不能诊断为脑死亡。

4. 意识模糊 意识范围缩小,常有烦躁,答非所问,定向力差,错觉表现突出。

5. 谵妄状态 定向力和自知力均有障碍,胡言乱语,答非所问。常有错觉、幻觉,幻视形象逼真,常有恐惧,烦躁不安等表现。

6. 去皮层综合征 患者呈无意识的睁眼闭眼,眼球有运动,瞳孔对光反射、角膜反射存在,肢体呈上肢屈曲、下肢伸性强直,四肢肌张力高,可有无意识的咀嚼和吞咽动作,大小便失禁,觉醒与睡眠交替出现,病理反射阳性。

四、诊断思维程序

1. 病史采集

(1)了解昏迷的起病形式及发病过程。

（2）有无昏迷的病因存在（如药物、毒物、外伤等）。

（3）有无其他系统疾病引起的昏迷。

（4）注意与闭锁综合征（Locked－in syndrome）、意志缺乏症（abulia）、癫痫（epilepsy）、晕厥（syncope）鉴别。

2. 全身检查

（1）生命体征：体温增高，常见严重感染中暑、脑桥出血；体温过低，常见休克、镇静药物中毒、甲状腺功能低下、低血糖症等。脉搏过慢（40 次/分以下）注意有无心脏疾病和颅内高压；脉搏过快（170 次/分以上）如体温正常应注意有无异位节律。血压过高，如脑出血、高颅压、高血压脑病等；低血压，如休克、心肌梗死、药物中毒。呼吸节律改变：大脑皮层广泛损害——潮式呼吸，中脑被盖部损害——枢神经源性过度呼吸，脑桥被盖部损害——长吸气式呼吸，脑桥尾端被盖部损害——丛集式呼吸，延髓损害——共济失调式呼吸。

（2）神经系统检查：在确定意识障碍后应重点注意：①瞳孔：双侧是否等大，对光反射是否存在。②眼底检查：是否有视乳头水肿。③运动系统检查：是否有偏瘫，肌张力是否正常，腱反射是否存在，双侧是否对称，是否出现病理征等。④脑干功能检查：睫脊反射、眼头反射、眼前庭反射、紧张性颈反射。⑤脑膜刺激征。

五、治疗

对于昏迷患者的治疗，首先应纠正或稳定生命体征，其次是尽快查明病因，对因治疗。详见相关章节。

第二节　失语症

语言（language）是人类大脑所特有的表达思维与外界交流的重要工具。

一、定义

失语症（aphasia）是患者脑损害所造成的语言符号（口语、文字、手语等）表达及认识能力的降低或消失。

二、分类及临床特点

我国学者参照以 Benson（1979）为代表的近代失语症分类法，并结合我国的实际情况制定了汉语失语症分类法（见图 7－2）。

（一）外侧裂周围失语综合征

外侧裂周围失语综合征包括三种失语，即：Broca 失语，Wer－nicke 失语和传导性失语。其病灶位于大脑外侧裂周围。

1. Broca 失语　也称运动性失语。临床特点：语言表达能力下降，语句中的字、词有遗漏，连续性差，口语理解相对较好，复述、命名、阅读、书写均不同程度受损，大多数患者有右侧肢体偏瘫或轻偏瘫。病变部位在优势半球额下回后部,即 Broca 区。

2.Wernicke 失语　也称感觉性失语。临床特点:口语理解障碍。语量正常或过多,患者常答非所问,不能表达语句的意思,有错语、多语,复述障碍,朗读、书写、命名均有一定的困难。大多数神经系统检查为阴性,少数可有半身感觉障碍或轻瘫,年轻人可能有行为异常。病变部位在优势半球颞上回后部,即 Wernicke 区。

3.传导性失语　是一组中度失语,以口语偏流利、听理解障碍不严重、而复述不成比例受损为特点的特殊临床模式。有明显的找词困难而又无力纠正,语音错误或语有错语,对有较多语法同的句子,听理解障碍较严重,命名、朗读、书写有不同程度障碍。病变部位在优势半球缘上间皮质或深部打质内的弓状纤维。

(二)经皮质性失语

经皮质行失语也称分水岭区失语综合征。该失语有三种(见图 7－2)。此型失语具有共同的特点是复述相对好。病变部位在大脑中动脉与大脑前动脉分布区的交界处,或是大脑中动脉与大脑后动脉分布的交界处。

外侧烈周围失语综合征 {
Broca 失语(Broca sphasia,BA)
Wernicke 失语(Wernicke sphasia,WA)
传导性失语(conduction aphasia,CA)
}

经皮质性失语症
(transcortical aphasia,TA) {
经皮质运动性失语(transcortical motor aphasia,TCMA)
经皮质感觉性失语(transcortical sensory aphasia,TCSA)
经皮质混合性失语(mixed transcortcial aphasia,MTA)
}

皮层下失语综合征
(subcortical aphasia syndrome) {
丘脑性失语(thalamic aphasia,TA)
底节性失语(basal ganglion aphasia,BGA)
}

完全性失语(global aphasia,GA)

命名性失语(anomic aphasia,AA)

图 7－2　失语症分类

1.经皮质运动性失语,也称前部孤立综合征,患者说话费力,以手势表述,口吃,语量少,听理解较好,复述较完整。自发谈话困难而能复述好两者不成比例,命名障碍,朗读困难,书写障碍,常有右侧肢体偏瘫,一般无感觉障碍。

2.经皮质感觉性失语,听理解严重障碍,口语为流利型口语,命名障碍,但复述很好,常伴有严重的失读、失写、朗读困难。可伴有轻偏瘫、轻度感觉异常、同向上象限或下象限盲、偏盲等症状。由于口语夸张过度,语句无逻辑性,常有答非所问,易被误诊为精神异常。

3.经皮质混合性失语,也称言语孤立。以复述完整、系列语言好、其他语言功能严重障碍或完全丧失为突出特点。口语表达为非流利型,语言刻板重复,语言模仿好,系列语言好,口语理解严重障碍。命名完全困难、阅读、书写完全障碍。常有偏瘫、偏身浅感觉异常、同向性偏盲。

（三）皮层下失语综合征

1. 丘脑性失语　其特点是语言少,发音清晰,语音低,找词困难,错语,听理解、阅读、命名、书写不同程度障碍,但复述相对完整。

2. 底节性失语　语言障碍主要表现为音韵、音律障碍。发音、语调、语势变异。自发谈话理解障碍、书写困难、命名困难,尤其是实物命名差,而对词、颜色命名较准确,复述相对完整,阅读好。

（四）完全性失语

完全性失语也称混合性失语。其特点为语言严重缺陷,刻板语言,口语理解严重缺陷,复述、命名、阅读理解、朗读、书写等严重缺陷。常伴有三偏征。

（五）命名性失语

命名性失语也称健忘性失语,是指命名障碍为唯一的或主要症状的失语。语言流利,词句流畅,复述完整,命名障碍,常为视物命名障碍,但能说出或手势表达出其用途。当命名不能或命错物名时,重复提问:"是铅笔吗?"患者可以纠正。神经系统体征可以是正常,亦可有轻偏瘫或二偏征,该失语预后大多数较好。

三、诊断

失语症的诊断,通过对患者进行语言检查,如:谈话,回答问题,叙述,系列语言,复述,命名,听理解,阅读,朗读,书写,神经系统检查等来诊断。

四、诊断思维程序

失语症的诊断首先要确定为哪一种失语。认识失语特点与神经系统阳性体征的关系,确定病灶的部位及性质。其程序应通过自发性语言判断语调、韵律,发音错语等。以复述:判断准确的程度,口语理解能力及模仿能力。以口语理解:判断接受能力,感知能力,词义理解,语句法连续性。以命名、阅读、书写,检查语言功能。以神经系统检查确定病灶部位。同时应注意与单纯构音障碍、痴呆(认知功能减退)相鉴别。

第三节　眩晕

一、定义

眩晕(vertigo)是前庭神经功能异常,表现为患者对位象及空间定向感觉的主观体会错误,自觉周围物体旋转或向一侧移动。可以是自身旋转、左右摇晃、上下升降、头重脚轻感。

二、分类及临床特点

临床根据眩晕发生的机理病变部位和性质分为系统性眩晕、非系统性眩晕二大类。其中,系统性眩晕又可分为周围性眩晕(亦称真性眩晕)和中枢性眩晕(亦称假性眩晕)。非系统性眩晕一般是由前庭系统以外的疾病所引起,本节不作细述。

三、诊断

诊断眩晕必须确定眩晕的类型。根据临床特点,如起病形式、持续时间、眩晕的性质及程度等诊断眩晕并不困难。

四、诊断思维程序

眩晕的诊断一经确立,必须结合患者的病史神经系统体格检查、实验室检查、影像学检查、电生理检查等进行病因诊断。同时应注意与非系统性眩晕、眩晕性癫痫等相鉴别。

(一)周围性眩晕

1. 病因　内耳眩晕症〔梅尼埃(Meniere)病〕、中耳感染、乳突及迷路炎、前庭神经炎、耳咽管阻塞、药物中毒(链霉素、新霉素、卡那霉素、砷类药物)、苯中毒、一氧化碳中毒等。

2. 临床特点　①起病突然,呈阵发性。②持续时间短,数分钟至数小时,少有超过一周。③眩晕性质:剧烈,可伴有耳鸣或耳聋、恶心、呕吐,心率缓慢,出汗,一般无意识障碍。④缓解方式:平卧,闭目可减轻,头位变化,体位变化可加重眩晕。⑤眼震:水平或水平旋转性,眼震慢相向病灶侧(破坏性病灶),节律细小,无垂直性眼震。⑥无脑干症状和体征。

(二)中枢性眩晕

1. 病因　颅内压增高,颅脑外伤,椎基底动脉供血不足,小脑、脑干及第四脑室肿瘤,听神经瘤,颞叶癫痫,椎动脉系统的 TIA,脑梗塞,多发性硬化,后颅凹蛛网膜炎。

2. 临床特点　①起病缓慢,呈持续性。②持续时间长,可数周、数月至数年。③眩晕的性质:较周围性眩晕轻可有旋转感。④缓解方式:闭目后可减轻,变换体位及头位眩晕无加重。⑤眼震:随病变部位不同,眼震形式多变,慢相向健侧,节律粗、幅度大,持续时间长。⑥有颅神经、脑干或传导束症状和体征。

五、治疗

眩晕是一组综合征,一但得出病因诊断,首先应治疗原发病。另外,可以使用安定等药物以减轻外周反应等,以便进行对症治疗。

第四节　晕厥

一、定义

晕厥(syncope)是急性的短暂的意识丧失,大多数晕厥的发生前,患者有短暂的前驱症状出现,如眩晕、恶心、面色苍白、出汗、肢体末端厥冷、四肢无力等。晕厥是一组症候群,持续时间短(在2~3分钟左右),恢复快,发作后检查多数患者无阳性体征。

二、分类

根据晕厥的病因、病理生理因素进行分类:

(一)反射性晕厥

①血管减压性晕厥。②体位性低血压。③颈动脉窦综合征。④吞咽性晕厥。⑤咳嗽性晕厥。⑥排尿性晕厥。⑦吞咽神经痛性晕厥。⑧仰卧位低血压综合征。

(二)心源性晕厥

①心律失常如心动过速。②病态窦房结综合征,心脏骤停。③主动脉狭窄。④急性心腔排出受阻,如心瓣膜疾病、主动脉硬化症,心肌梗死等。⑤先天性心脏病。⑥原发性心肌病。⑦肺原性心脏病、肺动脉高压症、肺动脉阻塞。⑧心房粘液瘤,血栓形成。⑨心包填塞等。

(三)脑源性晕厥

①各种原因引起急性脑血管闭塞,导致一过性脑供血不足。②椎基底动脉系统的短暂性脑缺血发作。③脑干病变(如肿瘤、炎症、损伤等)。④三脑室的室管膜瘤。⑤Arnold－chiari畸形,是由于先天性因素枕骨及颈椎上部发育畸形。⑥高血压脑病、恶性高血压等。

(四)其他晕厥

①过度换气综含征。②重症贫血性晕厥。③低血糖性晕厥。④哭泣性晕厥。⑤药物,如镇静剂、抗抑郁剂等。

三、诊断

晕厥的诊断主要是通过患者病史了解是否是晕厥,其次通过神经系统及全身的体格检查及病因的追查进行诊断。

四、诊断思维程序

由于晕厥的分类是以病因为依据,所以晕厥的病因诊断尤为重要。晕厥的病史为病因诊断提供了重要的线索。

(一)病史

晕厥发作时的状态:如体位、情绪、用药等情况。有无前驱症状:如眩晕、心悸、恶心、出汗、四肢发软、视物不清等。晕厥发作持续的时间:一般晕厥持续时间短、数十秒不等,很少超过几分钟。

(二)病因

1.反射性晕厥 其原因较多,是晕厥中最常见的病因约占90%。

(1)临床特点:有短暂的前驱症状,如头晕、恶心、上腹部不适、视力模糊、出冷汗、面色苍白、神志恍惚、全身无力等。发作时,大多血压骤降、心律紊乱,如心律不齐、心动过缓。

(2)发病诱因:情绪紧张、恐惧、疼痛、刺激、拔牙、抽血、焦虑、疲劳、激动、饥饿、恶心、视觉刺激、体位变化如坐位、蹲位、卧位状态下突然直立、排尿、咳嗽等。

(3)反射性晕厥的相关检查:①血压,大多数在发作后短时间内有血压下降。②心电图显示:心动过缓、Q－T间期延长、心律不齐。③24小时动态血压监测:血压下降与诱因有明显联系。

2. 心源性晕厥 常有明确的心脏病病史,如心悸、心律失常、心脏瓣膜病、冠心病、先心病、肺动脉高压症,仰卧位发作晕厥高度怀疑为心源性晕厥。

3. 脑源性晕厥 症状性高血压如肾性高血压、甲亢性高血压,妊娠中毒症高血压以及嗜酪细胞瘤、胰岛 B 细胞瘤等。

4. 其他 颈性晕厥,大多数与运动颈部及头位变化有关,平素有一过性眩晕,或发作性眩晕,但很少伴有耳鸣。过度换气综合征,小儿及妇女的哭泣,药物性作用等。

（三）鉴别诊断

1. 癫痫发作 ①癫痫发作大多数有先兆,而且形式较固定。如针刺感、触电感、麻木感、幻觉(闪光)、幻听(噪音及复杂的音响)、幻嗅(难闻的气味)、幻味(甜、酸、苦、咸、金属味)、眩晕、恶心、呕吐、多汗、苍白、潮红、失语、重复性语言、环境失真感、无原因的恐惧、愤怒、忧郁或欣快、视觉失真、复合幻视、复合幻听等。②癫痫发作后大多数有头昏、头痛、全身酸痛、全身乏力、对发作时情况全无记忆,多数患者发作后立即进入深睡状态。③既往有癫痫病史。④脑电图(EEG)提示有支持癫痫的脑电生理改变。

2. 发作性睡病(narcolepsy) 突然意识丧失伴发猝倒,约 70% 可被唤醒,但即刻又入睡,呈现一种不可抑制的睡眠状态。持续数秒至数小时,大多数持续约数十分钟,每日可发作多次。约 20%～30% 的患者伴发睡瘫症,无论是夜睡或午睡,偶尔发生松弛性瘫痪,患者意识清楚,但不能活动肢体或出声,常伴有紧张、焦虑和幻觉,数秒至数分钟恢复,偶尔长达数小时。

3. 假性癫痫发作(peeudoepileptic seizures) 又称癔病性发作,多数患者在发病前有明显的精神刺激,发作中临床表现主要为精神异常,如语言污秽、哭叫、出汗、强迫性闭眼僵直、过度换气、强烈的自我表现,强烈的刺激可以终止或改变表现,暗示治疗有效。

4. 昏迷(coma) 意识丧失,对刺激无应答反应。神经系统检查,瞳孔光反射减弱或消失,腱反射减弱或消失,肢体自动活动少或无。常可查到病因。

第五节　头痛

一、定义

头痛是泛指眉毛以上至枕部发际以内的范围出现的疼痛。头痛是各科患者常见的主诉之一,在神经系统疾病中最为常见。头痛的发生率很高,人的一生中没有头痛史的人几乎很少见到,可见头痛是人类生活中最常见的症状。头痛的发病机制非常复杂。近年研究的结果表明头痛可能与下列有关。

(1)三叉神经系统释放降钙素基因相关肽(CGRP)、P 物质、神经激肽 A 而引起神经炎症,使三叉神经致敏,经感受器通过三叉神经、二级、三级神经元传入皮层。

(2)感觉神经:由于脑底部的大血管例如硬脊膜动脉和静脉对有害物质的刺激非常敏感。

(3)交感神经系统:是通过颅内血管上的交感神经释放血管收缩性活性物质(递质),如去甲肾上腺素、神经肽 γ、三磷酸腺苷(ATP)引起血管收缩。

（4）副交感神经系统：通过副交感神经释放舒血管的活性物质，如乙酰胆碱、一氧化氮（NO）。

（5）血流改变：脑干神经痛觉调节和血流控制失调，血流量降低，血管扩张所致。总之，头痛的发生是一个复杂的过程，三叉神经传导疼痛，同时又释放神经递质起到扩张血管的作用，当三叉神经及其所支配的血管系统紊乱、内源性镇痛系统功能抑制时则出现头痛。目前学界公认的机制是：①血管学说。②扩散性皮质抑制学说。③无菌性神经炎症学说。④血管活性物质的作用。⑤离子通道异常。⑥遗传因素。

二、分类

根据头痛发生的急缓、头痛的严重程度、头痛部位、头痛的诱发因素以及病因分类。国际头痛学会于 1998 年再次提出头痛综合征分类。头痛综合征分类呈树状结构逐一细化，共分力四级，一级分为 13 类，二级分类在一级分类的基础上分为 60 余种，三、四级分类 100 余种。一级分类已在临床诊断中广泛采用，包括：①偏头痛。②紧张性头痛。③丛集性头痛和慢性发作性偏侧头痛。④非器质性杂类头痛。⑤与脑外伤有关的头痛。⑥与血管疾病有关的头痛。⑦与非血管性颅内疾病有关的头痛。⑧与某些物质或某些物质戒断有关的头痛。⑨与非头部感染有关的头痛。⑩与代谢疾病有关的头痛。⑪与头颅、颈部、眼、鼻、副鼻窦、牙齿、口腔或其他头面部结构有关的头面疼痛。⑫颅神经痛、神经干痛或传入障碍性痛。⑬不能分类的头痛。

三、诊断

对于头痛的诊断，主要依据长期、反复发作史、家族史和体格检查结果进行诊断。为了确定头痛类型必须遵循以下原则：①头痛发作的时间、性质、部位、范围、发作的急缓。②头痛发作规律，发作有无诱因，缓解及加重的因素。③头痛前有无先兆症状及伴发症状。④头痛家族史、平素的睡眠情况等。

四、诊断思维程序

头痛的诊断主要依据患者的病史，对头痛的临床评价病史占到 90%，神经系统检查占 10%，头痛定性诊断关系到药物治疗，同时对鉴别诊断也有着重要意义。头痛可以作为独立诊断，但头痛也是许多系统疾病的一种症状。所以对头痛的独立诊断必须进行分类诊断，而不能只是笼统地诊断头痛，同时应与系统疾病的头痛症状相鉴别，如高血压病、脑血管病中的颅内血管畸形、蛛网膜下腔出血、脑出血、脑或脑膜炎症、高颅压、低颅压、颅内肿瘤、颅腔外伤、屈光不正、青光眼、鼻与鼻窦炎等等。应根据患者已往病史、体格检查的结果做相应的辅助检查。

（一）偏头痛（migraine）的诊断

偏头痛是头痛最常见的类型，其中常见的为有先兆偏头痛（已往也称典型偏头痛）和无先兆头痛。偏头痛是单指头痛的部位而言，头痛部位在偏侧可以是单侧，真正典型的偏头痛应具备以下条件：①突然发作性头痛。②头痛可以自行缓解或服用药物缓解，而不留后遗症。

偏头痛可以反复发作,缓解期为头痛间期。

1.有先兆偏头痛的诊断　临床上典型的偏头痛分为四个期:前驱期、先兆期、头痛期、头痛后期。

符合下述 2 项,病史中发作最少 2 次:

(1)具备下列特征至少有 3 项:①有脑干功能障碍和(或)有局限性脑皮质功能障碍的一个或一个以上的先兆症状:如闪光、暗点、视野缺损,视物变形和形体颜色改变,肢体或(和)面部麻木先兆症状持续数分钟至一小时,也可持续更长。②至少有一个先兆症状持续 4 分钟以上。③先兆症状通常持续时间少于 60 分钟。④先兆症状与头痛发作同无间歇期。

(2)具备以下特征一项以上,①在病史及体格检查中找不到器质性疾病的证据。②病史和体格检查提示有某种器质性疾病可能,但经过相关的实验室检查可以排除。③虽然有某种器质性疾病,但偏头痛的初次发作与该病无关。

2.无先兆偏头痛的诊断　无先兆偏头痛也称普通型偏头痛,是偏头痛的最常见类型,前驱症状不明显,先兆症状可以表现短暂而轻微。头痛多呈搏动性,发病时可以为一侧,也可波及对侧或双侧交替发作。

符合下列 2～4 项,发作至少 5 次以上,可以诊断:

(1)如果不治疗,每次发作持续 4～72 小时。

(2)具有以下特征,至少 2 项:①单侧性。②搏动性。③活动被强烈抑制,甚至不敢活动。④活动后头痛加重。

(3)发作期间有下列之一:①恶心和呕吐。②畏光和畏声。

(4)无其他已知的类似疾病:①病史和躯体的其他方面正常。②无其他类似疾病。

(二)紧张性头痛(tenslon beadache)的诊断

紧张性头痛旧称肌肉收缩性头痛、神经性头痛、精神性头痛。是慢性头痛中最常见的一种,头痛的性质为胀痛、压痛、束紧感。头痛部位在头顶部、前额部、双侧太阳穴、枕部、颈部或弥漫性全头痛。患者多在 20 岁左右起病,随年龄增长患病率增加,其中女性多发,约占 75%。

诊断主要依据临床表现,但必须排除颅脑外伤、颅内占位性病变、颅内炎症性病变、颈椎病等。国际头痛协会(1988)对紧张性头痛的分类诊断具有较严格的标准:①发作性,紧张性头痛发作次数至少 10 次以上,头痛时间每年少于 180 天,每月少于 15 天。②有颅周围肌肉疾病的发作性紧张性头痛,有颅周骨和肌肉触疼和肌电活动的增加。③无颅周肌肉疾病的发作性紧张性头痛:无肌肉触痛和肌电活动改变。④慢性紧张性头痛:头痛时间每年大于等于 180 天,每月大于等于 15 天。

(三)丛集性头痛的诊断

丛集性头痛是一种特殊型的偏头痛,病因尚不清楚。可能与颅内、外血管扩张有关,也称之为组织胺过敏性头痛。Horton 曾用组织胺静脉注射而诱发头痛,所以也叫 Horton 症候群。其临床表现为单侧性头痛,发作前无先兆,突然发作,有一定的时间规律。每次发作持续约数十分钟至 2 小时,缓解时间长。常见诱因:饮酒、舌下含眼硝酸甘油、静脉注射磷酸组织胺等可以诱发。丛集性头痛表现为重度集中而来的单侧眼周、颞、颈或面部疼痛。多数疼痛起始于眼周,后向同侧额、头顶部、耳、鼻扩散、也可向同侧颈部扩散。疼痛呈烧灼样、刀割样或跳痛,立时头痛可以减轻。头痛时可以伴有植物神经功能症状,如眼结膜充血、流泪、鼻寒、多汗、颜面部潮红、颞浅动脉怒张。

（四）枕神经痛的诊断

枕神经痛是指枕大神经、枕小神经与耳大神经痛的总称,也称肌紧张性头痛。主要与颈部肌肉持续收缩,颈神经损伤伴颈肌疼挛,骨质、颈椎关节炎,椎间盘、颈椎体的疾病压迫枕神经或枕大神经出口处所致。枕大神经痛的部位:后颈部与枕部,可以向同侧眼部、前额及耳前扩散。疼痛的性质为牵拉痛、刺痛、钝痛,可以伴有上肢的疼痛或麻木。头痛与头部的活动、颈项的姿势改变有关。疼痛可以是间歇性,每次发作数秒。也可以发展为持续性,可以伴发眩晕。查体:在胸锁乳突肌后上缘、斜方肌附着部和乳突上方有压痛,风池穴也可有压痛。

总之,在了解头痛的发病机理,临床分型及诊断后,更重要的是与器质性病变引起的头痛相鉴别。

第六节　瘫痪

瘫痪是指随意运动肌肉自主活动的能力下降或丧失,是神经系统常见的症状和体征。人类的随意运动是通过一定的传导系统支配所属的肌肉运动来体现的,它是受意志控制的。从大脑皮层到肌肉之间的传导,通过了两个神经元分布组成神经传导系统,也称之为锥体束。两个神经元分布在脑干和脊髓的前角。皮层的锥体细胞称上运动神经元,脊髓前角的运动神经元称之为下运动神经元。

一、分类

（一）按运动传导通路不同部位的病变分类

从大脑皮层发出随意运动冲动到效应器（骨骼肌）的整个神经运动传导通路上的任何部位病变均可导致瘫痪。

1. 神经元性瘫痪　神经肌肉接头以上的运动神经传导通路发生的病变。

（1）上运动神经元瘫痪:是大脑皮层运动区或锥体束损害造成的随意运动肌瘫痪。表现为瘫痪范围广,肌张力增高,腱反射亢进,病理征阳性,早期可以没有肌萎缩,晚期有废用性萎缩。急性期常出现"脊髓休克"表现为弛缓性瘫痪,一般在2～3周后出现痉挛性瘫痪。

（2）下运动神经元瘫痪,也称弛缓性瘫痪、周围性瘫痪或软瘫,是颅神经运动核以下的纤维,脊髓前角、前根及脊神经损害造成的随意运动肌瘫痪。表现为瘫痪范围局限于某一肌群,肌张力低,腱反射减弱或消失,病理征阴性,早期可以出现肌萎缩。

2. 神经—肌肉接头病变　病变为神经肌肉接头处发生化学递质传递障碍而引起的瘫痪。如重症肌无力、肌无力综合征（Lam－bert－Eaton综合征）。

3. 肌肉本身的病变　指骨骼肌（横纹肌）本身发生病变如肌营养代谢障碍、肌肉缺血、肌炎等。由于肌肉收缩是一个复杂的过程,病变不可能侵犯到所有过程,只要侵犯某一部分,将导致肌无力:如各种肌营养不良和肌炎是肌原纤维本身的病变,周期性麻痹是运动终板电位下降而引起的去极化阻断,肌强直是膜电位紊乱,线粒体肌病是因肌原纤维缺乏某些酶或载体而使能量代谢不足等等。

（二）按瘫痪的分布分类

根据瘫痪的部位不同分为

1.偏瘫　肢体偏侧运动肌肉瘫痪,可以是一侧上下肢瘫痪。也可以伴有同侧面部肌肉、舌肌等瘫痪,这种瘫痪称为脑性偏瘫。常见于脑血管病的内囊受损。

2.交叉性瘫痪　上下肢瘫痪在一侧,颅神经麻痹在另一侧(病灶侧),也称为脑干性偏瘫。

3.截瘫　双侧下肢或双上肢以下的运动功能丧失或减退。病变部位可以在脊髓的各部位,主要由外伤、炎症所引起。可以是单纯运动障碍,损害在脊髓前角;可以伴有感觉障碍及二便功能障碍,为脊髓横贯性损害,属于上运动神经元瘫。

4.单瘫　一个肢体或肢体的某一部分瘫痪。单瘫的病变部位有两种情况:①大脑皮层运动中枢局限性病变,属于上运动神经元瘫。②相应的脊髓某一局限性部位、脊神经根、脊神经丛的病变,属于下运动神经元瘫。上述两种情况也可以是偏瘫、截瘫病程中某一阶段的表现。

（三）按瘫痪的程度分类

1.完全性瘫痪　瘫痪肌群的肌力完全丧失,肢体处于完全不能随意的状态。

2.不完全性瘫痪　瘫痪肌群的肌力只是某种程度的减低,还可以完成某些随意运动。

（四）瘫痪的分级

为判断瘫痪的程度,临床上常使用 0～5 度的 6 级评定标准。

0 级:完全瘫痪。

Ⅰ级:可触及或看到肌肉的收缩,但不能牵动关节产生肢体移动。

Ⅱ级:可见肌肉收缩,并能在床面上水平移动,但不能克服重力抬起肢体。

Ⅲ级:肢体能克服重力,可以抬离床面作主动运动,但不能克服阻力。

Ⅳ级:肢体有随意运动,可以抵抗一定的阻力。

Ⅴ级:正常肌力。

总之,瘫痪是神经系统疾病的常见症状和体征。病因多且复杂,判断瘫痪的性质、分类可以帮助临床定位诊断。

二、诊断思维程序

根据随意运动程度的减低或消失诊断瘫痪并不难。确定瘫痪的性质、部位是关键,它可以帮助医生进一步查找病因,进行定性诊断,为治疗奠定基础。

（一）偏瘫的诊断

1.皮层或皮层下病变引起的偏瘫,大脑中动脉病变最常见,如缺血性脑血管病、梅毒性血管瘤、风湿性血管病变、风湿性心脏病 和动脉粥样硬化引起的脑栓塞等。临床表现除有偏瘫外,多数患者伴有肢体麻木。发病的急缓也是定性诊断的重要依据,如突然起病并且伴有头痛,多为脑出血或脑栓塞;起病较急,肢体瘫痪渐出现或有逐渐加重过程,多见脑血栓形成。定位诊断:①皮层发生病变时上肢瘫痪重,下肢瘫痪轻。如果出现皮层刺激病灶时可以出现癫痫发作。②主侧半球大脑中动脉供血区的病变常伴有失语、失用、失认等症状,其中失语最常见。③顶叶病变时有皮层性感觉障碍,温痛觉、触觉存在,而实体觉、位置觉、两点辨别觉障碍。④枕叶病变时常有视觉障碍。⑤额叶病变常伴有精神症状。

2.内囊性偏瘫 病灶对侧出现包括下部面肌、舌肌在内的上下肢瘫痪、受双侧皮质支配的肌肉不被累及,即咀嚼肌,咽喉肌及眼、躯干和上面部肌肉。内囊损害(无论急性、慢性)的典型症候为三偏征:偏瘫、偏盲、偏身感觉障碍。

3.交叉性偏瘫 脑干病变引起的偏瘫多数为交叉性瘫,即上下肢瘫在病灶的对侧(或健侧),颅神经损害在同侧(病灶侧)。①Weber综合征:部位在中脑,病灶侧动眼神经麻痹,上睑下垂,瞳孔散大,眼球处在外下斜位置,病灶对侧偏瘫。②脑桥性偏瘫:Mill—ard—Gubler综合征:病灶侧面神经和外展神经瘫,对侧上、下肢运动神经元瘫及中枢性舌下神经瘫(即舌偏向病灶侧)。Foville综合征:脑桥基底部内侧病变,病灶侧面神经麻痹,外展神经麻痹,对侧偏瘫,两眼向病灶对侧凝视。③延髓性偏瘫:延髓上部综合征:病灶对侧深感觉、精细感觉障碍。延髓背外侧综合征:也称Waller berg综合征,病灶侧肢体共济失调,吞咽困难、软腭无力,面部感觉障碍,眼球震颤,Horner氏症,病灶对侧痛、温觉障碍,可以有眩晕。

(二)脊髓性瘫痪的诊断

判断脊髓性瘫痪关键在有无颅神经损害,在锥体交叉以下损害,可以为截瘫,可以是偏瘫。其损害的程度不同,表现为损害平面以下运动、感觉减退,膀胱直肠括约肌功能障碍,病理征在脊髓休克期过后为阳性。病变在颈膨大以上四肢呈中枢性瘫,在胸段为双下肢中枢性瘫(脊髓半切损害如肿瘤压迫,病灶侧深感觉障碍,对侧温痛觉障碍,同侧运动障碍也称为Brown—Sequard综合征)。

(三)偏瘫的病因诊断

1.突发性偏瘫 偏瘫为突然起病,急性发展,数小时达高峰,可以出现二种情况:一是偏瘫呈一种恒定状态,二是偏瘫反复发作。

(1)偏瘫呈恒定状态:偏瘫的程度达到一种固定的状态,呈现暂时的不可逆,偏瘫的进展可以在很短时间内(数秒至数分钟)达高峰,也可在数小时至数天达高峰。常见脑血管病,如脑出血、脑栓塞、脑血栓形成、脑肿瘤、脑血管畸形、颅脑外伤等。

(2)反复发作的偏瘫:偏瘫呈反复发作,发作间歇期偏瘫完全缓解或大部缓解,每次持续数分钟至数小时。多常见于短暂性脑缺血发作、Todd麻痹(见癫痫)、低血糖性脑病、高血压脑病、红细胞增多症等。

2.癔病性偏瘫 癔病性偏瘫是非器质性偏瘫,常与精神因素有关。体征变化多端,有些癔病性偏瘫病史明确,体征不能用神经系统解剖定位解释。这类患者的诊断并不困难,但是有些癔病性偏瘫患者可出现与神经系统解剖定位明显相关的症状和体征,如偏瘫伴偏身感觉障碍,视野缺损等,所以详细了解患者已往病史,仔细检查以及必要的辅助检查可以帮助诊断。体格检查中,腱反射存在且双侧对称,绝对无病理征出现,发病原因中精神刺激因素存在,如有上述情况出现,诊断并不困难。

第七节　感觉障碍

感觉是人类对外界事物认识通过大脑整合后的反映,是机体认识客观事物和自身活动的基础,也是神经系统的基本功能。感觉分为:普通感觉和特殊感觉二类。普通感觉包括浅感觉、深感觉、复合感觉;特殊感觉包括嗅觉、视觉、味觉、听觉、平衡觉。

一、定义

感觉障碍指对外刺激得不到正常反应,包括感觉的灵敏度下降,感觉程度减退、消失、感觉过度、感觉异常,在临床表现中是多种多样的,根据临床表现或疾病性质的不同,感觉障碍分类也不同。

二、分类

感觉障碍分类是根据病变性质以及对刺激应答而分的。通常分为主观感觉障碍(也称刺激性症状)和客观感觉障碍(也称抑制性症状)两大类。

（一）主观感觉障碍

感觉传导通路受到刺激或兴奋时出现感觉量和质的变化如感觉过敏、感觉倒错、感觉过度、感觉异常、疼痛。

1.感觉过敏　轻微刺激引起强烈感觉,是由于感觉阈值低下所致。如强疼痛感。

2.感觉倒错　非疼痛刺激可诱发出疼痛感觉或将疼痛刺激误认为触觉,温觉误认为冷觉。

3.感觉过度　多发生在感觉障碍的基础上,感觉刺激阈值增高,当刺激停止后的一段时间后仍有刺激感存在。感觉过度通常可以有五个特点:①潜伏期延长。②感受性降低。③感知呈爆发性,呈现一种剧烈、定位不明确、难以形容的感觉。④扩散性:实际刺激远远小于感受刺激的范围。⑤感觉后作用:刺激停止后的一段时间内仍感觉到刺激的存在。

4.感觉异常　在无刺激或虽有刺激但不可能出现的相应感受时。可以出现与客观不符的主观感受,如麻木感、痒感、蚁走感、电击感、针刺感、束带感、沉重感等。

5.疼痛　在没有外界刺激的条件下而感到的疼痛,也称自发性疼痛。根据自发性痛发生与神经系统解剖的关系可以分为神经痛、脊髓痛、丘脑痛、脑桥—延髓痛。依病变部位及疼痛特点,可以分为:

（1）局部性疼痛,也称周围神经痛或神经痛,它是沿神经走行分布。如三叉神经痛、枕神经痛、肋间神经痛等。

（2）放射性疼痛:也称投射痛,疼痛不但发生在原发部位,而且可以通过神经根、神经干扩展到远离原发疼痛部位的该神经支相应的支配区。

（3）扩散性疼痛:疼痛可由一个神经分支扩散到另一个神经分支所支配区的疼痛。

（二）客观感觉障碍

客观感觉障碍,也称抑制性感觉障碍,这种感觉障碍是通过感觉检查,从而确定感觉障碍的部位,感觉降低的程度。

1.感觉丧失   在意识清楚的情况下,患者对刺激不能感知。其中包括痛觉丧失、触觉丧失、温度觉丧失和深感觉丧失。在同一部位的各种感觉都丧失称为完全性感觉丧失。在同一部位中某些感觉存在或正常而另一些感觉丧失,如痛觉存在,温度觉丧失称为分离性感觉障碍。在无视觉参与的情况下患者对刺激部位、物体形态、重量等辨别力下降或丧失,称为皮层丧失。

2.感觉减退   由于神经皮肤感受器的兴奋阈值增高而感觉反应减弱。

三、诊断

感觉障碍的诊断与反射、运动系统病变的检查有所不同。它不能用客观的方法进行观察与确立,而主要以患者对感觉刺激进行主观的描述,而且感觉检查的应答受很多因素的影响。所以在诊断感觉障碍的过程中除了细致的神经系统检查外,所得结果还必须结合各种因素进行综合分析,最终得出较可靠的诊断。

(一)感觉障碍的检查方法

感觉障碍的检查方法是诊断感觉障碍的必要手段,不同类型的感觉,检查方法各异。

1.浅感觉   浅感觉包括触觉、痛觉、温度觉。

(1)触觉:触觉分为两种,原始触觉与识别触觉。原始触觉的检查方法:用毛笔、棉絮或手指指腹所检查的部位,让患者说出触及的部位及次数。

(2)痛觉:用尖状物,如大头针轻刺皮肤,嘱患者回答疼痛否及疼痛的程度。

(3)温度觉:温度觉包括冷觉和温觉,冷觉检查用玻璃试管盛有 5℃～10℃的冷水、温觉检查盛有 40℃～45℃的温水,嘱患者说出冷或热的感觉。检查者在检查患者前,一定要先在自己皮肤试触,在感到不会过烫再试于患者。一般接触皮肤以 2～3 秒为宜。

2.深感觉   深感觉包括位置觉、振动觉。

(1)位置觉:患者闭目,检查者被动活动肢体末端小关节(手指、足趾关节),嘱患者回答运动的部位及方向,关节所处的位置。

(2)振动觉:用 128 分贝的音叉震动后将音叉柄端置于骨突出 部,如胸骨、锁骨、肩峰、鹰嘴、桡、尺骨小头、掌指关节、肋骨、棘突、髂前上嵴、肢骨粗隆、腓骨小头、踝关节等。振动觉检查时应两侧对比,上下对比。

3.复合感觉   复合感觉也称皮层感觉,包括实体觉、图形觉、两点辨别觉,位置觉和重量觉等。

(1)实体觉:嘱患者闭目,将一些熟悉的物体放入患者手中,如笔、钥匙等,抚摸后嘱患者说出该物的属性与名称,双侧对比。

(2)图形觉:嘱患者闭目,用棉签柄头、筷子或笔杆在患者皮肤上划几何图形,如三角形、圆圈、正方形,或写数字,嘱患者说出所划(写)的内容。

(3)两点辨别觉:嘱患者闭目,用角规同时刺激两点皮肤,两点距离由大到小,测定能区别两点的最小距离。正常时舌尖两点辨别觉距离最小为 1 毫米,指尖为 2～4 毫米,指背 4～6 毫米,手掌 8～12 毫米,手背 20～30 毫米。

（4）皮肤位置觉：嘱患者闭目，用棉絮、手指等轻触患者皮肤后，嘱患者指出触及的部位。如果浅感觉的触觉存在（正常）而皮肤定位觉不能准确的指出，一般提示皮层病变。

（二）感觉障碍的临床类型

1. 偏侧感觉障碍　偏侧感觉障碍主要是指客观性感觉障碍，如感觉减退或消失。表现为偏侧身体的感觉障碍可以包括面部，可以伴有运动障碍，如肢体、面肌及舌肌瘫痪。根据病变的不同有内囊型、丘脑型、大脑皮层型等。

（1）内囊型：内囊是各种传导束聚集的区域，传导束密集，通常出现内囊后肢与膝部损害多见，表现为偏瘫、偏身感觉障碍、偏盲，即三偏征。病变在优势半球时可有失语。常见病因：脑血管病，肿瘤。

（2）丘脑型：丘脑是大脑与脑干连接部，是植物神经的皮层下中枢，是各种深浅感觉第三级神经元的所在处。丘脑损害时，对侧偏身感觉丧失、可伴有自发性疼痛和在情绪影响下的主观反应过度。丘脑损害所引起的感觉丧失分布并不均匀，通常为上肢比下肢明显，肢体远端比近端明显，深感觉和触觉较痛觉、温度觉明显。感觉过度是丘脑损害的特点。常见病因：脑血管病，占位性病变。

（3）皮层型：感觉皮层的主要部分在中央后回及旁中央小叶附近。感觉中枢是自下而上的依次支配排列。皮层感觉障碍的特点是：精细的，复杂的感觉损害严重，痛觉、温度觉、触觉等浅感觉障碍较轻或保持不变。深感觉、定位觉、两点辨别觉和实体觉则发生明显障碍。病灶对大脑皮层感觉中枢的刺激时，如肿瘤，炎症出血等，可发生局限性感觉性癫痫，甚至可以扩散至皮层的运动区而引起运动性癫痫。

（4）脑干型：脑干发生偏身感觉障碍，病变水平大多在桥脑以上，桥脑及桥脑以下损害为交叉性感觉障碍。脑桥和中脑的内侧丘系损害时，病灶对侧偏身和面部各种感觉丧失，病灶同侧有颅神经运动障碍。常见病因：脑血管疾病。

2. 交叉型感觉障碍　交叉型感觉障碍表现为一侧面部感觉障碍而对侧偏身感觉障碍。除此之外还可以伴有除三叉神经损害以外的其他颅神经及运动障碍。

（1）Wallenbeng 综合征，又称小脑后下动脉综合征，延髓背外侧综合征，损害部位在桥脑底部以及延髓外侧。表现为交叉性感觉障碍：同侧面部痛温觉消失，面触觉略有减弱，对侧半身痛、温觉消失。可伴有 Horner 氏综合征及咽下和发音困难。以及小脑受损，出现共济失调，前庭神经核受损出现脑晕症状。

（2）延髓后部综合征，损害部位在延髓一侧近第四脑室底部，可发生Ⅸ、Ⅹ、Ⅺ、Ⅻ颅神经损害，伴有对侧偏身痛、温觉障碍。常见病因：脑血管疾病，肿瘤。

3. 周围神经型感觉障碍　周围神经型感觉障碍是指周围神经所支配的皮肤分布区各种感觉发生障碍。可以局限某一周围神经所支配区，也可以是肢体的多个周围神经的各种感觉障碍。

4. 脊髓传导束型感觉障碍　脊髓感觉传导束损害后发生受损节段水平以下的感觉消失或减退。

（1）脊髓横贯性损害，损害平而以下的各种感觉消失，早期伴有肌张力低，各种反射消失，尿潴留，肌力完全丧失，可以无病理征，称之为脊髓休克，常见于急性脊髓炎。

（2）脊髓半切损害：也称 Brown－Sequard 综合征，病变侧节段水平以下的中枢性瘫和深感觉消失，对侧传导束型痛觉、温度觉丧失，常见于脊髓肿瘤。

5.节段型感觉障碍

（1）后根型：发生节段性分布的各种感觉丧失或减退，通常伴有相应的神经根的剧烈放射性疼痛，也称之为根性痛。常见脊神经根肿瘤。

（2）后角型：脊髓后角损害时与后根型的感觉障碍相似，所不同的是还有部分感觉存在，即分离性感觉障碍，同侧节段性痛觉、温度觉障碍，而深感觉、触觉存在。这是因为痛觉纤维进入后角，而深感觉及部分触觉纤维绕过后角进入后束。

6.末梢型感觉障碍　感觉障碍的部位发生于四肢的末端，并且愈向远端程度愈明显，呈对称性，常呈手套袜套样感觉障碍。常见末梢神经炎，急性炎症性脱髓鞘性多发性神经根神经病。

四、诊断思维程序

感觉障碍与运动系统症状和反射的改变不同。因为感觉障碍不能用客观的方法进行测定和观察，而主要通过患者的叙述，并且还受到一些客观和主观因素的影响。因此，在实际工作中，如何认识和评价感觉障碍及对它的各类诊断意义，具有特殊的一面，所以应该从以下三方面加以注意。

1.感觉障碍的真实性　感觉障碍的发现是通过检查和患者的应答得到的。要结合病史，感觉传导通路解剖基础，伴发症状体征以及神经系统的其他症状和体征进行综合分析。

2.感觉障碍的定位　对于器质性感觉障碍必须进一步定位感觉传导通路中发生病变的位置。如感觉障碍发生的水平、感觉障碍的分布、感觉障碍的类型等都应一一注意。

3.除外非器质性感觉障碍　感觉障碍的区域是否符合神经解剖分布是鉴别器质性感觉障碍与非器质性感觉障碍的重要依据。通常前者存在部位与解剖相一致。而非器质性障碍分布区常与解剖分布不符。但如有其他神经系统症状和体征，而感觉障碍的分步不符合解剖规律，则仍应考虑器质性感觉障碍，例如脊髓痨、麻风患者的感觉障碍，可以不符合解剖分布规律。

第八节　共济失调

一、概念

共济失调是由于小脑、深感觉及前庭功能障碍引起的平衡障碍，运动笨拙和不协调，表现为姿势、语言、四肢、躯干运动，步态等障碍。人体保持一定的姿势，从事随意运动，姿势和随意运动与大脑皮层、基底核、小脑、前庭迷路系统、深层感觉有密切的关系。这些上、下传导通路均与脊髓前角细胞联系，对脊髓前角细胞起调节、控制作用。

二、分类

共济失调可能累及深感觉、前庭、小脑等。临床分类以病变部位的不同分为：小脑性共济失调、大脑性共济失调、深感觉障碍性共济失调、前庭迷路性共济失调。

（一）小脑性共济失调

小脑性共济失调是指小脑与脊髓、大脑皮层、前庭的联系发生紊乱造成协调运动、姿势步态、语言功能、肌肉张力等障碍。

1. 静止平衡障碍　站立时身体前倾，左右摇晃，Romberg 征阴性，坐位时躯干也同样摇曳不稳（躯干共济失调，患者常以两腿呈外展分开，双手支撑两侧以保持平衡）。

2. 步态异常　不能行走直线而呈曲线形或呈"Z"形前进，行走方向偏斜，也称此为醉酒步态。行走姿态为两足分开，基底部增宽，也称此为阔底步态。

3. 书写障碍　小脑病变由于出现辨距不良，协调障碍，静止障碍等，书写时字线不规则，歪歪斜斜、字行字距不等，字越写越大。

4. 语言障碍　说话唐突、吐字不清。音量大小不等、强弱不同，呈呐吃样语言，声音不连续，顿挫或爆发性发音。

5. 眼震　小脑病变时眼球侧视时发生眼震，大多为水平，偶见下跳性眼震。

6. 肌张力减低　检查肌张力时没有阻力，坐位时两腿自然下垂，当抬起双下肢突然放开，双下肢呈持续摆动，叩击膝腱，双下肢反复摆动，称之为钟摆运动。

7. 震颤　小脑病变时，在完全静止状态下不发生震颤。如果为了保持恒定姿势时，可以出现运动性震颤。震颤可限于一侧肢体或肢体的某一部分。震颤的特点为不规则、无节律性。

（二）大脑性共济失调

大脑性共济失调是由于大脑的额叶、颞叶、胼胝体与小脑半球联系紊乱造成的。

1. 额叶性共济失调　是由于额叶一桥脑一小脑束病变引起。表现为小脑共济失调的症状和体征，如体位性平衡障碍、醉酒步态等，但程度较小脑共济失调轻。同时可伴有腱反射亢进、肌张力增高、病理征阳性，也可有额叶的精神异常。

2. 顶叶性共济失调　表现为病变对侧肢体或肢体的一部分不同程度的共济失调，闭目时加重，可以有一过性的深层感觉障碍，但无平行关系。深层感觉障碍主要为空间定向觉障碍。

3. 颞叶性共济失调　共济失调较轻，不易早期发现，平衡障碍可以是一过性的。只有结合颞叶的其他定位体征才可判断。

（三）深感觉障碍性共济失调

深感觉性共济失调，也称感觉性共济失调是由于深层感觉障碍引起的。深层感觉的传导是经脊神经后根、脊髓后索、丘脑至大脑皮层顶叶。其传导径路长，其中任何部位的损害都可出现共济失调。深感觉障碍性共济失调临床特点如下：

1. 深感觉障碍　位置觉、振动觉减低或丧失。没有视觉辅助下，共济失调症状明显，夜间行路困难。

2. Romberg 征　站立闭目时，身体出现前后左右摇晃，范围大，甚至有倾倒。

3. 步态异常　早期即可出现行路不稳，躯干与下肢运动不协调，即足已向前抛出（迈出）躯体仍呈静止，呈足先行躯体置后，当足向前迈出时足跟用力着地，每迈出一步都出现摇晃、失去平衡。

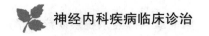

（四）前庭迷路性共济失调

前庭迷路性共济失调是由于前庭损害,从而失去身体空间定向功能障碍的共济失调,主要以平衡障碍为主。前庭迷路性共济失调的主要特征是静止和运动时均出现平衡障碍,眩晕和眼震明显。为保持平衡,患者行走或站立时呈两足底宽,可以向后方倾倒。

1.站立平衡障碍 在前庭迷路损害时,站立的姿势与小脑性共济失调相似,但可向一侧倾倒,闭眼时偏斜更明显,即 Romberg 征阳性。其特点是闭目经过一段时间才出现摇晃,且逐渐加重,倾倒的方向与眼震的方向一致。

2.步行障碍 一侧迷路损害的患者和小脑性共济失调相类似的行起姿势,如直线行进时向病侧偏斜,闭目行进偏斜明显。

3.指向偏斜 周围性前庭迷路障碍指内耳、前庭神经病变,嘱患者指向某一目标时有指向偏移,其程度两侧相等,指向偏移的方向、程度一致,偏移的方向与眼震慢动相方向一致。Romberg 氏征阳性。中枢性前庭病变时(指脑干前庭神经核及脑内联系纤维的病变),指向偏移为一侧性,偏移程度不同,其偏斜角度大,偏移方向与眼震慢相方向不一致。

三、诊断

共济失调的诊断主要通过患者的主诉病史、详细的体格检查及神经系统检查可以确立的诊断,但诊断关键在于共济失调的类型及共济失调的原因。通过上述分类掌握各类共济失调的临床特征,诊断并不困难。

四、诊断思维程序

共济失调指的是运动缺乏正确性。任何一个简单的运动必须有四组肌肉的协同作用才能完成,其协同作用的完成是依靠神经系统的协调和平衡。除运动外,还需要功能完整的感觉系统及深层感觉系统的配合。

共济失调的表现不仅限于上述四类。它可以见于许多疾病的伴发表现,如多发性硬化、Leyden 氏型急性共济失调、脊髓痨型急性共济失调、多发性神经炎型急性共济失调,以及随意运动障碍(瘫痪)、肌张力异常、不自主运动、眼部疾病、癔病等均可表现为假性共济失调。

虽然从临床观点认识共济失调的四个类型,即:小脑性、大脑性、深感觉障碍性及前庭迷路性,但临床上常见的共济失调多为混合性,如脑干病变时的共济失调,可以由于深感觉传导中断,桥脑小脑角损害或前庭神经核及其纤维损害所引起。

第九节 不自主运动

一、定义

不自主运动是指肌肉的某一部分、一块肌肉或某些肌群出现不受意志支配的运动。不自主运动可以出现于身体的任何部位,表现形式可多种多样。不自主运动的产生主要和锥体外系功能失调有关。锥体外系的功能主要是调节姿势、肌张力及肌肉运动和协调,辅助完成随意运动。临床上常见的不自主运动有震颤、舞蹈、手足徐动、异常运动、肌阵挛、肌纤维颤动、抽搐与联合运动等。

二、分类

锥体外系病变所产生的症状有两大类，即肌张力变化和不自主运动。锥体外系病变的不自主运动均在清醒时出现，而且不能自行控制。在情绪激动、紧张时加重，安静时减轻、睡眠时消失。不自主运动有震颤、舞蹈样动作、肌张力障碍、手足徐动等等。

（一）震颤

目前的震颤分类，主要依据震颤肢体活动状态的行为学分类和依据基础疾病的病因学分类。行为学分类包括静止性震颤、动作性震颤两类，病因学分类包括生理性和病理性（见图7—3）。

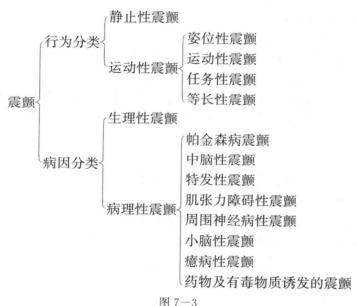

图 7—3

1. 静止性震　指肢体在肌肉完全弛缓（松弛的）条件下，相应的肌肉没有自主收缩时产生的震颤。这种震颤在睡眠中消失。节律为 4～6 次/秒。

2. 运动性震颤　指在非静止状态下出现的震颤，是小脑症状重要的组成部分。无一定节律、振幅大，受情绪影响而增强。包括姿位性震颤、运动性震颤、等长性震颤和任务性震颤。

3. 特发性震颤　是较常见的运动疾病，主要是手、头及身体其他部位的姿位性和运动性震颤。多数有家族史，发病年龄为 20～30 岁和 50～60 岁两个年龄段。

（二）舞蹈症

舞蹈症是锥体外系疾病常见的症候。患者肢体及头部呈突然发作的、没有先兆的、无目的与节律的、粗大的、不对称的、爆发性肌肉收缩，是一种运动幅度大小不等的急促的自发性不自主运动。精神紧张、疲劳、兴奋或体力活动时，舞蹈运动增强，安静时减轻，睡眠时消失。

舞蹈症主要表现为转颈、耸肩、肢体粗大的阵挛性动作。同时可出现面部表情肌、额肌、眼轮匝肌等的异常不协调性运动收缩,如皱额、瞬目、挤眉弄眼、裂嘴、舌不自主伸缩等。严重时可有咽喉部肌肉的舞蹈运动而出现构音障碍。可有伴鬼脸运动。

舞蹈症常见于以舞蹈样运动为主要症状的疾病,如亨廷顿病、先天性舞蹈病、小舞蹈病、遗传性非进行性舞蹈病、棘红细胞增多症、老年性舞蹈病、妊娠性舞蹈病等,还见于其他疾病。伴发舞蹈样症状,如脑部炎性疾病、脑血管病、颅内占位、中枢神经系统脱髓疾病、颅脑外伤等等。还可见于神经系统遗传病,如肝反状核变性、神经节苷脂沉积症、结贷性硬化症等。

(三)手足徐动症

手足徐动症是以肌张力呈强直、手足呈缓慢的强直性伸屈性运动。其远端明显,肢体远端表现缓慢的蠕动样动作,手或手指呈过伸状,腕关节过屈并内收旋后,继之拇指及其他手指屈曲。可伴有面部各种表情异常,如苦笑、悲哀、感叹等。自发性动作发生时,受累部位不能维持在某一固定姿势和位置。可常见于基底节大理石样变性、脑炎、胆红素脑病、肝豆状核变性、亨廷顿氏舞蹈病、肝性脑病等。

(四)偏侧投掷运动

偏侧投掷运动是异常的、较为粗狂的、以肢体远端为主的投掷样动作。表现为激烈、快速、粗大、有力、没有目的、没有规律、带有持续性的投掷样动作。不能随意控制,主要是因为丘脑底核受损后,使正常的肌肉兴奋性减弱,使苍白球和黑质对丘脑抑制性输出的 γ—氨基丁酸(GABA)减少,丘脑向大脑皮层输出的谷氨酸(兴奋性递质)增多向导致的。常见于此部位的脑血管病。

(五)肌张力障碍

肌张力障碍,是一类表现肌肉持续性收缩,引起姿势的异常而出现躯体及四肢扭曲的、缓慢重复的运动。常见于:

(1)颅面部肌张力障碍也称 Meige 综合征,表现为眼睑、脸部和口部的肌张力障碍。

(2)常染色体显性遗传的单发性扭转性肌张力障碍。也称扭转性痉挛。

(3)亨廷顿氏舞蹈病、肝豆状核变性、帕金森氏病。

(4)药物引起的肌张力障碍,如酚噻嗪等。

(六)抽动秽语综合征

抽动秽语综合征也称 Gilles de la Tourette 氏病,是抽搐的一种特殊类型。患者表现为不随意运动及一系列精神异常。先从面部的肌肉出现不随意收缩,眼睑开大、口唇抽动,以后这些抽动扩展到头、肩及上肢,呈呼吸性抽动,有时呈发声性抽动,逐渐蔓延到全身产生躯干及双下肢痉挛性运动。可以出现精神异常,如强迫观念、恐怖症、一过性谵妄,可以有秽语等。

三、诊断

不自主运动是锥体外系功能障碍所引起的,不能随意控制的异常运动。其诊断应掌握各类不自主运动的临床特点,诊断并不困难。

四、诊断思维程序

不自主运动的发生均有一定病理基础,如家族史、遗传史、生化异常等,其中病史、家族史以及分子生物学检查尤为重要。其次是各类不自主运动的临床特点(特征性改变)。

不自主运动可以出现在身体的任何部位,表现形式多种多样。解剖分布:从大脑皮层运动区及其下行纤维,基底节、脑干、小脑、脊髓、周围神经等各部的病变。其病因为感染中毒、变性、遗传或家族性发育异常等,也可见于脑血管病、外伤、肿瘤等。不自主运动的不同表现取决于病变的性质和部位。不同部位的病变可以产生相同的或者类似的不自主运动。相反,同一部位的不同性质病变可出现不同的表现。

在不自主运动的诊断应注意:

1.详细的病史　包括不自主运动的首发时间、年龄、不自主运动的形式;如:首发部位、不自主运动的幅度、频率与运动的关系,是否能自行控制,有无药物的影响。

2.家族史、遗传史　不自主运动的许多类型中有家族成员患有此症。如亨廷顿氏舞蹈病。

3.不自主运动是否受体位、姿势、情感变化、感觉刺激所影响。安静状态下是否减轻、睡眠状态下是否消失。

4.分子生物学可能是大多数不自主运动病因学检查的最可靠方法。如帕金森氏病是由于多巴胺递质的减少;肝豆状核变性是由于铜代谢异常,血中酮蓝蛋白减少,铜含量增加等。

5.特殊检查　除 CT、MRI 等技术在锥体外系疾病的应用可以给诊断带来帮助外,单光子发射计算机体层扫描(SPECT)和正电子发射计算机层扫描是两种无损害性功能影像检查手段。主要反映脏器代谢功能,因而在锥体外系疾病的诊断有着重要的应用价值。除此之外,必要的肌电图、脑电图、诱发电位检查也是有必要的。

参考文献

[1]田新英.脑血管疾病[M].北京:军事医学科学出版社,2015(02):12—50.

[2]张萍.新编现代实用内科学[M].青岛:中国海洋大学出版社,2014(01).

[3]吕传真.神经病学第3版[M].上海:上海科学技术出版社,2015(05):20—64.

[4]钟善全.神经病学[M].北京:中国医药科技出版社,2014(03):60—89.

[5]张春良.临床神经内科学[M].北京:科学技术文献出版社,2014(04):386—429.

[6]张宇.新编神经系统疾病诊疗指南[M].北京:中国科学技术出版社,2015(01).

[7]刘鸣.神经内科学第2版[M].北京:人民卫生出版社,2014:109—137.

[8]于宗明.新编临床神经内科诊疗精要[M].西安:西安交通大学出版社,2014(05):98—111.

[9]袁云.神经内科[M].北京:北京科学技术出版社,2011:12—74.

[10]冯作斌.神经内科急危重症学[M].广州:世界图书出版广东有限公司,2013(06):320—352.

[11]崔丽英.神经内科诊疗常规[M].北京:中国医药科技出版社,2013(02):42—53.

[12]董为伟.神经系统疾病治疗学[M].北京:科学出版社,2013:630—671.

[13]周继如.实用临床神经病学下[M].北京:科学技术文献出版社,2015:487—512.

[14]杨涛.实用临床神经内科疾病诊断学[M].西安:西安交通大学出版社,2014(08).

[15]顾文卿.神经系统疾病诊断实践[M].北京:科学出版社,2013.

[16]李建军,尚丽丽.现代神经疾病诊疗学[M].长春:吉林科学技术出版社,2016(04).

[17]谢淑萍.神经系统疾病临床与影像[M].北京:科学技术文献出版社,2012(08).

[18]周彦.神经系统疾病的实验诊断与临床[M].上海:上海交通大学出版社,2013.

[19]王拥军.神经内科学高级教程[M].北京:人民军医出版社,2014(01):137—159.

[20]王维治.神经系统疾病治疗学[M].北京:人民卫生出版社,2011(05):643—664.